Die Behandlung von muskuloskelettalen Störungen mit Traditioneller Chinesischer Medizin

Akupunktur und Arzneimitteltherapie bei orthopädischen Erkrankungen

„Heilen,
so sagte mein Vater,
ist keine Wissenschaft,
sondern die intuitive Kunst,
die natürlichen Heilungskräfte
anzuregen."

W.H. Auden

DANKSAGUNGEN

Ich möchte den folgenden Personen
für ihre Unterstützung und Hilfe danken:

Gai Davies

Claire Gerson

Harry Legge

Max Legge

Will McLean

Walter Pearson

Karen Vance

Über den Autor

David Legge praktiziert als Osteopath und Akupunkteur in Woy Woy
an der Zentralküste von New South Wales, Australien.

Er kann über folgende Anschrift erreicht werden:

PO Box 140
Woy Woy
NSW 2256
Australia

Die Behandlung von muskuloskelettalen Störungen mit Traditioneller Chinesischer Medizin

Akupunktur
und Arzneimittel-
therapie bei
orthopädischen
Erkrankungen

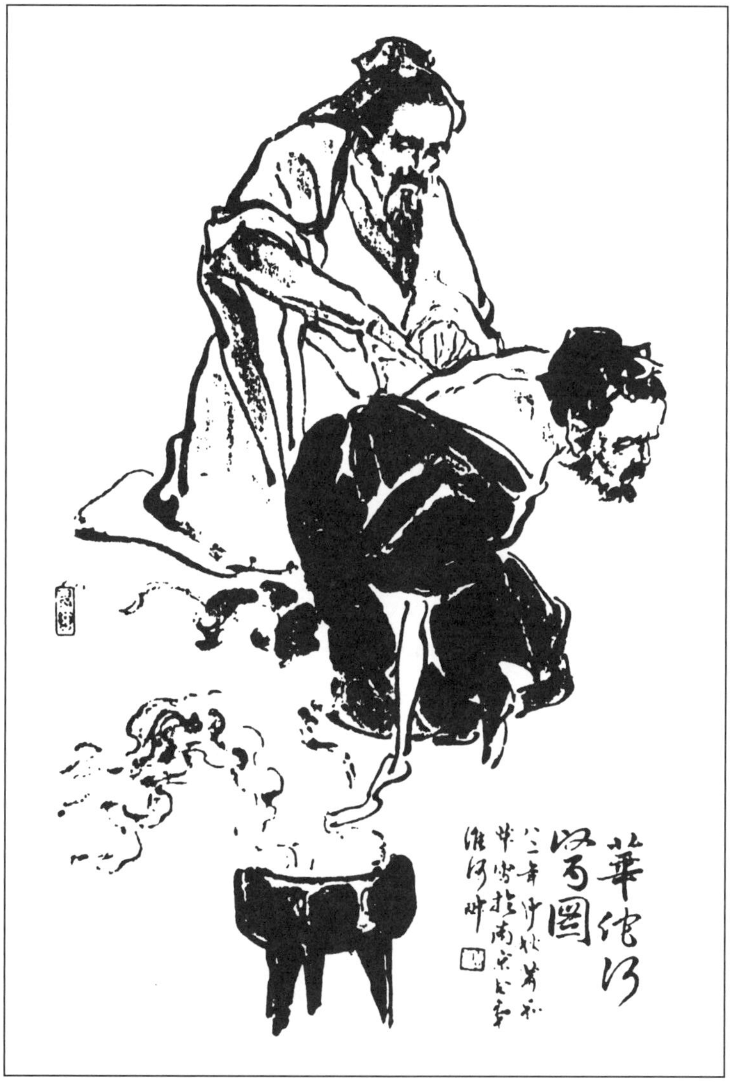

David Legge DO Dip TCM

Illustrationen von Karen Vance
Übersetzung aus dem Englischen von Dr. Helga Bürgel

Bibliografische Information der Deutschen Nationalbibliothek

Die Deutsche Nationalbibliothek verzeichnet diese Publikation in der Deutschen Nationalbiliografie; detaillierte bibliografische Daten sind im Internet über <http://dnb.d-nb.de> abrufbar.

ISBN 978-3-927344-58-7

Originaltitel: Close to the Bone

Herausgegeben von:
Sydney College Press
PO Box 140
Woy Woy NSW 2256 Australia

Produktion: Satz & Grafik RITTER GmbH, Frühlingstraße 25, D-92711 Parkstein

Inhalt

Vorwort

Dieser Leitfaden, der sicherlich nicht annähernd vollständig sein wird, soll eine gründliche Übersicht über die Behandlung der wichtigsten Arten von muskuloskelettalen oder körperlichen Erkrankungen mit den Methoden der Traditionellen Chinesischen Medizin (TCM) bieten. Die Zielgruppe sind Studenten und Therapeuten, die mit TCM arbeiten, und deshalb wird eine gewisse Kenntnis der Grundlagen vorausgesetzt. Diese kann man sich mit jedem grundlegenden TCM-Lehrbuch erwerben. Andere Therapeuten, wie Ärzte und Physiotherapeuten, die Akupunktur als ergänzende Methode in ihrer Praxis anwenden, werden dieses Werk ebenfalls hilfreich finden.

Es ist aus einer Serie von Vorträgen entstanden, die ich 1987 vor den Studenten des letzten Ausbildungsjahres am NSW College of Traditional Chinese Medicine in Sydney gehalten habe. Aus verschiedenen Gründen habe ich diese Vorträge beharrlich weiterentwickelt.

Erstens widmen die meisten Akupunkturkurse in Australien dem Studium der Erkrankungen des muskuloskelettalen Systems nur wenig Zeit, obwohl sich in der Praxis ein großer Teil der Patienten wegen derartiger Probleme vorstellt.

Zweitens wird die Akupunktur von einigen Physiotherapeuten, Ärzten und Chiropraktikern in ihren Praxen eingesetzt, weil sie eine sehr wirksame Behandlung bei Erkrankungen des Bewegungsapparates darstellt. Häufig haben diese Therapeuten ein ausgezeichnetes Verständnis der muskuloskelettalen Erkrankungen aus der Sicht der westlichen Medizin, aber nur eine oberflächliche Ausbildung in der Theorie und Praxis der TCM.

Drittens gibt es in China und gab es zwar immer Therapeuten mit ausgezeichneten Fähigkeiten für die Behandlung muskuloskelettaler Erkrankungen, deren Erfahrungen sind aber anscheinend nicht bis zu den Schriften durchgesickert, die wir im Westen zum Studium benutzen. Die klassischen und modernen Arbeiten aus China, die ich fand, waren häufig nicht ausreichend, um eine solide Grundlage zur Behandlung von Erkrankungen des Bewegungsapparates zu liefern.

Deshalb denke ich, dass noch Bedarf für ein Handbuch besteht, das die Behandlung von muskuloskelettalen Erkrankungen nach der TCM klar darstellt und gleichzeitig nützliche Anregungen von einem westlichen Standpunkt aus gibt.

Ich habe sowohl eine Ausbildung als Osteopath als auch als TCM-Therapeut durchlaufen und behandle nun fast ausschließlich Erkrankungen des Bewegungsapparates. Im Lauf der Jahre fand ich heraus, dass die Behandlung mit Akupunktur und Moxibustion in Kombination mit Massage, Manipulation und Mobilisation (und das sind alles Bestandteile der TCM) eine starke Wirkung erzielen kann. Diese Wirksamkeit kann weiter gesteigert werden, wenn das Gebäude der TCM richtig benutzt wird und wenn man außerdem das Verständnis für die strukturelle Untersuchung hat, die von der westlichen Medizin geliefert wird.

Ohne das Gerüst der TCM sind die Behandlungen oberflächlicher und bei chronischen und schwierigen Fällen weniger wirksam. Ohne das Verständnis für die Strukturen bleiben aktuelle Aspekte einer Erkrankung schwer zu definieren und so kann die Behandlung oft nicht akkurat angewendet werden.

Das Handbuch ist so geschrieben, dass es für jeden nützlich sein kann, der wenigstens ein grundlegendes Verständnis für die TCM hat. Die Aufmachung und Darstellungsweise macht es im klinischen Alltag einsetzbar.

- Abschnitt 1 ist eine Übersicht über das gedankliche Gebäude der Traditionellen Chinesischen Medizin unter besonderer Betonung auf dem muskuloskelettalen System. Es ist für Studenten und Therapeuten mit einer unvollständigen Ausbildung in der TCM geschrieben worden.
- Abschnitt 2 beschreibt einige Phänomene, die sehr häufig im Bewegungsapparat auftreten, und die häufigsten Erkrankungen der muskuloskelettalen Gewebe.
- Abschnitt 3 betrachtet jede Region des Körpers und enthält nützliche Informationen über den Charakter einer Region sowohl aus der Sichtweise der TCM als auch der westlichen Medizin. Ebenso werden die häufigsten Erkrankungen und ihre Behandlung beschrieben.

In dieser zweiten Ausgabe wurden einige wichtige Zusätze eingefügt. Es gibt einen Abschnitt über Akupunkturtechniken, und es werden noch viele spezielle Tipps diesbezüglich in den einzelnen Therapievorschlägen gegeben. Die Illustrationen mit den Lokalisationen der Triggerpunkte und den Zonen fortgeleiteter Schmerzen sollten bei der Behandlung dieser oft verwirrenden Syndrome hilfreich sein. Der Kopf und das

Kiefergelenk wurden betrachtet und mehrere zusätzliche Erkrankungen in anderen Regionen wurden zugefügt. Der gesamte Text wurde gründlich redigiert und die Behandlungsvorschläge überarbeitet.

In dieser Ausgabe habe ich den Begriff **somatisch** statt **muskuloskelettal** benutzt. Beide Begriffe sind nahezu synonym in Bezug auf die Gesamtheit des Stütz- und Bewegungsapparates. Der erstere ist etwas weiter gefasst und ein etwas freundlicher Begriff als der zweite und wird deshalb besser angenommen.

Einleitung

Unser muskuloskelettales System, auch Bewegungsapparat genannt, ist ein wunderbar vollständiges Gefüge aus Knochen, Knorpel, quer gestreifter Muskulatur, Sehnen, Bändern, Faszien, dazugehörigen Nerven, Blutgefäßen und Lymphbahnen. Es befähigt uns zu entspannter Bewegung und mit seiner Hilfe sind wir in der Lage, dem Abwärtszug der Schwerkraft zu widerstehen. Es verleiht uns die Möglichkeit, die physikalische Welt in einer Weise zu handhaben, die von keinem anderen Lebewesen übertroffen wird. Es stattet uns mit machtvollen Ausdrucksmöglichkeiten aus und stellt auf der anderen Seite eine Quelle dar, durch die wir viel über uns selbst erfahren können.

Erkrankungen des Bewegungsapparates sind sehr häufig in jeder Allgemeinpraxis. Das ist nicht überraschend, wenn man den großen Umfang des muskuloskelettalen Systems bedenkt und wie stark dieses äußeren Einflüssen ausgesetzt ist. Man begegnet sehr verschiedenartigen Problemen, darunter sind zum Beispiel traumatische Verletzungen, Entzündungen, angeborene und degenerative Erkrankungen.

Die Traditionelle Chinesische Medizin (TCM) kann zur Behandlung dieser Probleme viel beitragen. Die Theorie der TCM liefert wichtige Sichtweisen über Ursache und Art der meisten Störungen des Bewegungsapparates. Manches davon kann man mit Hilfe der westlichen naturwissenschaftlichen Medizin nicht erkennen. Die Techniken der TCM wie z. B. Akupunktur und Moxibustion bilden für sich genommen schon wirksame Behandlungsmethoden, sind aber auch in Verbindung mit anderen Behandlungsarten sehr nützlich.

Dieses Handbuch, das sicherlich nicht vollständig sein wird, soll eine gründliche Übersicht über die wichtigsten Erkrankungen des Bewegungsapparates und ihre Behandlung mit den Methoden der Traditionellen Chinesischen Medizin bieten. Es ist an Studenten und Therapeuten der chinesischen Medizin gerichtet und deshalb wird einiges an Grundlagenverständnis vorausgesetzt. Man kann das in jedem Lehrbuch der TCM nachlesen.

Andere Therapeuten, die Akupunktur in ihrer Praxis als ergänzende Behandlungsform nutzen, z. B. Ärzte und Physiotherapeuten, werden es ebenfalls nützlich finden.

Der Bewegungsapparat ist der direkten Untersuchung leicht zugänglich. Die meisten Strukturen können durch die umhüllende Haut- und Fettschicht hindurch palpiert werden und die Symptome sind im Allgemeinen klar lokalisiert. Für einen TCM-Therapeuten ist es bei einer Erkrankung des Bewegungsapparates viel einfacher, ein Bild von einem anatomischen Standpunkt aus und nach den Regeln der TCM zu gewinnen als bei einer mehr innerlichen Erkrankung.

Man kann argumentieren, dass eine Diagnose nach der westlichen Schulmedizin für die Behandlung einer innerlichen Erkrankung mit der TCM nicht hilfreich ist, außer vielleicht zum Ausschluss einer schwereren Erkrankung, als erwartet wurde. Bei der Behandlung dieser eher äußerlichen Erkrankung des Bewegungsapparates ist es aber wirklich ein Vorteil, zwei Anschauungsweisen zu haben. Zwei Bilder desselben muskuloskelettalen Problems auf der Grundlage unterschiedlicher Modelle können kombiniert werden, um die Behandlung genauer und wirksamer zu machen.

Auf der einen Seite spricht man im Rahmen der westlichen naturwissenschaftlichen Medizin von Muskeln, Bändern, Knorpel, Knochen usw. Dieses Modell legt die Betonung auf die Struktur und beschreibt ihre Lage zueinander sowie die Zusammenarbeit der unterschiedlichen Elemente in einer ziemlich mechanischen Art und Weise. Das Gesamtbild ergibt sich aus der Summe der Einzelteile.

Auf der anderen Seite spricht die TCM von Leitbahnen *(jing-luo)*, inneren Organen *(zang-fu)*, Energie *(qi)* und Blut *(xue)*. Obwohl hier Substantive eingesetzt werden, beziehen sich die Begriffe mehr auf die Funktionen, wie die einzelnen Teile arbeiten und wie ihre Beziehung zueinander beschaffen ist. Die Aktivität oder die Funktion eines Teils wird eher betont als die Struktur. In weiten Bereichen stellt das Gesamtbild das zentrale und grundlegende Element und das einzelne Teil eher etwas Sekundäres dar, das sich davon ableitet.

Die zwei medizinischen Systeme sind so unterschiedlich orientiert, dass sie tatsächlich gegensätzlich sind. Aber die Chinesen lehren uns, dass Gegensätze auch komplementär zueinander stehen und sich gegenseitig ergänzen. Deshalb können wir die beiden Systeme auch miteinander benutzen, um unser Verständnis und unsere Fähigkeiten zu verbessern.

Es ist ja nicht so, dass der westliche mechanischere Zugang die Funktion ignoriert oder dass die TCM die Anatomie missachtet. Aber die Betonung liegt in jedem System unterschiedlich. Jedes System hat bestimmte Vorzüge und Nachteile gegenüber dem anderen.

Die westliche wissenschaftlich orientierte Schulmedizin hat eine ungeheuer detaillierte, wenn auch immer noch unvollständige Darstellung der Physiologie und Anatomie von enormem Umfang entwickelt, die von der Molekularstruktur bis zu den größten menschlichen Körperteilen reicht. Kombiniert man diese Kenntnisse mit einem gründlichen System von Untersuchung und Funktionsprüfung, dann kann man zu einer sehr detailgenauen Diagnose bezüglich der direkt betroffenen Gewebe kommen. Es ist ein ausgezeichnetes System für die Untersuchung der strukturellen Anteile jeder Erkrankung.

Auch die Behandlung, die sich auf dieses Modell gründet, kann eindrucksvoll sein. Die orthopädische Chirurgie ist dabei der spektakulärste Anteil, weil sogar mit Ersatzteilen gearbeitet wird. Die Medikamentenliste mit entzündungshemmenden und vielen verschiedenen stark wirksamen schmerzlindernden Mitteln kann sehr hilfreich sein. Auch die unterschiedlichen Lehrgebäude für Massage und Manipulationstechniken, wie Osteopathie und Chiropraktik, die sich weitgehend auf die Modelle der Schulmedizin stützen, sich aber außerhalb der orthodoxen medizinischen Tradition entwickelt haben, leisten einen wirksamen Betrag.

Es gibt jedoch deutliche Grenzen für den Einsatz der schulmedizinischen Arbeitsweise. Am wichtigsten ist wohl die Tendenz der Schulmedizin, sich auf die Symptome zu konzentrieren und den Zusammenhang der Einzelteile, also den ganzen Organismus, die Person, zu ignorieren. Weil die Strukturen betont werden, gibt es eine Tendenz, nach strukturellen Veränderungen der Gewebe zu suchen und diese zu behandeln, andere wichtige allgemeine Faktoren wie die Konstitution, den Allgemeinzustand, die Arbeitsbedingungen und psychologische Faktoren zu ignorieren.

Man kann von Befindlichkeitsstörung, Ungleichgewicht oder Erkrankung sprechen, was man bei einem Menschen schon einige Zeit vor dem Auftreten von strukturellen Veränderungen sichtbar wird. In diesen Fällen ist die Funktion der Gewebe verändert, ohne dass eine sichtbare strukturelle Veränderung auftritt. Der westliche Zugang ist nicht geeignet, Erkrankungen in dieser frühen Phase zu identifizieren und zu behandeln. Man kann hier mit Konzepten wie Gesundheit, Vitalität und Ausgeglichenheit, die sich der Messung entziehen, nicht umgehen.

Zum großen Teil bestehen die Behandlungen bei der westlichen Schulmedizin aus korrigierenden oder entgegengesetzten Maßnahmen, beispielsweise entzündungshemmenden Medikamenten, Schmerzmitteln, Entfernen von Geweben oder chirurgischen Reparaturen. Es gibt meist nur wenige Behandlungsmöglichkeiten, die eine normale

Funktion unterstützen. Manchmal kommt es sogar zu gegenteiligen Effekten. Behandlungen, die einige Symptome vielleicht erleichtern, unterdrücken oder schädigen andere körperliche Funktionen. So gibt es bei vielen Medikamenten oder auch chirurgischen Behandlungen schwerwiegende Nebenwirkungen.

Der Zugang der TCM ist breiter und viel allgemeiner als in der Schulmedizin. Es handelt sich hier um ein ganzheitliches System, in welchem die Symptome als ein Teil in dem Zusammenhang eines dynamischen Lebewesens gesehen werden, sodass wir allgemeine wichtige Faktoren herausfinden können. Die TCM ermöglicht es, den Zusammenhang zwischen den Körperteilen zu sehen, insbesondere zwischen denen, die mit der Organisation der innerlichen Funktonen beschäftigt sind, als auch den mehr mechanischen und anatomischen Zusammenhängen. Damit ist dieses Medizinsystem geeignet, Probleme zu erkennen und zu behandeln, die noch funktionell sind und keine strukturellen Veränderungen hervorgerufen haben.

Die Behandlungstechniken der TCM, wie z. B. Akupunktur und Moxibustion, können die Funktion beeinflussen und die unterschiedlichen Beziehungen zwischen den verschiedenen Anteilen des Körpers in einer Weise deutlich machen, wie sie die westliche Schulmedizin bisher nicht erreichen konnte.

Die wichtigste Einschränkung der TCM besonders in Bezug zum Bewegungsapparat und seinen Problemen ist der Mangel an Spezifität. Wenn man nur die Methoden der TCM anwendet, bekommt man oft nur schwer einen genauen Überblick über den Umfang eines Problems, welche Gewebe beteiligt sind, und welche Prognose man stellen muss. Für westliche Therapeuten ergeben sich zusätzliche Einschränkungen durch die Arbeit mit einem System, das aus einem anderen Kulturkreis stammt. Kein Gedankensystem ist unabhängig von der Kultur, die es hervorbringt. Daher gibt es viele Dinge, die für den Chinesen ganz klar, für uns aber unverständlich sind.

Die Arbeit mit beiden gedanklichen Modellen ermöglicht uns bis zu einem gewissen Grad ihre jeweiligen Beschränkungen zu kompensieren. Wir können nach den Prinzipien der TCM behandeln, indem wir Akupunktur, Moxibustion, Massage, Übungen etc. anwenden, aber mit einem detaillierteren Verständnis für die strukturellen und mechanischen Probleme. Damit können wir bessergeeignete Therapiekonzepte entwerfen und eine genauere Aussage über die Prognose treffen.

Dieses Herangehen akzeptiert auch die Realität in den westlichen Ländern. Wenn die Prinzipien und Techniken der TCM eine größere Rolle bei der Behandlung von Erkrankungen des Bewegungsapparates in unserem Gemeinwesen spielen soll, müssen die

TCM-Therapeuten die örtliche, also die wissenschaftliche Sprache der Medizin sprechen können. Außerdem ist es einfach dumm, die machtvollen Diagnose- und Behandlungsmöglichkeiten zu ignorieren, die es außerhalb der TCM noch gibt und die man nutzen kann.

Abschnitt 1

Das System der TCM

In der TCM wird die einzelne Person als ein Ganzes betrachtet. Die gesamte Person ist die Grundeinheit, mit der Überlegungen über die Entstehung eines gesundheitlichen Problems beginnen. Jeder Teil oder jede Funktion dieser Person wird primär unter dem Gesichtspunkt betrachtet, was er oder sie zur guten Funktion des Ganzen beitragen können. Die Person ist der Zusammenhang, innerhalb dessen man alle Geschehnisse betrachtet. Darüber hinaus wird die Person als ein Mikrokosmos der Schöpfung betrachtet, der Eigenschaften und Zyklen des Makrokosmos oder eines wie immer gearteten größeren Ganzen widerspiegelt und auf Änderungen dieses Makrokosmos reagiert.

Dies ist eine ganzheitliche Betrachtungsweise und damit sehr verschieden von dem Bild in der westlichen Schulmedizin, wo das Gesamtbild sich aus einzelnen Fakten zusammensetzt. Gerade wenn man an die Schulmedizin gewöhnt ist, kann es sehr raffiniert sein, mit einem System zu arbeiten, in dem die ganze Person im Mittelpunkt steht.

Die Arbeit innerhalb eines ganzheitlichen Rahmenwerkes in der Gesundheitsversorgung wie der TCM erfordert, dass die Analyse der Erkrankung oder Störung der Gesundheit sich entlang dem Verständnis der Person mit dem Problem aufbaut. Die Erkrankung wird eher als ein Teil der Person angesehen denn als eine vereinzelte Pathologie. Man muss daher die Person ebenso als Ganze untersuchen, wie das unmittelbare Problem mit seinen Zeichen und Symptomen studieren. Das erfordert immer, dass man sich eine genauere Vorstellung über den Allgemeinzustand, den Lebensstil und sogar den Charakter des Patienten macht.

Mit der Ausnahme von akuten Verletzungen junger und ansonsten gesunder Personen findet man eigentliche bei fast jeder Erkrankung des Organismus ein zu Grunde liegendes Ungleichgewicht oder begünstigende Faktoren im alltäglichen Leben, die zu der Erkrankung beitragen.

Wenn ein Mensch abgesehen von dem gerade vorherrschenden körperlichen Problem gesund ist, kann die Behandlung symptomatisch sein und sich nur auf die betroffene Region beziehen. Die gelegentliche Behandlung einer besonderen Erkrankung kann sich aber auch ausschließlich auf den Allgemeinzustand eines Patienten beziehen, weil das gerade vorherrschende Problem nur als ein Symptom eines tiefer liegenden Prozesses angesehen wird. Meistens muss man jedoch den allgemeinen Gesundheitszustand als mitwirkende Ursache für das aktuelle Problem ansehen und dann wird die Behandlung beides berücksichtigen. In diesen Fällen verschwendet eine im Wesentlichen symptomatische Behandlung die Kraft und die Möglichkeiten der TCM.

Physiologie

In der TCM wird der einzelne Mensch als ein vollständiges Ganzes angesehen, bei dem die Summe der Einzelteile aufgrund der komplexen Beziehungen und der vielfältigen Organisationsformen der einzelnen Teile etwas Größeres ergibt, als durch die einfache Addition der Einzelteile entstehen würde. Jeder Teil dieses Organismus trägt Wesentliches zur Erhaltung des Ganzen bei und ist andererseits bezüglich seiner eigenen Existenz von der Gesamtheit abhängig.

Das scheint zwar einfach zu erkennen, ist für die westliche Schulmedizin aber ein völlig neuer Gedanke, den man erst allmählich versucht, in das bestehende Konzept zu integrieren. Zwar sind die meisten Körperteile und ihre Funktionen ausführlich beschrieben und dargestellt, aber wir beginnen erst zu begreifen, was man das zentrale Geheimnis der Biologie nennen könnte: die Art und Weise, wie die Teile zusammenarbeiten, um ein größeres Ganzes zu bilden.

Die TCM andererseits beginnt mit dem Erfassen der ganzen Person und hat Modelle gebildet, die Organisation und Reglement der einzelnen Teile des Körpers berücksichtigen. Die zentralen Konzepte sind die Modelle von *yin* und *yang*, *qi* und Blut (die vier Grundsubstanzen), das System der Leitbahnen (*jing-luo*) und die inneren Organe (*zang-fu*).

Yin und *Yang*

In der Chinesischen Naturwissenschaft wird die Ganzheit als ein dynamisches Verhältnis zwischen zwei entgegengesetzten Teilen angesehen. Die Archetypen dieser Gegensätze sind *yin* und *yang*.

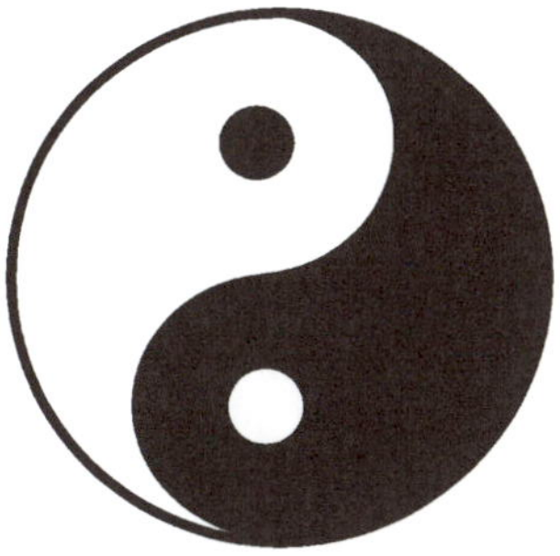

Das Symbol selbst gibt einen deutlichen Eindruck über die Abhängigkeit und die gegenseitige Ergänzung der beiden Teile *yin* und *yang* und auch darüber, wie sie sich in der Art und Weise eines Zyklus ineinander umwandeln können. Die Klarheit und Genauigkeit dieses Bildes hat es zu einem der großen Symbole der Menschheit werden lassen.

Die TCM ist ein Zweig der Chinesischen Naturwissenschaft und das Konzept von *yin* und *yang* ist das Kernstück in der Lehre über die Physiologie, Pathologie und die Behandlung. Viele der anderen Modelle und Prinzipien in der Lehre der TCM, wie z. B. *qi* und Blut, die Beziehungen zwischen *jing-luo* und *zang-fu*, die Beschaffenheit jedes *zang*-Organs, Mangel und Überschuss, Tonisierung und Sedierung usw., sind Verfeinerungen dieses grundlegenden Konzepts.

Qi und Blut

Das grundlegende Paar von Polaritäten in der Physiologie der TCM sind *qi* und Blut. *Qi* ist die Seite mit dem Schwerpunkt auf *yang* und Blut die Seite mit dem Schwerpunkt auf *yin*. Alle physiologischen Lebensäußerungen, ob im gesunden Bereich oder nicht, können mit den Begriffen *qi* und Blut interpretiert werden. *Qi* und Blut werden in den Organen *zang-fu* produziert und kreisen in den *jing-luo*-Leitbahnen. Blut ist im Allgemeinen mehr im Inneren des Körpers vorhanden, *qi* mehr im äußeren Bereich. Ihre gegenseitige Abhängigkeit drückt sich in dem folgenden Leitspruch aus: *Das qi leitet das Blut und das Blut nährt das qi.*

Ein Geist, der im westlichen Denken trainiert ist, gerät jetzt leicht in die Falle, *qi* und Blut als voneinander unterschiedliche Substanzen beziehungsweise Energien anzusehen. Damit hat man den Kern der polaren Gegensätzlichkeiten nicht verstanden. *Qi* und Blut sind beide in allen Lebensprozessen vorhanden, auch wenn die relativen Anteile verschieden sind.

Qi bezeichnet mehr den energiereichen, dynamischen und immer wechselnden Aspekt aller sichtbaren Lebensaktivitäten im Körper. Hier gibt es kein zutreffendes Äquivalent in der westlichen Tradition. Der antike Gedanke von einer Vitalkraft hatte einige Ähnlichkeit mit dem Konzept des *qi*. Die Aktivität des Nervensystems, die von der Muskulatur erzeugte Kraft und die metabolische Energie, die in den Zellen produziert wird, sind vielleicht Beispiele für Phänomene, bei denen *qi* die dominierende polare Kraft darstellt.

Blut ist die mehr substanzielle polare Kraft. Bei allen Prozessen der Nahrungsverarbeitung und des Nährens und auch bei der Flüssigkeit, die wir als Blut kennen, ist Blut im chinesischen Sinn eindeutig die dominierende Kraft.

Die *zang-fu*-Organe

Die zwölf *zang-fu*-Organe sind die inneren Organe. Sie liegen innerhalb der Räume des Dreifachen Erwärmers, die wir aus der Schulmedizin als Brustraum, Bauchraum und Becken kennen. Sie werden von Ernährung und Emotionen beeinflusst, welche die innerlichen Krankheitsursachen darstellen.

Einfach ausgedrückt, nähren die *zang-fu*-Organe den ganzen Körper, indem sie *qi* und Blut produzieren und speichern. In einem komplexeren Verständnis sind sie die Verallgemeinerung der Physiologie des ganzen Körpers. Jede Funktion und jede Aktivität kann man als eine Widerspiegelung eines *zang-fu*-Organs ansehen. Die Beschaffenheit dieser Organe und ihre Beziehungen zueinander werden in der traditionellen chinesischen Philosophie und Naturwissenschaft beschrieben, insbesondere mit der Theorie der fünf Elemente. Diese Theorien sind in mehr als zweitausend Jahren gewachsen – unter steter Berücksichtigung eingehender klinischer Beobachtung.

Jedes Organ hat eine funktionale Beziehung zu einer Emotion, einem Sinnesorgan, speziellen Geweben sowie einem meist gleich genannten Organ, einer Jahreszeit und einem Zeitabschnitt im Tagesverlauf.

Die Organe werden unterteilt in sechs solide Organe mit *yin*-Charakter, die *zang*-Organe und sechs Hohlorgane mit *yang*-Charakter, die *fu*-Organe. Jedes *zang* hat ein zugehöriges *fu*, was auf eine spezielle Beziehung zwischen beiden hinweist, die in einigen Fällen deutlicher als in anderen zutage tritt.

Zang	**Zugehöriges *fu***
Herz	Dünndarm
Perikard	Dreifacher Erwärmer
Milz	Magen
Lunge	Dickdarm
Niere	Blase
Leber	Gallenblase

Obwohl die Begriffe hier mit Substantiven bezeichnet werden und Beziehungen zu anatomischen Strukturen nahe legen, sind dennoch mehr die Funktionen und Qualitäten als die Strukturen damit gemeint. Daran muss man sich immer wieder erinnern.

Die Funktionen des ganzen Körpers sind in den Aufgaben der *zang-fu*-Organe enthalten. Die Niere kontrolliert die Knochen. Die Leber beherrscht die Kontraktilität der Muskulatur, einschließlich der nervalen Erregungen und hat eine besondere Beziehung mit Muskulatur und Sehnen. Die Milz als Begriff beinhaltet die Ernährung der Gewebe und damit auch ihre Form und die Güte ihrer Funktion.

Die *jing-luo*-Leitbahnen und die Akupunkturpunkte

Akupunkturpunkte sind besondere Stellen auf der Haut, an denen man durch Einstechen und Manipulieren mit Nadeln das *qi* bewegen kann. Nach der traditionellen Anschauung sind es besondere Stellen, an denen die tiefergelegene Energie der Leitbahnen an die Oberfläche des Körpers kommt. Alle Punkte außer den *ah shi*-Punkten haben einen Namen und eine genaue Lokalisation. In der Praxis variiert die Lokalisation von Mensch zu Mensch oft ein wenig. Einige Gruppen von Punkten haben ähnliche Funktionen, wie zum Beispiel die antiken (*shu*) Punkte, die Rücken-(*shu*) Punkte oder die Schlüsselpunkte (*xi*).

Wissenschaftliche Untersuchungen ergaben die mit der traditionellen Anschauungsweise übereinstimmende Erkenntnis, dass die Punkte Gebiete mit vermindertem elektrischem Widerstand sind. Das Ausmaß dieses verminderten elektrischen Widerstandes bzw. der erhöhten elektrischen Leitfähigkeit wird durch die Akupunktur des betreffenden Punktes verändert.

Die Leitbahnen, Meridiane, Gefäße oder *jing-luo* in der TCM sind Hauptwege der Kommunikation und Energieverteilung im Körper. Sie verbinden die innen liegenden *zang-fu*-Organe mit den verschiedenen Geweben der oberflächlichen Areale des Körpers und sorgen dafür, dass der Körper eine organische Einheit wird, indem sie eine Anpassung des Inneren an äußerliche Veränderungen ermöglichen. Sie verbinden auch verschiedene oberflächliche Regionen des Körpers und ermöglichen damit die Beeinflussung eines Gebietes durch Aktivierung eines anderen, vielleicht entfernteren Gebietes. Sie liegen außen und sind vom Charakter her mehr *yang* als die mehr innen liegenden *zang-fu*-Organe.

Es gibt zwölf Hauptleitbahnen (*jing*), von denen jede eine Beziehung zu einem *zang*- oder *fu*-Organ besitzt. Sie haben oberflächliche Verläufe, die die verschiedenen Punkte verbinden, und innerliche Zweige, die eine Verbindung zu den zugehörigen *zang-fu*-Organen herstellen sowie auch zu anderen Gebieten.

Jeder Teil des Körpers steht in Beziehung zu einer Hauptleitbahn durch ein Netzwerk sehr oberflächlich liegender Leitbahnen, im Besonderen durch die tendino-muskulären Leitbahnen und die *luo* Leitbahnen. Häufig werden mit dem Begriff *luo* alle Meridiane bezeichnet, die oberflächlicher als die Hauptleitbahnen liegen. Im Allgemeinen sind die Hauptleitbahnen in stärkerer funktioneller Beziehung zu dem Teil des Körpers, in dessen Nähe sie liegen.

Infolge dieser Beziehung kann jeder Teil des Körpers, auch des Bewegungsapparates, durch Änderungen in der Funktion oder im Energiefluss der dazu gehörenden *jing-luo*-Leitbahnen beeinflusst werden. Diese Einflüsse können von außen kommen oder durch ein Ungleichgewicht in den zugehörigen *zang-fu*-Organen entstehen.

Beispielsweise verbindet die Gallenblasenleitbahn den äußeren Fußknöchel, die Außenseite des Beines, die Hüfte, die Körperseiten, den Trapeziusmuskel, die seitliche Kopfhaut und den lateralen Teil des Auges. Auf dieser Leitbahn gibt es Punkte, die nützlich für die Behandlung von Problemen in diesen Körperregionen sowie zur Behandlung von Problemen der *zang-fu* Leber und Gallenblase sind. Kennt man die Leitbahnverläufe, ermöglicht uns das auch, bei einem Menschen mit roten, juckenden Augen, Kopfschmerzen vom Spannungstyp und schmerzenden Schultern die zugrunde liegenden Ungleichgewichte zu erkennen.

Mit Hilfe des Leitbahnsystems können wir die Funktionen einer bestimmten Körperregion durch Punkte beeinflussen, die weit davon entfernt liegen.

Die Ordnung der Leitbahnen kann uns ein Verständnis für die große Bedeutung ihrer Aktivität und ihre Wertigkeit für die Aufrechterhaltung der Ökonomie des Körpers vermitteln.

Die oberflächlichsten Leitbahnen:	Tendino-muskuläre Meridiane (TMM) sind die oberflächlichsten Leitbahnen und eng mit dem Bewegungsapparat verbunden. Das *qi* in den TMM wird *wei qi* genannt (Schutz- oder Abwehrenergie). Sie repräsentieren die erste Ebene der Abwehr und Anpassung.
Tiefer gelegen:	*Luo*-Leitbahnen stehen in Verbindung mit den Hauptleitbahnen, liegen aber oberflächlicher. Sie fungieren als Verbindungen zwischen den zusammengehörigen *yin*- und *yang*- Leitbahnen

	und zwischen den Hauptleitbahnen und den umgebenden Geweben. Der Begriff wird auch für Beziehungen zu Blutgefäßen benutzt.
Noch tiefer gelegen:	Divergierende Leitbahnen. Ihre Aufgabe besteht in der Verstärkung des Energiekreislaufs im Netzwerk der Hauptmeridiane und in der Vervielfältigung der funktionellen Kontakte zwischen den Leitbahnen mit *yin-* und *yang-*Charakter.
Weiter in der Tiefe:	Die zwölf Hauptleitbahnen (*jing*), die, wie ihr Name schon sagt, die wichtigsten und für die Praxis bedeutsamsten Gebilde des ganzen *jing-luo*-Leitbahnsystems sind. Sie sind die wichtigsten Verbindungswege für den Energiefluss im ganzen Körper.
Am tiefsten gelegen:	Die acht Sondermeridiane, denen man ein Energiereservoir zuschreibt, das den Bewegungen in den Hauptleitbahnen zugrunde liegt. Sie werden über besondere Punkte auf den Hauptleitbahnen beeinflusst. Zwei dieser Leitbahnen – das Lenkergefäß (*du*) und das Konzeptionsgefäß (*ren*) – haben eigene Punkte.

Sowohl in China als auch im Westen wurde die Aufgabe der mehr oberflächlich liegenden Leitbahnen in den letzten Jahren heruntergespielt. Man muss sich vergegenwärtigen, dass die ganze Person das zentrale Agens in diesem ganzheitlichen Schema ist. Je weiter ein Konzept vom Kernstück entfernt ist, desto weniger genau und nützlich ist es in der Regel. Die Tatsache, dass es scheinbar keine eindeutige Übereinkunft über die genaue Lokalisation und Funktion der tendino-muskulären Leitbahnen und der quer und längs verlaufenden *luo*-Leitbahnen gibt, legt nahe, dass sie nicht allzu wichtig genommen werden.

Der wesentliche Punkt, den man verstehen sollte, ist, dass es mehrere Ebenen der Aktivität, der Abwehr und der Anpassung gibt, die oberflächlicher im Körper liegen als die Hauptleitbahnen. Diese Kollateralen tragen mit dazu bei, die normalen Funktionen aufrecht zu erhalten und ermöglichen Anpassungen an Veränderungen der äußeren Umgebung, ohne dass der Kreislauf von *qi* und Blut in den Hauptleitbahnen allzu sehr beeinträchtigt wird.

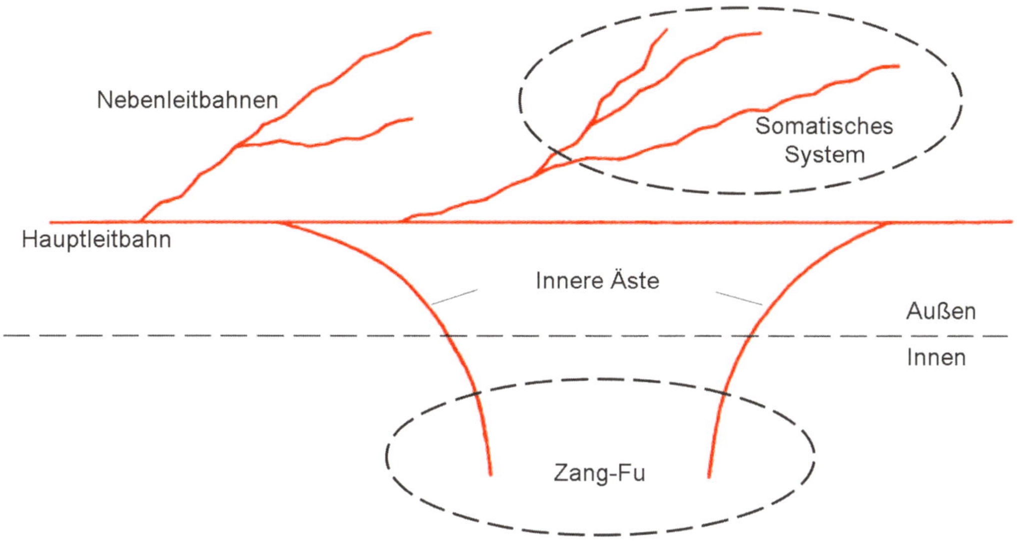

Abb. 1 Eine schematische Darstellung der funktionellen Zusammenhänge des somatischen Systems in der TCM

Pathologie

Das muskuloskelettale System oder der Stütz- und Bewegungsapparat des Körpers ist ein Anteil des äußeren Körperbereichs, in dem die Funktionen durch die Zirkulation von *qi* und Blut durch die Leitbahnen kontrolliert werden. Daher werden die Zeichen und Symptome einer körperlichen Erkrankung des Bewegungsapparates auch mit Begriffen einer Störung der normalen Zirkulation von *qi* und Blut in den Leitbahnen beschrieben.

Auch die Pathologie widerspiegelt den ganzheitlichen Zugang der TCM, daher ist die Antwort der ganzen Person auf die Erkrankung oder ihr Erscheinungsbild häufig von größerer Bedeutung als das einzelne Symptom. Eine umfassende Beschreibung eines Problems umfasst häufig detaillierte Beschreibungen konstitutioneller Faktoren oder allgemeiner Kennzeichen mit gleicher Wertigkeit wie die Zeichen und Symptomkonstellationen der Erkrankung. Der allgemeine Gesundheitszustand oder die Konstitution wird im Allgemeinen mit Begriffen wie Schwäche, Disharmonie oder Ungleichgewicht in den *zang-fu*-Organen beschrieben. Da jedes Organ einen breiten Funktionsbereich beschreibt, können darin auch Informationen über Temperament, Lebensstil und andere Symptome enthalten sein, die bei einer Analyse der Erkrankung nach der Schulmedizin nichts mit demselben Problem zu tun hätten.

Stagnation von *qi* und Blut

Das häufigste Symptom einer Störung im Bewegungsapparat wird als Folge einer Unterbrechung der normalen Zirkulation von *qi* und Blut in den Leitbahnen betrachtet. Diese Unterbrechung kann durch eine Blockierung, schlechte Regulierung des Flusses oder auch durch trägen bzw. zu geringen Fluss verursacht sein. Unabhängig von der Ursache entsteht so im Allgemeinen eine lokale Stagnation oder eine Ansammlung von *qi* und Blut, die irgendwann zu Schmerzen oder Steifheit führen wird.

Das folgende Sprichwort drückt das sehr schön aus:

tong zhi bu tong
bu tong zhi tong
Wenn *qi* und Blut frei fließen, gibt es keinen Schmerz.
Wo Schmerzen sind, fließen *qi* und Blut nicht frei.

Stagnation von *qi* und Blut sind für die schlimmsten Symptome am Bewegungsapparat verantwortlich und in der Regel bei allen körperlichen Beschwerden beteiligt. Schmerzen sind sehr quälend und deshalb für viele Menschen mit muskuloskelettalen Erkrankungen der häufigste Grund Hilfe zu suchen. Mit Versteifungen hingegen kann man in der Regel sehr lange zurechtkommen, solange sie schmerzlos sind. Stagnation verursacht nicht immer Schmerzen. Sie kann auch zu Empfindungen wie Steifheit, Spannung, Unbehagen, Taubheit und Parästhesien führen.

Aus der Perspektive der TCM spielt die Theorie der Stagnation von *qi* und Blut eine zentrale Rolle bei Erkrankungen des Stütz- und Bewegungsapparates. Obwohl es sich hier im Kern um ein sehr einfaches Konzept handelt, ermöglicht die Untersuchung der Beziehungen zwischen dem Fluss von *qi* und Blut und der Gesundheit des ganzen Körpers ein verfeinertes Verständnis vieler komplizierterer Probleme. Noch wesentlicher ist, dass damit die Grundlage für eine rationelle und häufig sehr wirksame Therapie geliefert wird.

Qi und Blut sind zwei der vier grundlegenden Konzepte der TCM; die anderen beiden sind *yin* und *yang*. Wie *yin* und *yang* sind sie aufeinander bezogen, wie das Sprichwort sagt: *„Qi führt das Blut und Blut nährt das qi“*. Man kann sie sich besser als polare Gegensätze vorstellen denn als zwei voneinander unabhängige Substanzen oder Energien.

Stagnation von *qi* wird unweigerlich die Blutzirkulation beeinträchtigen und umgekehrt. Jede Art von Stagnation wird sich in Teilen auf *qi* und auf Blut beziehen. Die diagnostische Frage ist nicht: „Welches von beiden ist betroffen?“ sondern: „Wie ist die Mischung?“ oder: „Wo auf der Verbindung zwischen beiden liegt diese spezielle Stagnation?“.

Qi ⟷ Blut

Die relative Beteiligung von *qi* und Blut kann man im Allgemeinen nach der Art der Schmerzen unterscheiden.

qi-Stagnation	Blut-Stagnation
Dumpfer Schmerz	Scharfer Schmerz
Wandernd, nicht immer an derselben Stelle	Immer an derselben Stelle
Stress oder emotionale Veränderungen verschlimmern den Schmerz	Unabhängig von Stress oder Emotion
Bessert sich auf Druck	Verschlimmert sich auf Druck

Andere körperliche Symptome bezüglich *qi*- und Blut-Stagnation zu unterscheiden, ist etwas schwieriger, nur die Veränderlichkeit nach den in der Tabelle oben genannten Kriterien gibt einige Hinweise. Außerdem müssen Stagnationen von *qi* und Blut nicht immer die einzigen Symptome sein – wo auch immer eine Fehlfunktion im Stütz- und Bewegungsapparat auftritt, findet man sie.

Was passiert auf der Ebene der Gewebe bei einer Stagnation von *qi* und Blut?

Grob gesagt, kann die Stagnation am Bewegungsapparat sowohl vom Untersucher als auch vom Patienten gefühlt werden. Wenn man sie palpiert, empfindet der Patient eine Stagnation als Empfindlichkeit. Der Untersucher fühlt die charakteristischen Gewebeveränderungen mit einer Zunahme der Dichte oder Steifheit der Gewebe. Alle erfahrenen Therapeuten der manuellen Medizin sind mit diesem Befund von Stagnationen vertraut. Die Art der Veränderungen ist so schwer zu definieren wie ein Rhinozeros, das leicht zu erkennen, aber schwer zu beschreiben ist.

Verschiedene Aspekte der Stagnation machen eine Definition mit schulmedizinischen Begriffen schwierig. Ein Problem ist, dass die Stagnation Gewebegrenzen überschreitet und mehrere Gewebe des Bewegungsapparates zur selben Zeit betreffen kann. Eine einzige Region lokaler Stagnation wie zum Beispiel die Veränderungen an der Medialseite des Kniegelenkes bei der frühen Osteoarthritis kann Muskelgewebe, Faszien, Bänder, Periost, Knorpel und Blutgefäße betreffen. Das passt nicht gut zur Schulmedizin, in der Erkrankungen mittels Veränderungen spezieller Gewebe beschrieben werden.

Außerdem kann eine Stagnation vollkommen funktional sein, ohne „harte" Veränderungen, die man mit bildgebenden Verfahren oder bioptischen Techniken aufklären kann. Dies ist auch wieder ein Problem für eine auf die Anatomie gegründete Analysetechnik.

Stagnation ist die funktionelle Folge aller Einflüsse auf eine spezielle Region des Körpers. Besondere Gewebeveränderungen führen nicht automatisch zu besonderen Formen von Stagnation. Das Fehlen von klaren Beziehungen zwischen Gewebeveränderungen und der Anwesenheit von Stagnation ist eine weitere Ursache für die Schwierigkeit der präzisen Definition.

Hier sind einige Beispiele für die Gewebebeziehungen von Stagnationen von *qi* und Blut:

Gewebeschädigung durch Trauma, sei es akut oder kumulativ, führt hauptsächlich zu Blut-Stagnation. Diese Stagnation ist weitgehend eine Folge der Entzündung, die als Teil des Heilungsprozesses auftritt.

Triggerpunkte, die durch Überlastung oder Kälteeinwirkung auftreten, sind Beispiele für Stagnationen im myofaszialen Gewebe.

Degenerative Prozesse können alle Gewebe des Bewegungsapparates betreffen und spielen eine wichtige Rolle bei der Entstehung von Stagnationen. Aber andere Vorgänge und Kräfte müssen auch noch ins Spiel kommen. Degenerationen verursachen nicht zwangsläufig Stagnation.

Mit den acht Prinzipien der TCM kann man am besten beschreiben, wie Stagnationen von *qi* und Blut im Bewegungsapparat innerhalb der TCM verstanden werden können. Hier sind die vier Paare von Polaritäten, die häufig benutzt werden, um die Art einer Erkrankung zu beschreiben:

Äußerlich – innerlich
Füllezustand – Mangelzustand
Hitze – Kälte
yang – *yin*

Äußerlich *(biao)* und innerlich *(li)*

Die polar gegenübergestellten Beschreibungen „innerlich" und „äußerlich" werden sowohl zur Definition der Ursache als auch zur Lokalisation einer Erkrankung benutzt.

Äußerliche Erkrankungen spielen sich in den äußeren Körperregionen ab, die von den *jing-luo*-Leitbahnen durchzogen werden. Da der Bewegungsapparat als Teil des Körperäußeren angesehen wird, werden die Zeichen und Symptome von Erkrankungen daselbst als Störungen der Zirkulation von *qi* und Blut in den *jing-luo*-Leitbahnen betrachtet. Die erfolgreiche Behandlung von Erkrankungen des Bewegungsapparates schließt die Wiederherstellung eines gesunden Flusses von *qi* und Blut in den betroffenen Regionen ein.

Das muskuloskelettale System liegt oberflächlicher als die Ebene der Hauptleitbahnen (*jing*). Es erhält die energetische Nahrung durch das Netzwerk sehr oberflächlich liegender Leitbahnen, die man häufig zusammenfassend *luo*-Leitbahnen nennt. Diese Gruppe enthält die längs verlaufenden *luo*-Leitbahnen und die tendino-muskulären Leitbahnen. Sie zweigen von den Hauptleitbahnen ab und verzweigen sich immer weiter bis zu jedem kleinen Teil der äußeren Körperschicht, ganz ähnlich, wie wir es von Nerven und Blutgefäßen kennen. Eine Stagnation im somatischen System, damit auch in den *luo*-Leitbahnen, kann sehr schwerwiegend sein und auch gegenteilige Wirkungen innerhalb der Energiezirkulation des ganzen Körpers hervorrufen, wodurch Probleme an ganz anderer Stelle entstehen können.

Die häufigsten und offensichtlichsten Störungen des Bewegungsapparates sind äußerliche, die aus Kombinationen von Traumata, haltungsbedingten Überlastungen, anatomischen Anomalien, Überbeanspruchung und Unterbeanspruchung entstehen. Die Qualität der Zirkulation von *qi* und Blut in den *jing-luo*-Leitbahnen wird aber auch durch die Funktion der *zang-fu*-Organe im Inneren des Körpers stark beeinflusst. Diese Möglichkeit der TCM, die Beiträge der innerlichen Erkrankungen zu der Entwicklung einer Erkrankung des Bewegungsapparates in Betracht ziehen zu können, macht dieses Medizinsystem so nützlich für die Analyse chronischer und schwieriger Fälle.

Das Innere des Körpers wird durch den Rauminhalt der Drei Erwärmer dargestellt – das sind die *zang-fu*-Organe. Innerliche Syndrome entstehen aus innerlichen Ursachen wie Ernährungsfehlern oder Emotionen.

Innerliche Schwäche oder innerliches Ungleichgewicht kann eine muskuloskelettale Erkrankung komplizieren, verschlimmern und sogar verursachen. Auf der Grundlage der Funktion der Leitbahnen als Kommunikationswege zwischen dem Inneren und Äußeren des Körpers können ursprünglich innerliche Probleme zu äußerlichen werden und umgekehrt. Dies kann auf zwei verschiedene Arten ablaufen:

- Innerliche Erkrankungen, besonders solche von Leber, Milz oder Niere, können die Qualität des zirkulierenden *qi* und Blut beeinträchtigen oder auch die Möglichkeit des freien Fließens. Dies kann am Bewegungsapparat zu einer Anfälligkeit für Erkrankungen anderer Ursache führen, zum Beispiel können schon normale Bewegungen zu Verletzungen führen.
- Ein Ungleichgewicht in einem der *zang-fu*-Organpaare kann die Zirkulation in dem Gebiet beeinträchtigen, das von der betreffenden Leitbahn versorgt wird, und so können Stagnationen sich viel leichter einstellen.

Entsprechend der Prinzipien von Innen/Außen gibt es für Erkrankungen des Bewegungsapparates drei Gruppen:

1. **Rein äußerliche Syndrome**. Diese haben eine äußerliche Ursache, wie z. B. Trauma oder Eindringen von pathogenem *qi*, und sind in der Lokalisation beschränkt auf das Körperäußere. Die lokale Zirkulation von *qi* und Blut ist beeinträchtigt, aber die Funktion der *zang-fu*-Organe ist nicht betroffen.

2. **Äußerliche Syndrome mit innerlichen Komplikationen**. Diese haben eine äußerliche Ursache und die Symptomatik bezieht sich weitgehend auf das Äußere. Aber es liegt auch eine innere Störung des Gleichgewichtes vor, die mit der Behandlung angegangen werden muss, z. B.:
   - eine äußere Ursache ist so weit nach innen eingedrungen, dass die Funktion beeinträchtigt ist, wie beispielsweise beim *bi*-Syndrom;
   - eine innere Störung des Gleichgewichts hat das muskuloskelettale System empfindlicher für ein äußeres Problem gemacht (v.a. Störungen der Milz, Leber oder Niere), oder
   - eine innere Störung der Harmonie verhindert die Lösung eines äußerlichen Problems am Bewegungsapparat.

3. **Innerliche Syndrome mit einigen äußerlichen Symptomen**. Die Symptome am Bewegungsapparat in diesen Fällen kommen von innerlichen Syndromen und benötigen keine spezielle Behandlung. Beispiele dafür sind die Knieschmerzen bei einem Nieren-*yang*-Mangel oder die dumpfen Rückenschmerzen bei einem - Nieren-*yin*-Mangel, die übertragenen Schmerzen bei der Angina pectoris von der Niere oder bei Gallensteinen.

Fülle *(shi)* und Leere *(xu)*

Ein Individuum ist ein sich selbst regulierender Organismus. Immer wenn eine Struktur oder Funktion beschädigt wird, ist der Körper bemüht, den Schaden zu minimieren, zu reparieren und zu überwinden. Diese Bemühungen sind verantwortlich für viele Zeichen und Symptome, die wir bei allen Erkrankungen finden. Beispielsweise kann man Muskelspasmen als protektives Zusammenziehen der Muskulatur so verstehen oder lokale Überwärmung und Schwellung bei Entzündungen. Sogar manche degenerativen Veränderungen, wie z. B. das Wachstum von Osteophyten, können unter diesem Gesichtspunkt gesehen werden.

Wenn diese Versuche des Körpers, zum gesunden Zustand zu gelangen, stark sind und sich das in den Zeichen und Symptomen wiederspiegelt, bezeichnet man die Grundsituation mit dem Begriff Fülle (*shi*). Es gibt ausreichend oder sogar übermäßig viel *qi* und Blut in der betroffenen Region. Die meisten akuten Störungen geschehen hauptsächlich in einem Zustand der Fülle bei kräftiger Ausgangslage des Körpers, dessen Energie daran arbeitet, die Störung zu überwinden.

Stagnationen von *qi* und Blut kennzeichnen eine Situation der Fülle, wo auch immer sie sich abspielen im Bewegungsapparat. Das Konzept der Unterbrechung des freien Flusses von *qi* und Blut impliziert eine übermäßige Ansammlung von etwas bei einer Stagnation. Die Symptome der Fülle im Bewegungsapparat widerspiegeln den Überschuss an *qi* und Blut:

- akute Erkrankung
- Schmerzen
- Steifheit
- Schwellung

Der Schmerz ist dabei am stärksten morgens nach dem Aufwachen oder er verstärkt sich bei jeder Bewegung.

Eine Situation des Mangels liegt dann vor, wenn die Reaktion des Körpers schwach ist; dort ist ein relativer Mangel an *qi* und Blut. Chronische Erkrankungen sind meistens Ausdruck einer Situation des Mangels, denn die körpereigene Energie hat nicht ausgereicht, um das Problem schnell zu lösen.

Die Zeichen und Symptome für eine Mangelsituation reflektieren den relativen Mangel an *qi* und Blut:

- chronische Erkrankung
- dumpfer Schmerz, der im Lauf des Tages schlimmer wird
- Blässe
- Kälte
- Schwäche und Kräfteverfall

Mit den Begriffen Fülle und Mangel können lokale Störungen beschrieben werden, die auf eine bestimmte Region begrenzt sind oder systemische Probleme mit vielen verschiedenen Zeichen und Symptomen. Sie können innerlich oder äußerlich sein.

Bei akuten Verletzungen ist die lokale Fülle häufig die einzige Pathologie, die man finden kann; sie kann direkt und sehr einfach behandelt werden. Auch wenn es fast immer mindestens ein Element von Fülle am Ort des Geschehens gibt, so findet man bei vielen Erkrankungen des Bewegungsapparates meistens begleitende Zeichen des Mangels.

Hitze *(re)* und Kälte *(han)*

Das Konzept Hitze kann man in der TCM sowohl wörtlich als auch im übertragenen Sinn verstehen. Hitze ist ein kraftvolles Agens. Sie beschleunigt alle Funktionen und hat eine Tendenz nach oben aufzusteigen. Sie ist *yang* von Charakter. Sie kann lokal auftreten, in nur einer oder zwei Regionen oder systemisch in Form von Fieber.

Erkrankungen, bei denen die Hitze einer kräftigen oder oberflächlichen Entzündung getastet werden kann, werden immer als Probleme mit Hitze angesehen. Dies sind auch alles Füllezustände.

Wenn einige charakteristische Eigenschaften von Hitze anwesend sind, spricht man von Hitze, auch wenn die Temperatur nicht ansteigt. Wie man an den folgenden Beispielen sehen kann, beziehen sich diese Zeichen auf systemische oder innerliche eher als auf lokale Situationen:

- Rötung der Haut, der Augen oder der Zunge
- Beschleunigter Puls (aufgrund der kraftvollen Natur der Hitze)
- Verminderte Urinproduktion (Hitze verdampft Flüssigkeiten)
- Verschlimmerung der Symptome bei Wärme oder Hitze

Die meisten Erkrankungen des Bewegungsapparates sind Füllesituationen, die fühlbare Hitze aufweisen. Das passiert meistens bei akuten traumatischen Verletzungen und weniger häufig bei Infektionen. In diesem Zusammenhang ist die TCM sehr nahe bei der schulmedizinischen Vorstellung von Entzündungen.

Hitze kann sowohl bei Mangel als auch bei Fülle auftreten. Ein Mangel der Qualität *yin* im Körper kann einen relativen Überschuss des *yang* im Körper hervorrufen, der sich als Hitze zeigen kann. Diese Hitze wird schwächer als eine Fülle-Hitze sein. Gewebe des Bewegungsapparates, die leicht irritiert werden und sich entzünden, die schmerzhaft bei Berührung sind, z. B. sich verschlechtern nach Massage, zeigen eine Leere-Hitze. Derartiges findet man meistens an den oben liegenden Körperteilen (Hitze steigt nach oben), besonders am Nacken, dem oberen Rücken und an den Schultern. Es tritt im Allgemeinen nur auf, wenn ein deutlicher innerlicher Mangel vorliegt, z. B. ein Nieren-*yin*-Mangel.

Im schulmedizinischen Denkansatz wird Kälte im negativen Sinn als relatives Fehlen von Hitze verstanden. Im Verständnis der TCM ist die Kälte eine gleichartige und entgegengesetzte Qualität zu Hitze. Kälte vermindert Aktivität, führt zu verlangsamter Zirkulation und vermindert die Funktionen.

Ebenso wie in Situationen mit Hitze können Situationen mit Kälte solche sein, bei der die Kälte gefühlt werden kann als auch solche, in der andere verwandte Qualitäten zu finden sind:

- Blässe
- Steifheit
- Verlangsamter Puls
- Besserung mit Wärme und Verschlechterung mit Kälte

Kälte verursacht Schmerzen, indem die Zirkulation so weit vermindert wird, bis *qi* und Blut nicht mehr fließen und sich in den *jing-luo*-Leitbahnen ansammeln. Schmerzen, die durch Kälte verursacht werden, sind meistens in der Lokalisation fixiert und finden sich oft in den Gelenken.

Zustände der Kälte können mit Fülle oder Mangel auftreten, können lokal begrenzt oder allgemein sein, innerlich oder äußerlich auftreten. Jeder dieser Zustände kann ein Faktor bei einer Erkrankung des Bewegungsapparates sein. Ein Mangel an *yin* kann einen deutlichen Überschuss von *yang* hervorrufen, den man an (schwachen) Zeichen von Hitze erkennen kann. Ein Mangel an *yang* kann einen deutlichen Überschuss an *yin* erzeugen, der (schwache) Kältezeichen beinhaltet, z. B. die kalten Knie und Kältegefühle im unteren Rücken, die Teil der Diagnose „Mangel an *yang* der Niere" sind.

Anmerkung: Die Anwendung der Konzepte von Hitze und Kälte als Teil der Acht Prinzipien unterscheidet sich von ihrer Anwendung als pathogene Energien (*xie qi*, s. nächstes Kapitel, S. 40 ff.), auch wenn die begleitenden Symptome sehr ähnlich sind.

Yin und *Yang*

Diese fundamentalen polaren Beschreibungen erscheinen als Generalisierung der vorher beschriebenen drei Paare.

Das System des Bewegungsapparates ist vorwiegend *yang*:

- Es ist außen in Relation zu den innen liegenden *zang-fu*-Organen
- *Qi* (*yang*) ist vorrangig gegenüber Blut (*yin*) vorhanden

Die Erkrankungen des Bewegungsapparates neigen ebenso zur Qualität *yang*. Sie spielen sich an der äußeren Oberfläche (*yang*) ab und auch wenn Mangelzustände oft beteiligt sind, haben sie meistens Füllecharakter.

Auch sind die Regionen mit stärkerer *yang*-Qualität öfter betroffen als die weicheren, mehr geschützt liegenden *yin*-Regionen. Beispielsweise findet man öfter Erkrankungen des Rückens als der Rumpfvorderseite, und die hinteren und seitlichen Regionen von Armen und Beinen sind häufiger betroffen als die vorderen und medialen Regionen.

Diagnostische Schritte bei Erkrankungen des Bewegungsapparates unter TCM-Gesichtspunkten

1. Welche Zeichen und Symptome der Erkrankung des Bewegungsapparates sind Hinweise auf Fülle oder Mangel? (vgl. S. 34 ff.)
2. Was ist die Ursache der äußerlichen Fülle? (vgl. S. 40)
3. Wie, bezogen auf die äußerliche Fülle, sind die relativen Anteile der Stagnation von *qi* und Blut? (vgl. S. 29)
4. Welchen Anteil äußerlichen Mangels muss man beachten?
5. Wie viel innerlichen Mangel oder Fülle findet man? Spielt diese Situation eine Rolle bei der Entstehung, der Entwicklung oder der Aufrechterhaltung der Erkrankung des Bewegungsapparates?

Ätiologie

Ätiologie bedeutet die Suche nach der Krankheitsursache. Es ist sinnvoll, die Ursache eines Problems zu verstehen, weil damit die Möglichkeit der Vorbeugung gegeben ist und die gewonnenen Einsichten für die Erstellung des Therapieplanes hilfreich sein können. Die TCM liefert ein ausgezeichnetes Gerüst, um die verschiedenen Gründe der Entstehung einer Erkrankung zu analysieren.

Das Konzept der Krankheitsursachen ist eng verbunden mit der Beschreibung der Erkrankung, ihrer Pathologie. Rein äußerliche Erkrankungen haben äußere Ursachen und rein innerliche Erkrankungen haben innerliche Ursachen. Das Leben ist jedoch nie so rein und die meisten Erkrankungen haben dann, wenn sie als klinisches Problem zu Tage treten, eine Kombination aus innerlichen und äußerlichen Merkmalen.

Die nach außen gerichteten Aspekte einer Erkrankung nennt man ***biao***. Dies sind die unmittelbaren Zeichen und Symptome des jeweiligen Problems. Die Wurzel oder auch die zugrunde liegende Störung nennt man ***ben***.

Die häufigsten Zeichen und Symptome (*biao*) einer Erkrankung des Bewegungsapparates sind äußere Fülle mit Stagnation von *qi* und Blut in den *jing-luo*-Leitbahnen. Diese Symptome sind Schmerzen, Steifheit, Spannungsgefühle, Schwellungen und Hitze. Diese äußerlichen Symptome haben meistens äußerliche Ursachen.

Äußerliche Ursachen von Krankheiten des Bewegungsapparates

Trauma

Im schulmedizinischen Modell betrachtet man ein Trauma als das Ergebnis der Einwirkung mechanischer Kräfte auf die Gewebe, was zu einer Beschädigung der normalen Struktur und Funktion führt.

Ein breiteres Verständnis von Trauma umfasst nicht nur die Schädigung durch eine unmittelbare und genügend große äußere Kraft, beispielsweise bei einem Autounfall, dem Schnitt mit einem Messer, einem Fall oder einem Zusammenprall, bei dem der Körper das Objekt mit einer definierten Geschwindigkeit und Aufprallkraft ist, sondern auch die Schädigung, die durch schlechte Haltung oder Überbeanspruchung im Verlauf einer längeren Zeit entsteht.

Der Gewebeschaden wird als eine fast mechanische Unterbrechung des Flusses von *qi* und Blut betrachtet, was zur Stagnation führt. Der Entzündungsprozess, der Teil des Heilungsvorgangs ist, trägt mit zur Stagnation bei.

Der Schaden, der durch das Trauma entsteht, kann zu einer schwachen Stelle führen, durch die pathogenes *qi* (*xie qi*) eindringen kann.

Eindringen pathogener Energie *(xie qi)*

Die pathogenen Energien oder Angriffskräfte und die Erkrankungen, die sie hervorrufen, werden mit klimatischen Begriffen beschrieben. Dies rührt teilweise daher, dass die Klimata als äußere Ursachen für besondere Zustände betrachtet werden (z. B. übermäßig feuchtes Wetter als Ursache für einen Zustand der Nässe), und teilweise, weil die Symptome mancher Erkrankungen manche Eigenschaften von Klimata imitieren (z. B. Wind-Symptome bewegen sich und wechseln ihren Charakter).

Klimatische Veränderungen unserer Umgebung erfordern angemessene physiologische Anpassungsreaktionen des Körpers, um die gleichförmigen Bedingungen innerhalb des Körpers zu erhalten, die wir für die Gesundheit benötigen. Zum Beispiel erfordern plötzliche Veränderungen der Temperatur, der Feuchtigkeit und des Barometerdruckes Veränderungen im Stoffwechselumsatz, im Blutfluss und im Verhalten (mehr Kleidung anziehen oder Kleider ausziehen, die Heizung anstellen, ein Fenster öffnen...). Je größer die Veränderung, desto extremer müssen die Maßnahmen der innerlichen Anpassungsreaktionen sein.

In der TCM bezeichnet man dies so: Pathogenes *qi* dringt in den Körper ein und stimuliert eine Abwehrreaktion. Im Normalfall findet dies an der oberflächlichen Schicht des Körpers statt, in der das *wei qi*, das Abwehr-*qi*, zirkuliert. Unsere äußere Umgebung ändert sich ständig und im Allgemeinen können wir uns ausreichend daran anpassen, ohne dass die Zirkulation in den Hauptleitbahnen beeinträchtigt wird.

Wenn aber das pathogene *qi* zu stark ist oder die Fähigkeiten des Körpers, sich mit diesen äußeren Veränderungen auseinander zu setzen, nicht ausreicht, wird die normale Funktion des Körpers in gewissem Maße Schaden nehmen. Symptome für diesen „Schaden" und die Anstrengung des Körpers, diesen zu überwinden, werden auftreten. Dies sind die Symptome äußerlicher Syndrome, die verursacht werden durch eindringendes pathogenes *qi*.

Wenn die Bemühungen des Körpers, das Eindringen von pathogenem *qi* zu überwinden, nicht erfolgreich sind, kann die Erkrankung sich in eine chronische äußerliche Erkrankung umwandeln und/oder nach innen eindringen und die *zang-fu*-Organe beeinträchtigen. Sie kann sogar schließlich zum Tode führen.

Vieles, was in der westlichen Schulmedizin als Infektionskrankheit beschrieben wird, kann mit der Theorie des Eindringens von pathogenem *qi* erklärt werden. Auch wenn man den Eindruck hat, dass die Art der Infektion in der TCM nicht genau beschrieben werden kann, ist doch die wesentliche Komponente eines von außen in den Körper eindringenden Faktors vorhanden. Außerdem wird die Fähigkeit des Körpers, sich gegen diesen Einfluss zu verteidigen, betrachtet. Das ist eine der großen Stärken der TCM. Diese Besonderheit ist zwar den meisten Menschen offensichtlich klar, wird aber in der westlichen Schulmedizin nicht ausreichend beachtet, hauptsächlich deshalb, weil sie sehr schwierig zu messen ist.

Auch bei der Untersuchung chronischer Erkrankungen des Bewegungsapparates hat diese Theorie Bedeutung. Wenn das pathogene *qi* nicht ausreichend zurückgewiesen wird, kann es in den Körper eindringen und sich in den Geweben des Stütz- und Bewegungsapparates festsetzen, vor allem in den Gelenken. Dies sind dann die *bi*-Syndrome, die wir im übernächsten Kapitel besprechen werden (S. 71).

Welche pathogenen Energien mit der Krankheitsursache zusammenhängen, hat in der Praxis mehr mit der Art der Symptome zu tun als mit klimatischen Extremen, denen man vorher ausgesetzt war. Für einen Geist, der in der westlichen Schulmedizin trainiert ist, scheint diese Denkweise kreisförmig oder umgedreht zu sein. Die TCM ist eben kein geradliniges Modell, sondern ein holistisches, in dem Phänomene damit erklärt werden, wie die Person reagiert.

Die pathogenen Energien sind Wind, Hitze, Nässe, Trockenheit, Kälte und Feuer. Bei Erkrankungen des Stütz- und Bewegungsapparates sind Wind, Kälte und Nässe am häufigsten beteiligt. Die Hitze, die ab und zu bei einer Erkrankung entsteht, ist selten der pathogene Faktor und wird fast immer vom Körper als Antwort auf eine äußere Verletzung gebildet (z. B. als Entzündung).

Wind: Die Symptome eines Angriffs durch Wind zeigen einige charakteristische Eigenschaften des Windes. Sie können plötzlich entstehen und ebenso schnell wieder verschwinden. Sie betreffen die oberen Teile des Körpers meistens zuerst und wandern von einer Körperregion zur nächsten. Wind kann andere schlechte Energien in den Körper hineintragen und wird auch oft als Komplex mit einer anderen Energie gefunden, z. B. Wind-Nässe oder Wind-Kälte.

„Wind ist die Speerspitze von tausend Erkrankungen."

Pathogener Wind stört die Zirkulation von *qi* und Blut, indem er sie unregelmäßig macht. Das *qi* wird dabei anfangs mehr beeinträchtigt als Blut. Wind ist verantwortlich für das Wandern der Beschwerden bei rheumatischen Erkrankungen und für abnorme Bewegungen wie Tremor oder Krämpfe.

Viele Punkte sind bekannt dafür, den Wind aus dem Körper zu leiten, z. B. Di 4 *hegu*, Bl 12 *fengmen*, Gb 20 *fengchi*, LG 16 *fengfu*, LG 14 *dazhui* und Gb 39 *xuanzhong*.

Viele andere Punkte, die den Fluss von *qi* in einer Region verbessern oder regulieren, haben damit auch die Fähigkeit, den Wind auszuleiten; in der Praxis ist der Unterschied oft akademisch.

Kälte: Kälte verbraucht die *yang*-Energien, damit verlangsamt, kontrahiert und stagniert sie den Fluss von *qi* und Blut. Symptome durch Kälte sind im Allgemeinen immer am gleichen Ort, werden besser bei Wärmeeinwirkung und schlechter bei Kälte.

Die Symptome am Bewegungsapparat sind ein Kältegefühl in der betroffenen Region, Steifheit und ein fixierter, tiefer Schmerz.

Im Allgemeinen behandelt man Symptome durch Kälte mit Wärme und die Anregung der Zirkulation von *qi* und Blut. Moxibustion hat eine direkt wärmende Wirkung und wird bei Invasion von Kälte häufig angewendet. Akupunktur kann die Zirkulation von *qi* und Blut anregen und ist daher nützlich sowohl zur lokalen als auch systemischen Behandlung.

Nässe: Nässe verlangsamt auch die Zirkulation von *qi* und Blut, aber in anderer Weise, und produziert daher auch andere Symptome. Nässe macht die Funktion träge und langsam. Hat sich Nässe einmal festgesetzt, kann sie sehr hartnäckig und schwer zu bewegen sein. Die charakteristischen Symptome von Nässe sind ein Gefühl von Schwere, ein dumpfer Schmerz oder Taubheitsgefühle. Deutliche Schwellungen und weniger deutliches teigiges, aufgeblasenes Gewebe sind Zeichen, die als Nässe interpretiert werden können.

Nässe ist von allen pathogenen Energien am schwierigsten schnell zu entfernen. Die lokale Stagnation muss zerstreut und die lokale Zirkulation angeregt werden durch Kombination der Methoden, die beim Eindringen von Wind und Kälte benutzt werden. Zusätzlich muss man oft auch die Milz tonisieren, damit sie ihre Aufgaben der Umwandlung und Auflösung von Nässe besser wahrnehmen kann.

Hitze und Feuer: Die Symptome von Hitze sind heiß. Diese umfassen tastbare Überwärmung und Rötung, wie man sie bei entzündlichen Zuständen findet. Pathogene Hitze dringt in den Bewegungsapparat als Teil einer systemischen Erkrankung (z. B. rheumatisches Fieber) ein, oder bei akuten lokalen Infektionen (z. B. infektiöse Arthritis). Sie ist aber meistens eher als ein Teil der Antwort des Körpers auf die eingedrungenen Energien anzusehen.

Trockenheit: Pathogene Trockenheit beeinträchtigt den Stütz- und Bewegungsapparat nicht.

Die klimatischen Faktoren werden auch benutzt, um innerliche Erkrankungen zu beschreiben. Dabei wird ein Eindringen von außen nicht vorausgesetzt, sondern die Eigenschaften der klimatischen Faktoren und ihre Assoziationen mit bestimmten Organen werden benutzt, um eine Art von Störung zu beschreiben, z. B. Leber-Wind, Herz-Hitze oder Nässe in der Milz.

Andere Ursachen für Erkrankungen des Bewegungsapparates

Innerliche Erkrankungen

Der Gesundheitszustand im Stütz- und Bewegungsapparat wird durch die Funktion der inneren Organe *zang-fu* stark beeinflusst. Ein inneres Ungleichgewicht trägt in unterschiedlicher Weise zur Entwicklung von Erkrankungen des Bewegungsapparates bei. Im Allgemeinen ist die innerliche Disharmonie hier nur eine sekundäre Ursache, aber manchmal ist der Beitrag der inneren Organe sehr wichtig und man muss ihn zu einem zentralen Bestandteil der Behandlung machen. Ein häufig auftretendes Beispiel dafür ist eine Störung der Leber mit der Folge stark verspannter und schmerzhafter subokzipitaler Muskeln.

Mangel an *qi* und Blut

Ein allgemeiner Mangelzustand in den ernährenden und äußere Pathogene abwehrenden Systemen vermindert die Fähigkeit des Bewegungsapparates, Verletzungen zu reparieren und sich gegen das Eindringen äußerer Pathogene zu wehren. Diese äußeren Pathogene können dann leicht in den Körper eindringen und sind sie einmal drin, wird man sie schwer wieder los. Wenn dieses schlechte *qi* (*xie qi*) sich in den Geweben des Bewegungsapparates festsetzt, wird die Zirkulation von *qi* und Blut blockiert und ein *bi*-Syndrom entsteht.

Der Bewegungsapparat ist äußeren Einflüssen ausgesetzt, leidet unter den Folgen mechanischer Verletzungen infolge der eigenen Aktivität und unterliegt daher ständiger Abnutzung. Er benötigt ständig Reparatur und Unterhalt. Ein allgemeiner Mangel an *qi* und Blut vermindert die Qualität dieses Prozesses, was wiederum zu vielen Schwachstellen führt und die degenerativen Prozesse fördert.

Besondere Disharmonien der Organe *zang-fu*

Jede Störung in den Organen *zang-fu* kann die Zirkulation im zugehörigen Leitbahnsystem beeinträchtigen. Dadurch kann wiederum die Funktion und eventuell auch die Struktur in den Geweben des Bewegungsapparates gestört sein, die von diesem Leitbahnsystem „kontrolliert“ werden. In der Praxis ist es mehr die Funktion der parenchymatösen *zang*-Organe, die in diesem Zusammenhang betrachtet werden müssen. Die

Leitbahnen mit *yang*-Charakter (Dickdarm, Blase, Gallenblase, Dünndarm, Dreifacher Erwärmer) spiegeln mehr die *yang*-Aspekte der *zang*-Organe wider als die Funktion der *fu*-Organe, nach denen sie benannt sind.

Erkrankungen der Lunge können mittels der Lungenleitbahn und der Dickdarmleitbahn den vorderen Anteil der Schulter angreifen, den seitlichen Anteil des Ellenbogens und die radiale Seite des Handgelenkes, den Daumen und Zeigefinger.

Herzerkrankungen können mittels der Leitbahnen von Herz, Perikard, Dünndarm und Dreifachem Erwärmer die mediale und hintere Seite der Schulter, die mediale Seite des Ellenbogens, die ulnare Seite des Handgelenkes und die Medialseite der Hand beeinträchtigen.

Erkrankungen der Milz können mittels Magenleitbahn und Milzleitbahn den Kiefer, die Bauchmuskeln, die mediale Seite des Oberschenkels, das Knie, den Unterschenkel beidseits der Tibia und den medialen Knöchel mit betreffen.

Lebererkrankungen können mittels der Leitbahnen von Leber und Gallenblase sich in den Temporalmuskeln zeigen, in der Subokzipitalregion, an der Schulter im Bereich des Trapezmuskels, in der Leiste, der Hüfte und der Gesäßmuskulatur, dem lateralen Teil des Oberschenkels, Knies und Unterschenkels und an der Großzehe.

Nierenerkrankungen können mittels der Leitbahnen von Niere und Blase die ganze Region der Wirbelsäule in Mitleidenschaft ziehen, von der mittleren Subokzipitalregion bis zum Sakrum und Steißbein, außerdem die hinteren Seiten des Knies, die Fersen und die Fußsohle.

Die drei *zang*-Organe mit dem größten Einfluss auf den Bewegungsapparat sind die Milz, die Leber und die Niere. Erkrankungen dieser drei Organe können den Bewegungsapparat in einer mehr allgemeinen Art und Weise beeinträchtigen.

Ein Mangel an **Milz**-*qi* oder Milz-*yang* kann nach einer gewissen Zeit eine allgemeine Schwäche der Gewebe des Bewegungsapparates hervorrufen, die sie für Verletzungen anfälliger macht. Häufiger noch beeinträchtigt einen Mangelzustand der Milz die Fähigkeit der Milz, Flüssigkeiten umzuwandeln, was dazu führt, dass Erkrankungen mit Nässe entstehen. Nässe mit dumpfen Schmerzen ist eine Komplikation, durch die die Behandlung von Erkrankungen des Bewegungsapparates erschwert wird.

Die **Leber** kontrolliert die Kontraktilität der Muskulatur und hat eine besondere Beziehung zu Muskeln und Sehnen. Übermäßige Anspannung besonders im Nacken und in den Schultermuskeln, ist ein Zeichen von Leber-*qi*-Stagnation, dies wiederum ist ein

Symptom der Fülle. Neurologische Erkrankungen mit gestörten Bewegungen wie Tremor, Krämpfen, Lähmungen oder Schlaffheit treten oft auf als eine Folge von innerlichem Leber-Wind.

Die Leber befeuchtet auch die Sehnen und Bänder. Trockenheit der Sehnen bei Tenosynovitis und einigen Überlastungssyndromen ist häufig durch einen Mangelzustand dieses Aspekts der Leber entstanden, durch Mangel an Leber-Blut.

Die **Nieren** herrschen über die Knochen. Daher sind manche Erkrankungen von Knochen und Gelenken, besonders bei Knöcheln, Knien und dem unteren Rücken, manchmal Symptome für eine Disharmonie der Nieren, oder sie werden durch die Disharmonie der Nieren verschlimmert. Die Hitze, die als Teil eines Mangels an *yin* der Niere entsteht, tritt oft in Geweben des Bindegewebes als Irritabilität, Entzündung oder Berührungsempfindlichkeit zutage.

Ein Mangel in der Niere tendiert dazu, auf andere Organe überzugreifen, besonders auf Leber und Milz, und so zu einer allgemeinen Schwäche beizutragen.

Örtlicher (äußerlicher) Mangel an *qi* und Blut

Auch ein Mangelzustand kann auf eine Region des Bewegungsapparates beschränkt sein, dann ist er durch lokale, äußerliche Ursachen bedingt.

- Unzureichendes Aufwärmen vor kraftvollen Trainingseinheiten kann einen bezogen auf die Anforderungen relativen Mangel an *qi* und Blut hervorrufen. Diese Leere ist die Ursache vieler traumatischer Sportverletzungen.
- Eine lokale Schwäche (Mangel, Leere) wie z. B. ein Band, das nach einer Zerrung schlecht geheilt ist, oder ein lokaler degenerativer Prozess kann den Boden für weitere Verletzungen bereiten. Bei der Behandlung muss man das beachten. Manchmal ist auch eine alte Verletzung proximal der betroffenen Region von Bedeutung. Beispielsweise kann eine alte Schulterverletzung den Boden bereiten für Erkrankungen des Ellenbogens oder Handgelenkes.
- Eine Schwäche in einem Gewebe kann zu vermehrter mechanischer Belastung in anderem Gewebe führen. Zum Beispiel kann eine Schwäche (Mangelzustand) des Musculus vastus medialis die Bewegung der Patella gegenüber dem Femur verändern, sodass eine Irritation (Füllezeichen) und ein Entzündungsprozess entstehen, das femoro-patellare Syndrom. In diesem Beispiel ist die Behandlung der mangelhaften Stelle von größerer Bedeutung als die Behandlung der lokalen Fülle.

Behandlung

Wie man eine Behandlungsrichtlinie erstellt

Das Ziel einer Behandlung mit den Methoden der TCM ist, das Gleichgewicht und die Harmonie im Menschen wieder herzustellen und ebenso Gleichgewicht und Harmonie zwischen dem Menschen und seiner Umgebung. Bei Problemen mit dem Bewegungsapparat bedeutet das im Allgemeinen die Wiederherstellung eines gesunden Flusses von *qi* und Blut in den Leitbahnen *jing-luo*.

Man wählt die Behandlungsmethoden für ein Problem je nach der Diagnose und darin widerspiegelt sich das Verständnis des Therapeuten für die TCM.

In diesem Abschnitt werde ich mich damit beschäftigen, wie man die Ergebnisse der Untersuchung ordnet, um zu einer Entscheidung zu kommen und eine Behandlungsrichtlinie erstellen zu können. Das kann nicht erschöpfend geschehen, weil der Prozess einer Behandlung sehr kompliziert und individuell ist. Ich hoffe, die wichtigsten Punkte besprochen zu haben. Vieles bleibt immer dem gesunden Menschenverstand, dem persönlichen Stil und der Inspiration überlassen.

Behandeln oder nicht?

Man sollte auf jeden Fall die Grenzen der eigenen Behandlungsmöglichkeiten kennen. Auch wenn die Chinesische Medizin Unerwartetes erreichen kann, man mit Inspiration arbeiten darf und sogar wunderbare Dinge geschehen können, kann man nicht erwarten, jeden heilen zu können, der Hilfe sucht.

Wenn man die Erkrankung nicht gut genug versteht, um eine Behandlung zu konzipieren, dann sollte man weitere Informationen suchen, z. B. Röntgenuntersuchungen, Gewebeuntersuchungen oder anderes veranlassen. Wenn ein Problem zu schwierig ist oder auch zu weit vom eigenen Erfahrungsbereich entfernt liegt, muss man den Patienten zu einem geeigneteren Therapeuten schicken. Ein gutes Netzwerk zusammenarbeitender Allgemeinärzte, Osteopathen, Physiotherapeuten und anderer Spezialisten ist unabdingbar, wenn man das Bestmögliche für seinen Patienten erreichen möchte.

Allzu oft kommen Patienten zur Behandlung, die schon viele medizinische Möglichkeiten oder manipulative Techniken ohne Erfolg versucht haben. In diesen Fällen ist eine Rücküberweisung in diese Disziplinen offensichtlich wenig angemessen und es lohnt sich, alle TCM-Kenntnisse für einen anderen Zugang zur Erkrankung zu nutzen.

Wenn aber nach drei oder vier Behandlungen der Patient absolut keine Reaktion gezeigt hat, sollte eine Überweisung zu jemand anderem erwogen werden – die Behandlung wirkt nicht.

Der allgemeine Behandlungsplan

Eine vollständige Diagnose setzt die Zeichen und Symptome bei der Person in den richtigen Zusammenhang. Idealerweise ist die Beziehung zwischen zugrunde liegenden Bedingungen (*ben*) und äußeren Zeichen und Symptomen (*biao*) klar und deutlich. Mit diesen Informationen als Grundlage sollte man die Therapiestrategie festlegen, bevor man sich in Überlegungen über Punkte und Techniken verliert.

Die wichtigsten Fragen sind:

- Was will ich mit meiner Behandlung für diesen Menschen erreichen?
- Wie komme ich am besten dahin?
- Ist eine vollständige Rückbildung der Erkrankung in diesem Fall möglich? Wenn nicht, was sind meine Ziele?
- Wie weit muss ich zugrunde liegende Disharmonien oder Ursachen berücksichtigen?

Die Diagnose muss festlegen, auf welcher Ebene man behandelt:

1. Rein äußerliche Erkrankungen ohne sekundäre innerliche Ursachen

Hier behandelt man nur auf der Ebene der Zirkulation von *qi* und Blut in den *jing-luo*-Leitbahnen. Es ist nicht nötig, die innerlichen Funktionen auf der Ebene der Organe *zang-fu* zu irritieren, indem man Punkte oder Kräuter benutzt, die auf dieser Ebene wirken. Häufig kann man in diesen Fällen die Symptome schnell und direkt durch Akupunktur an *ah-shi*- und lokalen Punkten beseitigen.

Sekundäre Ursachen können aber dennoch eine Bedeutung haben:

a) Äußere Mangelzustände infolge von abgelaufenen Verletzungen oder Krankheiten, die tiefe Massagen oder Moxibustion erfordern, um die Zirkulation von *qi* und Blut in den betroffenen Gebieten zu verbessern (s. auch S. 65 f.).

b) Falsche Trainingsabläufe, z. B. ungenügendes Aufwärmen oder zu wenig Übungen, was bessere Anleitung und besondere Trainingseinheiten erforderlich macht.

2. Äußerliche Erkrankungen mit innerlichen Komplikationen

Je chronischer oder komplizierter ein Problem ist, desto wichtiger ist die Behandlung auf beiden Ebenen. Die innerliche Behandlung wird sich im Allgemeinen an die Disharmonie in Milz, Leber oder Niere richten. Fernpunkte und Kräuter bekommen in diesen Fällen eine größere Bedeutung.

3. Innerliche Erkrankungen mit einigen äußerlichen Symptomen

In diesen Fällen sollte sich die Behandlung direkt auf die innerliche Erkrankung beziehen und nur wenig Aufmerksamkeit soll auf die Zeichen und Symptome am Bewegungsapparat gerichtet werden. Die Fernpunkte und Kräuter werden hier wichtiger sein als eine lokale Behandlung.

Andere Fragen stellen sich ebenfalls:

Werden Änderungen des Lebensstils erforderlich oder kann man mit besonderen Behandlungstechniken auf das Problem eingehen?

Ist der Mensch kräftig genug, um stark sedierende Techniken zu ertragen?

Die Behandlung nach den Prinzipien der TCM stellt einen ganzheitlichen Ansatz dar. Man behandelt ein Individuum, nicht nur eine Summe von Zeichen und Symptomen. Weil man die gebotenen Zeichen und Symptome im Zusammenhang des Individuums betrachtet, werden Faktoren wie Alter, Lebensführung, Charakter und Allgemeinzustand das ganze Behandlungsprogramm beeinflussen.

In der Praxis kehrt man zu diesem Punkt immer dann wieder zurück, wenn die Behandlung unzureichende Ergebnisse erbringt und man den Ansatz korrigieren muss.

Der spezifische Behandlungsplan

Wenn man in etwa die Richtung der Behandlung festgelegt hat, kann man spezifischer bezüglich Behandlungsformen und Techniken werden.

Die Wahl der Behandlungsform wird natürlich das Erfahrungsspektrum des Therapeuten widerspiegeln, muss aber auch die Beschaffenheit und Lokalisation der Erkrankung berücksichtigen. Akupunktur und einige Formen der physikalischen Therapie sind fast immer hilfreich bei diesen muskuloskelettalen Erkrankungen, andere Behandlungsformen nur in manchen Situationen. Auf den folgenden Seiten beschreibe ich kurz die verschiedenen Techniken und Behandlungsarten, die der Therapeut benutzen kann. Detaillierter gehe ich auf die Akupunktur ein. Zum Schluss beschreibe ich die verschiedenen Ansätze, wie man Stagnationen auflösen kann, Mangelzustände tonisiert und wie man mit Zuständen von Hitze und Kälte umgeht.

Die wichtigsten Behandlungsformen der TCM

Akupunktur: Das Einführen dünner Nadeln durch besondere Punkte auf der Haut. Dies kann am Körper ebenso wie am Ohr, auf der Hand oder auf der Kopfhaut durchgeführt werden.

Vorteile:
- sehr spezifische Behandlungsmethode
- tief gehende und starke Wirkung

Moxibustion: Die Anwendung brennender Kräuter (Artemisia vulgaris), um Punkte oder größere Regionen der Haut zu erwärmen.

Vorteile:
- tief reichende und starke Wirkung
- positive energetische Wirkung auf den Körper, dadurch Anheben des *yang* und Verbesserung der Zirkulation von *qi* und Blut
- Ausleiten von Kälte und Nässe

Massage: Die Anwendung irgendwelcher Arten von Massage ist fast immer sinnvoll bei der Behandlung von Erkrankungen des Bewegungsapparates.

Vorteile: – am ganzen Körper nützlich
– verbessert die Beweglichkeit, damit auch die Zirkulation von *qi* und Blut
– vermindert Schwellungen, Spasmen
– die Patienten lieben es

Eis: Das Aufbringen von Eis oder anderen sehr kalten Auflagen auf betroffene Regionen des Körpers.

Vorteile: – ausgezeichnet in den ersten 24 Stunden nach einer akuten Verletzung
– vermindert verschiedene Körperäußerungen wie Anschwellen, Entzündungsreaktion und Schmerzen (mehr über die Anwendung von Eis im nächsten Kapitel, S. 68)

RICE: Ein Akronym aus **R**est, **I**ce, **C**ompression, **E**levation (Ruhe, Eis, Kompression, Hochlagern)*. Ruhe bedeutet, den betroffenen Körperteil nicht zu benutzen. Eis bedeutet die Auflage von kalten Packungen. Kompression bedeutet die Anwendung einer komprimierenden Bandage. Hochlagern bedeutet das Lagern des betroffenen Körperteils höher als normal. Diese Kombination verschiedener Maßnahmen ist Standard bei akuten traumatischen Verletzungen besonders der Gliedmaßen.

Heiße Packungen: Die Anwendung heißer Packungen auf Regionen des Körpers, um den Kreislauf zu verbessern und Muskelspasmen zu lockern. Käufliche fertig vorbereitete heiße Packungen sind in der klinischen Anwendung sehr hilfreich.

Vorteile: – Auf größeren Regionen anwendbar als Moxa

Schröpfen: In kleinen Gefäßen wird ein Vakuum erzeugt und dieses dann auf betroffene Regionen des Körpers gesetzt. Mittels des Vakuums werden die Haut und die lokale Blutmenge in das Gefäß hineingezogen. Das ist eine nützliche Technik besonders über großen Muskelgruppen am Rücken, an den Schultern, dem Gesäß und an den Beinen.

* Im Deutschen wird gelegentlich auch das Akronym PECH verwendet: **P**ause, **E**is, **C**ompression, **H**ochlagern. (Anm. d. VGM)

Vorteile: – zerstreut Ansammlungen von Blut und *qi*
– nützlich bei Muskelverletzungen

Sieben-Sterne-Hämmerchen (Pflaumenblütennadel):

Die Anwendung eines kleinen Hämmerchens mit sieben kleinen Nadeln im Hammerkopf auf der Haut über einer betroffenen Region des Körpers.

Vorteile: – mildere Stimulation als Akupunktur und Moxibustion, daher besser bei Kindern oder alten Menschen anzuwenden, auch selbstständig zu Hause
– sehr gut bei Erkrankungen der Gelenke oder benachbarten Weichteilen

Packungen: Das Aufbringen einer Paste oder einer Packung aus Kräutern oder Korn über einer betroffenen Region. Die Wirkung hängt dabei von der benutzten Substanz ab. Sie können zur Blutstillung benutzt werden, um Obstruktionen zu beseitigen, Schwellungen zu vermindern und die Heilung zu beschleunigen.

Vorteile: – können zu Hause angewendet werden.

Pflaster: Kräuterpflaster werden auf die Haut geklebt. Man kann sie im Allgemeinen in Chinesischen Apotheken fertig kaufen. In China sind sie weit verbreitet. Sie werden bei Hämatomen, Zerrungen und Überlastungen benutzt.

Vorteile: – sie können zwischen zwei Arztkontakten benutzt werden.

Einreibemittel: Kräuterextrakte in alkoholischer Mischung, die auf die Haut der betroffenen Region eingerieben werden. Das beste Chinesische Einreibemittel, das man auch im Westen überall bekommt, ist Zheng Gu Shui (Orthopädisches Einreibemittel). Es ist sehr nützlich. Es gibt noch viele andere, darunter auch den weit verbreiteten Tiger-Balsam.

Vorteile: – nützlich bei oberflächlichen Verletzungen
– können zu Hause und nach den Behandlungen verwendet werden.

Punktauswahl

Leitbahnen und Punkte zur Behandlung können erst dann ausgewählt werden, wenn man das Problem und seine genaue Lokalisation gut verstanden hat. Das ist ein Gebiet, in dem sich das Verständnis nach den Regeln der westlichen Schulmedizin gut bezahlt macht. Mit Hilfe der genauen Untersuchung und besonderer Tests bekommt man Informationen, die eine exaktere Punkteauswahl ermöglichen.

In diesem Stadium ist bereits bekannt, welche Leitbahn oder welche Leitbahnen am meisten beteiligt sind, und wie weit eine zugrunde liegende Erkrankung mit zu der Störung beigetragen hat. Man kennt auch die Art der Erkrankung, die erforderlichen Behandlungsprinzipien und die Behandlungsformen. Die Punktauswahl ist wirklich die letzte Entscheidung, die man treffen muss, bevor man mit der Behandlung beginnt.

Punkte werden aus den folgenden Kategorien gewählt:

1. *ah shi*-Punkte

Das sind druckempfindliche Punkte an der betroffenen Stelle oder in unmittelbarer Nähe dazu. Die Bezeichnung *ah shi* ist in Mandarin die klassische Bemerkung „ja, genau hier ist es!", die der Patient von sich gibt, wenn der Therapeut einen typischen Triggerpunkt palpiert. Akupunktur kann erstaunlich gut lokale Stagnationen beseitigen, indem die Nadel direkt in den Punkt hineingestochen wird. Die Akupunktur an diesen Punkten spielt eine wichtige Rolle bei den meisten muskuloskelettalen Erkrankungen.

Alle myofaszialen Triggerpunkte sind *ah shi*-Punkte, aber umkehren lässt sich diese Regel nicht: nicht alle *ah shi*-Punkte sind Triggerpunkte.

Ah shi-Punkte sind auch nicht notwendigerweise Punkte auf Leitbahnen.

Die Akupunktur an diesen Punkten ist besonders dann wichtig, wenn man durch Druck auf diese Stellen die Symptome verschlimmern oder hervorrufen kann.

Man sollte sie aber nicht nadeln, wenn sie innerhalb einer deutlichen Schwellung oder Rötung liegen.

Ich verwende meistens nicht mehr als drei, im Allgemeinen nur einen oder zwei in einer betroffenen Region.

2. Lokale Punkte

Das sind wichtige Punkte auf Leitbahnen oder bekannte Extrapunkte, die benachbart zur betroffenen Region liegen.

Diese Punkte stimulieren die Zirkulation von *qi* und Blut in der Umgebung in einer allgemeineren Art und Weise als die *ah shi*-Punkte.

Lokale Punkte werden bei muskuloskelettalen Erkrankungen immer benutzt.

3. Dazwischen liegende Punkte

Dies sind wichtige Leitbahnpunkte oder bekannte Extrapunkte, die in gewisser Beziehung zur betroffenen Region liegen, aber nicht so nah wie lokale Punkte.

Sie können die Wirkung lokaler Punkte verstärken und auch eine Wirkung auf den Fluss des *qi* in der betroffenen Leitbahn ausüben. Wie der Name andeutet, liegen sie in ihrer Wirkung zwischen lokalen und Fernpunkten.

Ich benutze nicht mehr als zwei von ihnen in jeder Region. Sie liegen immer auf derselben Leitbahn, im Allgemeinen der am meisten betroffenen.

Sie werden meistens oberhalb und unterhalb einer erkrankten Region ausgewählt, um die Obstruktion zwischen ihnen aufzulösen. In diesen Fällen ist es sehr hilfreich, das Nadelgefühl immer genau in die Region zu lenken, wo diese Obstruktion stattfindet.

4. Fernpunkte

Das sind immer wichtige Punkte auf Leitbahnen oder Extrapunkte. Man unterscheidet dabei verschiedene Kategorien:

a) Auf der Leitbahn, die am meisten betroffen ist, meistens zwischen Ellenbogen und Fingern oder Knien und Zehen gelegene Punkte. Sie beeinflussen den Fluss des *qi* in der jeweiligen Leitbahn stark.

   ***Jing*-Brunnenpunkte**. Sie sind die ersten oder letzten Punkte auf einer Leitbahn. In traditioneller Anwendung beeinflussen diese Punkte die tendino-muskulären Leitbahnen, die auf Muskeln und Gelenke einwirken, ohne die tiefere Zirkulation der Hauptleitbahnen zu stören. Sie sind sehr hilfreich bei akuten oder oberflächlichen Störungen.

***Yuan*-Quellpunkte** und ***luo*-Passagepunkte** können den Fluss von *qi* und Blut in den Hauptleitbahnen verbessern. Sie können auch eine Wirkung auf die Organe *zang fu* ausüben, die mit der Leitbahn in Beziehung stehen.
***xi*-Grenzpunkte** sind nützlich, wenn man akute Stagnationen aus der Leitbahn entfernen will.

b) Punkte mit allgemeiner oder innerlicher Wirkung, z. B.
Gb 34 *yanglingquan*: einflussreicher Punkt für Muskeln und Sehnen
Bl 60 *kunlun*: nützlich gegen die Schmerzen bei akuter Verletzung
Rücken-*shu*-Punkte, *mu*-Alarmpunkte sowie Punkte auf dem Konzeptionsgefäß und dem Lenkergefäß wirken auf die Funktion der inneren Organe.

c) Kontralaterale Punkte. Sie liegen auf der entgegengesetzten Körperseite zu der betroffenen Region in der entsprechenden Gegend. Sie sind besonders nützlich bei akuter traumatischer Verletzung.

d) Punkte an der entsprechenden Stelle auf der anderen Extremität. Beispielsweise kann man bei einer Verletzung der linken Ferse Punkte an der proximalen Handfläche wählen. Man kann offensichtlich eine Wirkung erzielen, wenn man die gleiche oder die andere Körperseite wählt.

5. Ohrpunkte

Sie können Einflüsse auf Regionen mit anatomischen Bezügen ausüben. Der Ohrpunkt ist im Allgemeinen druckempfindlich, wenn die anatomisch zugehörige Region gestört ist. Nach meiner Erfahrung hat die Akupunktur an diesen Stellen im Wesentlichen eine Stagnation auflösende Wirkung.

6. Handpunkte

Auf der Hand gibt es spezielle Punkte mit besonderer Wirkung auf Regionen des Bewegungsapparates, z. B. den unteren Rücken, die Schulter und den Halsbereich.

Wie man Akupunktur bei Erkrankungen des Bewegungsapparates durchführt

Das Einführen der Nadel

Allgemein gesprochen liegt das Ziel darin, die Nadel durch die Haut zu stechen, ohne dass es dem Patienten unangenehm ist. Das ist recht schwierig, denn die Haut ist empfindlich und die Nadel scharf.

Mit Hilfe eines Führungsröhrchens kann man die Nadel etwas schmerzärmer einführen. Diese Methode wird immer populärer. Meine Sorge ist nur, dass dieses Vorgehen die Kunst der Nadeltechniken weiter verschlechtern wird.

Bei der üblichen traditionellen Technik benutzt man beide Hände zum Einführen der Nadel. Die linke Hand oder die Hand, die nicht die Nadel hält, spielt dabei eine wesentliche Rolle.

„Der erfahrene Akupunkteur verlässt sich auf die linke Hand, der unerfahrene auf die rechte.“ (Nan Jing, 78. Schwierigkeit)

- Die Kraft in den Fingern. Man muss ziemlich viel Kraft entlang dem Nadelschaft auf die Nadel ausüben. Während der Nadelschaft mit den Fingern ausgerichtet wird, muss jeder Teil des Körpers in einer koordinierten Bewegung daran teilnehmen. Finger, Handgelenk, Ellenbogen, Schulter, Rumpf, Beine, Atmung, Konzentration und Geist arbeiten in einer reinen und zielgerichteten Bewegung zusammen.

- Atmung. Ich finde, dass eine bewusste Ausatmung mit leichter Anspannung der Bauchmuskulatur die Konzentration und Kraft beim Einführen der Nadel verbessert. Die Insertion während der Ausatmung des Patienten verbessert das Gleiten der Nadel durch die Haut. Dies ist wahrscheinlich so, weil man sich bei der Ausatmung weniger leicht verspannt.

- Winkel und Einstichtiefe. Schon bei der Auswahl der Punkte sollte man eine Idee davon haben, wo genau man das *qi*-Gefühl erwarten kann. Dann weiß man auch in etwa, wie tief man die Nadel einstechen sollte. Die Stichrichtung wird nach der lokalen Anatomie entschieden und durch die Richtung, in die man dieses Gefühl leiten möchte.

Man sollte direkt in die gewünschte Tiefe stechen und erst dann nach dem Nadelgefühl suchen. Manchmal findet man einen Widerstand ganz kurz bevor das *qi* erreicht wird. Die Stichtiefe, die in den Lehrbüchern für jeden Punkt vorgeschlagen wird, ist nach meiner Erfahrung von geringem praktischem Wert.

Das Gefühl beim Nadeln muss aufmerksam beobachtet werden. Eine Nadel, die ohne Unterbrechung glatt durch Gewebe sticht, fühlt sich auf eine bestimmte Art an. Veränderungen dieses Gefühls machen darauf aufmerksam, dass etwaige schmerzempfindliche Strukturen vorliegen, besonders Venen und Sehnen. Beide rufen ein scharfes Gefühl hervor, wenn die Nadel durch sie hindurchsticht. Wenn das passiert, soll man die Nadel ein wenig zurückziehen, einige Sekunden warten und dann die Nadel in einem anderen Winkel tiefer einführen.

Erreichen des *de qi*

Das *de qi* ist ein Gefühl, das im Wesentlichen vom Patienten empfunden wird. Man beschreibt es meistens als eine sich ausbreitende Empfindung, ein dumpfer Schmerz, ein Zucken oder elektrisches Gefühl. Gelegentlich kommt es zu einem starken Elektrisieren, das vom Punkt aus nach distal läuft. Ich vermute, dass dies das Ergebnis einer direkten mechanischen Stimulation eines Nervs ist und das will man nicht unbedingt. Einige Punkte liegen über dickeren Nerven, z. B. Pk 6, Bl 40 und Ni 3 und produzieren dieses Gefühl voraussagbar oft.

Das *de qi*-Gefühl ist Voraussetzung für die Wirkung der Akupunktur: kein *de qi* bedeutet keine Wirkung. *„Wenn das de qi-Gefühl erreicht wird, ist die Behandlung wirksam. Das ist das Wesen der Akupunktur.“* (*Huang Di Nei Jing Su Wen*, Kapitel 1)

Ebenso wie der Patient eine besondere Empfindung hat, spürt auch der Therapeut ein besonderes Gefühl mittels der Nadel. Es handelt sich um eine Art Belebung im Gewebe, eine Zunahme des Widerstandes gegenüber der Nadel, die durch das Fleisch gleitet. Das Erreichen des Nadelgefühls beim Patient und durch die Nadel erfordert große Konzentration. Man muss sehr sensibel auf Änderungen der Empfindungen an der Nadelspitze reagieren, feinste Änderungen des *de qi* erfordern sofortige und feine Veränderungen der Technik des Akupunktierens.

Wenn man *de qi* sofort erreicht, sollte man sicher sein, dass es *qi* ist: kann man es nach Wunsch auftreten lassen und bleibt es erhalten? Dann sollte man es mindestens 15 Sekunden lassen, bevor man beginnt zu manipulieren. Erreicht man *de qi* nicht sofort, muss man danach suchen.

„Das Nadelgefühl muss erreicht werden, ganz gleich wie viele Methoden man dafür benötigt oder wie lang es dauert." (Ling Shu, Kapitel 1)

Man arbeitet in mehreren Schritten:

1. Wenn man am gewünschten Ort ist, versucht man einige kleine gleichmäßige Bewegungen zum Heben und Senken der Nadel oder Rotationen oder auch Kombinationen beider Bewegungen, um das *qi* zu sammeln. Das wirkt meistens nach einigen Sekunden.

2. Man hebt die Nadel etwas höher und senkt sie in einer etwas abweichenden Richtung. Manchmal liegt der entscheidende Unterschied in einigen Haaresbreiten Abstand zur vorherigen Richtung.

3. Ein Gefühl der Leere im Gewebe bei der Suche nach dem Nadelgefühl kann auf einen lokalen oder allgemeinen Mangel an *qi* hinweisen. Das Problem löst man am besten mit Hilfe etwas tieferer Bewegungen beim Heben und Senken der Nadel und vielleicht durch eine Betonung des Senkens, um das widerstrebende *qi* anzulocken.

4. Erreicht man dann immer noch kein *de qi*, sollte man die Nadel ganz unter die Haut ziehen und neu in einer anderen Stichrichtung einstechen, vielleicht nachdem man die Region mit leichter Palpation nochmals untersucht hat.

Manipulation der Nadel

Wie man eine sedierende Akupunktur durchführt, hängt von vielen Faktoren ab, wie zum Beispiel von der Art und Lokalisation des betreffenden Punktes, der Nähe zu empfindlichen Strukturen, dem Allgemeinzustand des Patienten und seiner Fähigkeit, die Manipulation zu ertragen. Ganz besonders ist auch die Qualität des *de qi* zu berücksichtigen, das durch die Nadel gefühlt werden kann. Was man mit der Nadel macht, muss eng damit in Beziehung stehen, was man mittels der Nadel fühlt.

Wenn man lokale Fülle ohne große lokale Leere bei einer Person von kräftiger Gesundheit feststellt, ist eine starke Sedierung an lokalen und schmerzhaften Punkten angemessen. Bei einer Mangelsituation am Ort der Nadel sollte man eher gleichmäßig manipulieren als sehr stark sedieren. Findet man einen deutlichen innerlichen Mangelzustand, sollte man sehr vorsichtig sein, die Intensität der Manipulationstechniken reduzieren und den ganzen Körper stärken.

Im Folgenden beschreibe ich die Techniken der Nadelmanipulation, die ich anwende.

Das *qi* wieder herstellen. Hebt und senkt man die Nadel mit gleichmäßigen Bewegungen, kleiner Amplitude und mit geringer Rotation, kann man das *qi* anlocken und seine Qualität untersuchen. Dies kann man während einer Behandlung mehrere Male wiederholen. Je nach Patient, dem Punkt oder der Situation kann dies tonisierend oder leicht sedierend wirken. Diese Manipulation ist auch sehr nützlich, bevor man eine andere Form beginnt, weil man die Situation des *qi* fühlen kann, die man als leitende Kraft hinter jeder Nadelmanipulation benötigt.

Heben und Senken. Man führt das jeweils bis zu einer gleichartigen Tiefe durch (Erde, Mensch oder Himmel). Betont man das Heben, dann wirkt die Technik sedierend. Dabei wird die Stärke des *de qi* häufig zunehmen. Wenn die Nadel sich anfühlt, als ob sie stecken bleibt, oder wenn der Patient sich unbehaglich fühlt, sollte man eine Pause einlegen oder die Kraft der Manipulation vermindern.

Vorwärtsbewegung und Rückwärtsbewegung. Die letztere Technik ist die stärker sedierende der beiden und für die meisten Erkrankungen des Bewegungsapparates die wichtigere. Das *qi* wird in Richtung Körperoberfläche durch die verschiedenen Ebenen (Erde, Mensch, Himmel) hindurch angehoben. Man betont beim Heben und wieder Einstechen der Nadel nicht nur das Anheben, sondern man hebt die Nadel immer ein wenig weiter hinaus, als man sie hineinstößt. Durch die Nadel vermittelt sich ein ziehendes Gefühl, fast als ob man das *qi* nach oben lockt.

Leiten des Nadelgefühls. Indem man das Nadelgefühl in eine bestimmte Region oder durch sie hindurch leitet, kann man eine machtvolle Art der Auflösung von Stagnationen praktizieren. Hat man einmal ein kräftiges *de qi* ausgelöst, kann man versuchen, dieses Gefühl in die betroffene Körperregion zu dirigieren. Das kann schwierig sein und ist nicht immer möglich. Vielleicht helfen die folgenden Vorschläge:

- Man muss dem Patienten sagen, was man erreichen möchte, und ihn bitten, anzugeben, wenn man es erreicht.
- Man kann den Patienten anleiten, das Nadelgefühl mit der Vorstellungskraft und dem Atem zu unterstützen.
- Die Nadel wird auf die betroffene Region gerichtet.

- Mit einem Finger oder dem Daumen presst man die Haut hinter der Nadel, also auf der entgegengesetzten Seite zu der gewünschten Richtung des *qi*. Dann versucht man mit Konzentration und dem klaren Willen das *qi* in die Richtung, in die man es gerne wandern lassen möchte, zu drücken oder zu leiten.

„Konzentriere den Geist, als ob du einer tiefen Schlucht gegenüberstehst oder einem wilden Tiger."

„Die Aufmerksamkeit muss so konzentriert werden, wie man es tut, wenn man sich einem berühmten Gast widmet."

Elektrostimulation. Die Verstärkung der Stimulation durch elektrische Impulse vergrößert die sedierende Wirkung. Ich benutze eine gleichmäßige Stimulation mit 120 Hertz oder auch weniger. Man verbindet zwei wichtige lokale Punkte oder einen lokalen und einen Fernpunkt auf derselben Seite. Die Elektrostimulation der Nadeln kann eine sehr heftige sedierende Wirkung haben. Wenn man irgendwelche Bedenken hat, dass die Person nicht sehr kräftig ist, sollte man sie nicht anwenden. Die Manipulation mit der Hand kann man im Allgemeinen bei allen Fällen anwenden.

Verweilen der Nadeln

Meistens arbeite ich mindestens 20 Minuten bei jeder Behandlung. In der Regel kann man das, was man will, in dieser Zeit erreichen.

Gelegentlich ist auch eine kürzere Liegezeit sinnvoll:

- Bei sekundären Punkten, d. h. bei fortgeleitetem Schmerz und Verspannungen, die schwierig zu behandeln sind (muskuläres *bi*-Syndrom).
- Bei sehr jungen oder ganz alten Menschen.
- Bei primären Punkten, die stark stimuliert worden sind.

Eine längere Behandlungsdauer kann den sedierenden Effekt verstärken und sinnvoll sein bei sehr starken Schmerzen oder sehr stark fixierten Situationen.

Behandlungsfrequenz

Eine Behandlung in der Woche, wie es im Westen üblich ist, scheint mir eine Verdrehung des ursprünglichen Sinns der Akupunktur zu sein. Diese Praxis führt oft zu unbefriedigenden Ergebnissen oder unvollständiger Heilung.

Im Allgemeinen behandelt man:

- Dreimal pro Woche bei schweren oder akuten Schmerzen
- Zweimal pro Woche bei schweren Problemen
- Einmal pro Woche, wenn man eine lange Behandlungszeit voraussieht, das Problem nicht so schwerwiegend ist oder wenn der Patient besonders intensiv reagiert.

Stagnation klären oder zerstreuen

Fast alle Erkrankungen des Bewegungsapparates treten durch ein gewisses Ausmaß an Stagnation in Erscheinung, die per definitionem als Füllezeichen angesehen werden muss.

Bei der Behandlung äußerer Fülle hat man drei Ziele:

- Die Obstruktion soweit wie möglich zu beheben.
- Den aufgetretenen lokalen Überschuss von *qi* und Blut zu verteilen.
- Eine gesunde Zirkulation von Blut und *qi* wieder herzustellen.

Die Behebung der Obstruktion

Die Behinderung der Zirkulation von *qi* und Blut entsteht als Ergebnis der äußerlichen Einwirkung eines Traumas und des Eindringens von pathogenem *qi*. Das Verfahren, das man zur Behebung der Obstruktion anwendet, hängt davon ab, wie sie beschaffen ist.

Akutes Trauma:	Die Blutung stillen, die Schwellung vermindern, eine Infektion verhindern sind Methoden, die Obstruktion zu minimieren. Das ist die Domäne der Sportmedizin und Chirurgie.

Chronisches Trauma:	Dies ist die Folge von Überlastung durch falsche Haltung, Überbeanspruchung und falsche Belastung. Will man diese Ursachen der Obstruktion beseitigen, benötigt man erzieherische Methoden und gelegentlich umtrainierende Maßnahmen.
Eindringen von pathogenem *qi*:	In diesen Fällen kann man die Obstruktion beseitigen, indem man die pathogene Energie zerstreut. (s. Kapitel über *Bi*-Syndrome, S. 71)
Kontrahierte Gewebe:	Kontrahierte Muskelfasern, Faszien, Bänder oder Gelenkkapseln können selbst Symptome produzieren oder zu einer anderswo ablaufenden Erkrankung beitragen, indem normale Bewegungsabläufe beeinträchtigt sind. Meistens reagieren diese Gewebe sehr gut auf Massage, Stretching und einfache Mobilisationen. Die physikalische Therapie unter Einschluss manueller Techniken war schon immer eine wichtige Behandlungsform in der TCM.

Die Stagnation von *qi* oder Blut zerstreuen oder vermindern

Die meisten Zeichen oder Symptome, die man in der Praxis beobachtet, sind Füllezeichen. Daher sind die wichtigen Techniken im Wesentlichen sedierende Techniken. Aber man muss sich darüber im Klaren sein, was man mit dieser Technik vermindern möchte.

Wir haben viele Techniken zur Verfügung, mit denen man zerstreuen, sedieren oder etwas vermindern kann.

- ***Qi*-Stagnation** (vgl. S. 29 ff.)

Wenn auch die Zeichen und Symptome stagnierenden *qis* bei Erkrankungen des Bewegungsapparates sehr häufig vorzufinden sind, so sieht man sie doch weniger häufig als dominierende Faktoren in einem Symptomenkomplex. Wenn eine Stagnation von *qi* ohne Zeichen der Stagnation von Blut zu sehen ist, dann deutet das auf ein generelles Problem mit der Zirkulation des *qi* hin. Die Symptome wandern im Körper hin und her, werden schlimmer bei Stress und Erschöpfung und es gibt kein vorhersagbares

Muster, wann sie auftreten. Hier liegt die Ursache meistens im Angriff durch Wind von außen oder einer innerlichen Unfähigkeit der Leber, den Fluss von *qi* in der richtigen Weise zu regeln.

Fernpunkte sind hier besonders nützlich. Sie werden einerseits nach ihrer Wirkung auf die betroffenen Regionen und ihrer Fähigkeit, das *qi* zu regulieren, ausgewählt. Beispielsweise:

Di 4 *hegu*	Wirkung besonders im Oberkörper
Di 11 *quchi*	Wirkung besonders auf die Arme und bei älteren Menschen
Le 3 *taichong*	wird bei der Behandlung von muskuloskelettalen Erkrankungen häufig benutzt, weil er die Fähigkeit der Leber verbessert, das *qi* zu regulieren.
Lu 5 *chize*	
Mi 6 *sanyinjiao*	

Wenn die Stagnation von *qi* deutlich vorhanden, aber weniger dominierend ist, sind Fernpunkte auf den betroffenen Meridianen die richtigen. *Jing*-Brunnenpunkte, *yuan*-Quellpunkte, *luo*-Passagepunkte und *xi*-Grenzpunkte werden am meisten benutzt. Einer dieser Punkte pro Leitbahn ist im Allgemeinen ausreichend.

- **Blutstagnation**

Blutstagnationen spielen sich im Bewegungsapparat meist lokal ab und sind bei fast allen muskuloskelettalen Erkrankungen beteiligt. Die Behandlung ist gezielt gegen die lokale Stagnation gerichtet. Die Anwendung von lokalen und *ah shi*-Punkten ist von größerem Nutzen als die distaler Punkte.

Im Allgemeinen erreicht man eine sedierende oder zerstreuende Wirkung durch folgende Maßnahmen:

Akupunktur:

Die Punktauswahl:	Vorrangig werden *ah shi*-Punkte und lokale Punkte gewählt. Aber auch andere Punkte können nützlich sein, z. B. *xi*-Grenzpunkte des Meridians, der durch die betroffene Region läuft, Punkte oberhalb, unterhalb oder auf der anderen Seite der betroffenen Region, außerdem Punkte, die eine besondere Wirkung auf eine bestimmte Region haben.
Die Größe der Nadel:	Man benutzt eine etwas dickere Nadel (28 oder 30 Gauge).

Der Einstich: Besonders bei *ah shi*-Punkten muss die Einstichstelle und die Stichtiefe genau bestimmt werden.

Manipulation: Folgende Manipulationstechniken wirken zerstreuend: Heben und Senken der Nadel mit der Betonung auf Heben. Regression, dabei wird die Stagnation mehr an die Oberfläche gezogen. Leiten des Nadelgefühls durch die Gebiete mit Stagnationen hindurch. Elektrostimulation.

Verweilen der Nadeln: Eine Verweildauer von mehr als zwanzig Minuten verstärkt die zerstreuende Wirkung.

Ohrakupunktur: Meiner Erfahrung nach ist Ohrakupunktur per se sedierend. Sie ist besonders hilfreich zur Schmerzreduktion.

Handakupunktur: Auf der Hand liegen Punkte für den unteren Rücken, den Ischiasnerv, Nacken, Schulter und Arm, die sehr wirksam sind für die Beseitigung akuter Stagnationen.

Schröpfen: Sehr nützlich bei mehr oberflächlich gelegenen Obstruktionen in den langen Muskelgruppen, besonders bei Prellungen und Muskelverspannungen.

Sieben-Sterne-Hämmerchen (Pflaumenblütennadel): Besonders bei Problemen der Weichteile um die Gelenke herum, dabei benötigt man eine starke Stimulation, bis eine leichte Blutung auftritt.

Blutenlassen: Wenn man eine gestaute Vene oder eine dunkle und angeschwollene Region ansticht und so einige Tropfen Blut abfließen können, kann damit das stagnierende Blut dispergiert werden. Traditionell wird das mit einer dreikantigen Nadel durchgeführt, ich bevorzuge allerdings ein etwas schärferes Instrument, etwa eine dicke Einmalnadel für subkutane Injektionen.

Massage: Man arbeitet mit langen breiten Strichen in Richtung auf den Rumpf, um Schwellungen zu vermindern. Wenn die betroffene Region schmerzempfindlich ist und nicht berührt werden kann, sollte man so nah wie möglich herankommen. Um Spasmen aufzulösen, ist ein tiefer anhaltender Druck besser.

Eis: Eine sehr wichtige sedierende Technik bei akuten Verletzungen. Sie wird aber nur innerhalb der ersten 24 Stunden nach der akuten Verletzung angewendet.

Kräuter: Bestimmte Fertigrezepturen, Auflagen, Einreibungen und Pflaster können mithelfen, den Überschuss von *qi* und Blut zu zerstreuen.

Wiederherstellung einer normalen Zirkulation von *qi* und Blut

Beachtet man die ersten beiden Schritte genau, hat man schon viel zur Erreichung dieses Ziels getan. Falls erforderlich kann man aber noch mehr tun.

a) Die Punktauswahl: Die Wahl von Fernpunkten auf den betroffenen Meridianen kann dazu beitragen, dass der gesunde Fluss von *qi* und Blut sich wieder einstellt. Hier sind besonders die *yuan*-Quellpunkte und *luo*-Passagepunkte hilfreich.

b) Eine zugrunde liegende Mangelsituation oder eine Disharmonie muss beseitigt werden.

c) Der Patient muss ein angemessenes Rehabilitationsprogramm durchlaufen.

Tonisieren bei Mangelzuständen

Zur Behandlung eines Mangels oder einer Leere muss man die Zirkulation und falls erforderlich auch die Produktion von *qi* und Blut anregen. Dazu benötigt man tonisierende, anregende Methoden. Die Werkzeuge, die man dazu aussucht, richten sich nach der betroffenen Region und dem Ausmaß des Mangels.

Tonisieren ist ein viel feineres Vorgehen als Zerstreuen oder Sedieren und führt im Allgemeinen wesentlich langsamer zu Ergebnissen. Aber meistens liegt darin der Schlüssel für eine erfolgreiche, anhaltende Lösung eines Problems.

Behandlung von äußerlichem Mangel

Ausgeprägter äußerlicher Mangel sollte auch von außen behandelt werden. Besondere Behandlungsarten können vor, während oder auch nach zerstreuenden oder sedierenden Techniken in derselben Behandlungssitzung angewendet werden. Das hängt im Einzelnen vom Fall und den Vorlieben des Therapeuten ab.

Akupunktur:

Die Punktauswahl: Um die Zirkulation in den *jing-luo*-Leitbahnen anzuregen, benutzt man *yuan*-Quellpunkte und/oder *luo*-Passagepunkte. Zur Tonisierung in einzelnen Regionen wählt man lokale Punkte und dazwischenliegende Punkte.

Der Einstich: Man sticht die Nadel ein und bemüht sich dann weniger ausgiebig um die Anregung des *de qi*, als man es für eine zerstreuende Technik machen würde.

Manipulation: Manipulationen sollten nur minimal ausgeführt werden, weil starke Manipulationen immer zerstreuend und sedierend wirken. Wenn man das Nadelgefühl *de qi* findet und es erhalten bleibt, sollte man eine Technik mit Heben und Senken der Nadel anwenden, bei der die Betonung auf dem Senken liegt. Das Herausheben der Nadel sollte mit schwächerer Intensität erfolgen.

Verweilen der Nadel: Die Nadeln sollten nicht länger als zwanzig Minuten liegen bleiben.

Moxibustion: Diese Technik fügt dem System Energie zu. Sie wärmt und kräftigt die Zirkulation von *qi* und Blut. Sie ist besonders dann indiziert, wenn man in dem betroffenen Gebiet Kältezeichen findet.

Massage: Kräftige, durchdringende Massage tonisiert den Kreislauf von *qi* und Blut.

Sieben-Sterne-Hämmerchen (Pflaumenblütennadel):
Ein leichtes Beklopfen der Region mit äußerem Mangel wirkt anregend.

Schröpfen: Man sagt, dass gleitendes Schröpfen, wobei der Schröpfkopf über die Haut in das Gebiet mit festgestelltem Mangel gleitet, eine tonisierende Wirkung zeitigt. Diese Technik wird bei Problemen mit Schlaffheit empfohlen.

Übungen: Besondere Übungsprogramme können sehr hilfreich sein, um schlechten Muskeltonus zu verbessern und die Muskulatur zu stärken.

Behandlung von innerlichem Mangel

Wie schon erwähnt, gibt es einige wichtige innerliche Mangelzustände, die bei der Behandlung von Erkrankungen des Bewegungsapparates eine Rolle spielen. Diese sind: allgemeiner Mangel von *qi* und Blut, Mangel an Milz-*qi* oder Milz-*yang*, Mangel an Leberblut, *yin*-Mangel der Niere und *yang*-Mangel der Niere.

Eine ausführliche Abhandlung dieser Dinge würde den Rahmen des Buches sprengen. Daher hier nur einige allgemeine Empfehlungen:

Akupunktur:

Die Punktauswahl: Um die Funktion der *zang-fu*-Organe zu kräftigen, benutzt man Rücken-*shu*-Punkte und *mu*-Alarmpunkte an der Vorderseite des Körpers. Außerdem *yuan*-Quellpunkte und *he*-Meerpunkte auf den entscheidenden Leitbahnen, Punkte auf dem Konzeptionsgefäß, dem Lenkergefäß und Einflussreiche Punkte

Die Empfehlungen bei äußerlichem Mangel bezüglich Einstechen der Nadel, Verweilen der Nadeln und Manipulation gelten auch hier.

Moxibustion: Führt dem System Energie zu. Sie wärmt und kräftigt den Kreislauf des *qi* und ist besonders bei Mangel an innerem *qi* oder *yang* nützlich.

Kräuter: Die Anwendung von Kräutern ist eine sehr starke Methode, um innerlichen Mangel zu behandeln. Sie kann mit Akupunktur zur Behandlung der Erkrankung des Bewegungsapparates kombiniert werden, die durch innerlichen Mangel kompliziert sind.

Übungen: Verbessern die Kraft und Vitalität. Regelmäßiges Aerobic-Training kann sehr gut mit dazu beitragen, die Zirkulation von *qi* und Blut im Allgemeinen zu verbessern und das ganze muskuloskelettale System besser zu tonisieren.

Auseinandersetzung mit Hitze und Kälte

Hitze *(re)*

Bei Erkrankungen des Bewegungsapparates sind Hitzezeichen fast immer auch Zeichen für Fülle.

In Extremfällen wie sehr akuten traumatischen Verletzungen (innerhalb der ersten 24 Stunden) oder bei systemischen Fülleerkrankungen, wie rheumatischem Fieber oder eitriger Arthritis, können besondere Anwendungen erfolgen, um die Hitze zu vermindern.

Akute traumatische Verletzungen: Anwendungen von Eis auf die betroffenen Gebiete können die Hitze, den Schmerz und die Schwellung vermindern. Das Eis sollte in ein Tuch gewickelt werden und als Packung für jeweils 20 Minuten mit mindestens 20 Minuten Pause zwischen jeder Anwendung aufgelegt werden. Dies sollte nur innerhalb der ersten 24 Stunden, maximal 48 Stunden nach dem Unfall erfolgen.

Systemische Fülleerkrankungen mit Hitzezeichen: Hier kann man besondere Kräuter, die Hitze vermindern, anwenden oder Punkte wie Di 4 oder Di 11. Man sollte diese Patienten aber ärztlich betreuen, weil sie oft Antibiotika benötigen, um die Hitze effektiv zu beseitigen.

Oft können Hitzezeichen aber als Teil einer Füllesituation behandelt werden und benötigen damit keine besondere Beachtung.

Kälte *(han)*

Kältezeichen können Ausdruck von Fülle oder Mangel sein. Bei beiden Kategorien benötigt man wärmende und anregende Maßnahmen zur Kräftigung der Zirkulation von *qi* und Blut.

Füllekälteerkrankungen ohne zugrunde liegenden Mangel sind systemische Erkrankungen und müssen daher besonders behandelt werden. Die Zeichen von Fülle und Kälte am Bewegungsapparat sind steife und schmerzhafte Muskeln und Gelenke.

Die Behandlung besteht aus wärmenden Kräutern und Moxibustion auf Punkten, die die Zirkulation des *qi* kräftigen, z. B. KG 6 oder Ma 36.

Füllekälteerkrankungen mit zugrunde liegendem Mangel, wie beispielsweise ein fixiertes *bi*-Syndrom, benötigen eine Behandlung, die beide Gesichtspunkte berücksichtigt: die äußerlichen Symptome der Fülle und den innerlichen Mangel. In diesen Fällen finden sich die Kältesymptome meistens nur lokal, auf bestimmte Regionen beschränkt.

Kältesymptome, die von einem lokalen Mangelzustand herrühren (z. B. einer alten Verletzung oder einer degenerativen Veränderung nach Überlastung), können lokal mit Akupunktur, Moxibustion oder tiefer Massage behandelt werden.

Methoden zur Behandlung von Situationen mit Kälte:

Moxibustion: Die wichtigste Form, um Kälte zu behandeln. Die Methode eignet sich zur Behandlung von Kälte, Nässe und Mangelsituationen. Ich finde dabei die Anwendung der Moxazigarre und die warme Nadel am nützlichsten. Man wendet sie an lokalen Punkten in der Nähe der betroffenen Region an und an Punkten mit systemischer Wirkung wie z. B. KG 6, Ma 26, Ma 40, Bl 23 und LG 4.

Akupunktur: Man wendet tonisierende Techniken an lokalen Punkten an oder an Punkten, mit denen die allgemeine Zirkulation des *qi* angeregt wird (s. oben).

Heiße Packungen: Mit diesen kann man eine größere Region anwärmen, als man es mit Moxa machen kann. Die Wärme einer heißen Packung penetriert jedoch nicht so tief ins Gewebe, wie es bei der Moxibustion der Fall ist.

Massage: Tiefe kräftige Massage kann Kälte ebenfalls vertreiben.

Einreibungen, Umschläge und Auflagen können ebenfalls benutzt werden, um eine oberflächlich und lokal erwärmende Wirkung zu erreichen.

Bi-Syndrome

„Bi wird gebildet aus einer Zusammenwirkung von Wind, Kälte und Nässe" – Neijing

„Allgemein gesprochen, können Wind, Kälte und Nässe leicht in den Körper eindringen, wenn er eine Schwäche des yin-nährenden Systems und des wei-abwehrenden Systems aufweist. Diese Faktoren greifen weiter die allgemeine Abwehrkraft an, führen zu einer Verlangsamung des qi und einer Stagnation von Blut. So entsteht ein bi-Syndrom."
– Lei Zhang Zhi Zai

Chronische Schmerzen des Bewegungsapparates, besonders der Gelenke, haben immer schon einen beträchtlichen Teil der Menschheit geplagt. Obwohl in jedem medizinischen System eine erstaunliche Menge an Heilmitteln angeboten wird, die bei diesen Beschwerden oberflächlich helfen, gibt es nur wenige gründliche Darstellungen, die einen verfeinerten Ansatz bieten. Die Theorie des *bi*-Syndroms leistet das im Rahmen der TCM.

Der Begriff *bi* bedeutet in Mandarin Blockade oder Obstruktion. Einfach dargestellt, versteht man unter *bi*-Syndromen die Erkrankungen des Bewegungsapparates, die durch das Eindringen von pathogener Energie entstehen (*xie qi*). Sobald die pathogene Energie sich im Körper eingenistet hat, kann sie den Kreislauf von *qi* und Blut in den *jing-luo*-Leitbahnen beeinträchtigen und Stagnationen in Gelenken, Bändern, Muskeln und Sehnen hervorrufen. Das führt dann zu Schmerzen, Steifheit, Taubheit und Schweregefühlen.

Wie ich in den Abschnitten über Ätiologie und Pathologie bereits festgestellt habe, kann die äußere pathogene Energie nur dann in den Körper eindringen und sich dort festsetzen, wenn bereits ein Mangelzustand vorhanden ist. Dieser Mangel wird das Bild der Symptome und den Verlauf der Erkrankung komplizieren. Zusätzlich muss man die Bestrebungen des Körpers, die pathogene Energie wieder loszuwerden, also das antipathogene *qi,* in Betracht ziehen. Die Theorie über die *bi*-Syndrome ist entstanden, um diese Schwierigkeiten zu berücksichtigen, und so ein genaueres Verständnis der einzelnen Fälle zu ermöglichen. Erneut können wir erkennen, dass die TCM mit Einteilungen arbeitet, die sich auf ein funktionelles Verständnis der ganzen Person gründen.

Die Analyse einer Krankheit des Bewegungsapparates als *bi*-Syndrom ist besonders nützlich bei chronischen Erkrankungen der Gelenke und der benachbarten Weichteile. In der Schulmedizin fallen diese Krankheiten unter die verschiedenen Formen von Arthritis, Tendinitis, rheumatischen Erkrankungen usw. Man ist versucht, die Einteilungen der *bi*-Syndrome denen der Schulmedizin gegenüberzustellen, aber meistens ist das zum Scheitern verurteilt. Patienten mit derselben Erkrankung in der Schulmedizin können in der TCM zu unterschiedlichen Gruppen gehören und umgekehrt.

Die Einteilungen in der Schulmedizin basieren auf strukturellen Ähnlichkeiten der Einzelfälle. Osteoarthrose wird als eine Erkrankung des Gelenkknorpels und des darunter liegenden Knochens betrachtet. Die primär chronische Polyarthritis ist eine Autoimmunerkrankung, die zuerst die Synovialmembran befällt. Gicht ist charakterisiert durch Ablagerung von Harnsäurekristallen in den Gelenken. Die traumatische Arthritis ist in erster Linie eine Erkrankung der Gelenkkapsel und der Synovialmembran. Diese Unterschiede werden auf der strukturellen Ebene getroffen und sind natürlich begründet.

Die Behandlung von Gelenkerkrankungen mit der Schulmedizin ist aber nicht sehr erfolgreich. Die benutzten Medikamente sind mehr oder weniger palliativ, haben unerwünschte Nebenwirkungen und sind auch oft unwirksam. Chirurgische Maßnahmen, von denen man nicht im Ernst behaupten kann, dass sie zur Heilung führen, haben dennoch zu einem wichtigen Fortschritt geführt, der nur möglich wurde durch das Verständnis für die Strukturen bei Gelenkerkrankungen.

Ein großer Teil der Patienten, die in westlichen Ländern in die Akupunkturpraxen zur Behandlung kommen, haben chronische Gelenkerkrankungen. Das resultiert teilweise aus den wenig zufrieden stellenden Ergebnissen der Behandlung nach der Schulmedizin und zum anderen Teil aus dem guten Ruf der TCM auf diesem Gebiet.

Differenzierung und Behandlung von *bi*-Syndromen

Direkte (äußere) Ursachen

Die einfache Differenzierung der *bi*-Syndrome erfolgt zunächst nach der Energie, die eingedrungen ist und sich im Körper festgesetzt hat. In der Praxis handelt es sich meistens eher um eine Kombination klimatischer Faktoren als um einen einzelnen Faktor, also Wind-Kälte oder Kälte-Nässe. Kompliziert werden kann das Bild durch die Art und

Weise, wie der Körper diese Faktoren in Hitze verwandeln kann durch seine eigene Fähigkeit, den eindringenden Faktoren mit dem körpereigenen antipathogenen *qi* entgegenzuwirken.

Wenn Wind der dominierende pathogene Faktor ist, spricht man von „wanderndem *bi*-Syndrom“. Ist Kälte der dominierende Faktor, nennt man die Erkrankung „schmerzhaftes *bi*-Syndrom“. Wenn Nässe der dominierende Faktor ist, heißt die Krankheit „fixiertes *bi*-Syndrom“.

Wanderndes *bi*-Syndrom

Wind stört den Kreislauf von *qi* und Blut und macht ihn ungleichmäßig. Wind ist zwar meistens nicht der einzige oder vorherrschende ursächliche Faktor einer Erkrankung, aber man kann seinen Einfluss bei den meisten Fällen mit *bi*-Syndrom aufspüren. Das beginnt bei dem unangenehmen Ziehen im Nacken bei einer beginnenden Erkältung und zieht sich durch bis zu den wandernden Schmerzen bei den meisten schweren rheumatischen Erkrankungen. Meist liegt der Anteil darin, dass Wind in Zusammenhang mit Kälte und Nässe diese durch die Haut transportiert und so ermöglicht, dass sie sich im Körper festsetzen.

Zeichen und Symptome für Wind:

- Wundes Gefühl in Muskeln und Gelenken
- Schmerzen wandern von einer Stelle zur andern
- Schmerzen verändern ihre Intensität
- Verminderung des Bewegungsausmaßes
- Gelegentliche Komplizierung durch Symptome des Eindringens pathogener Faktoren von außen:
  lokale Hitze und Frösteln
  der Puls ist oberflächlich und beschleunigt
  die Zunge hat einen weißen, klebrigen, dünnen Belag

Behandlung:

- Lokale Punkte:
  Man benutzt mehr Punkte als sonst, meistens entlang dem Leitbahnverlauf. Behandlung mit sedierender Manipulation, die Nadeln werden nicht liegen gelassen.

- Fernpunkte:

  Man benutzt Fernpunkte, um den Wind zu vermindern und den Kreislauf des *qi* zu regulieren, z. B.:

Gb 20 *fengchi*	vertreibt Wind aus dem Kopf und der subokzipitalen Region
Gb 31 *fengshi*	vertreibt Wind aus der unteren Extremität
LG 16 *fengfu*	vertreibt Wind aus Kopf und Nacken
Bl 12 fengmen	vertreibt Wind aus Kopf und Nackenregion
Di 4 *hegu*	vertreibt Wind aus Kopf und Nacken
Di 11 *quchi*	reguliert die Zirkulation des *qi*
3E 6 *zhigou*	vertreibt Wind aus dem Dreifachen Erwärmer, stillt Schmerzen
Gb 39 *xuanzhong*	einflussreicher Punkt des Markes, nützlich für Nacken, Knie, Beine
LG 14 *dazhui*	Treffpunkt des *yang mai*, vertreibt akuten Wind und Hitze

- Eine lange Zeit bestehende *bi*-Erkrankung mit Wind als wichtigstem Faktor kann das Herz beeinträchtigen (Rheumatisches Fieber). Dann soll man auch Pk 6 *neiguan*, Ma 36 *zusanli* und KG 12 *zhongwan* akupunktieren, oder aber Bl 16 *geshu* und Mi 10 *xuehai*, die den Wind austreiben, indem sie das Blut kräftigen.

Schmerzhaftes *bi*-Syndrom – Kälte

Kälte verlangsamt die Zirkulation von *qi* und Blut und lässt sie stagnieren. Sie befällt besonders gern Gelenke und die Gewebe um die Gelenke herum, kann sich aber auch in der Muskulatur festsetzen. Die Stagnation spielt sich vor allem lokal ab.

Zeichen und Symptome:

- Die Schmerzen sind im Gelenk fixiert
- Besserung auf Wärme, Verschlimmerung auf Kälte
- Vermindertes Bewegungsausmaß bei passiver Bewegung

Behandlung:

- Die Stagnation zerstreuen und den Kreislauf kräftigen

- **Akupunktur**
  - Lokale Punkte: Man benutzt im Wesentlichen lokale Punkte und *ah shi*-Punkte, um die durch Kälte verursachte lokale Stagnation direkt aufzulösen. Die Punkte müssen präzise am Ort der Stagnation lokalisiert werden. Die *ah shi*-Punkte um die Gelenke herum können sehr klein sein und man muss sie für die Akupunktur ganz genau finden. In solchen Fällen kann man eine Stagnation direkt mit Akupunktur behandeln. Man benutzt Moxa, warme Nadeln oder ausschließlich Nadeln.
  - Fernpunkte: die Kälte vertreiben können, regen die Zirkulation von *qi* und Blut an und sind nicht bei jeder Behandlung erforderlich.

Ma 36 *zusanli*	direkt moxibustieren, kräftigt das *qi*
KG 6 *qihai*	direkt moxibustieren, kräftigt das *qi*
Di 11 *quchi*	bewegt *qi* und Blut
Dü 5 *yanggu*	kräftigt den Kreislauf von *qi* und Blut in den Meridianen des Rückens
Bl 23 *shenshu*	tonisiert die Nieren
KG 4 *guanyuan*	

Man behandelt in diesen Fällen jeden zweiten Tag.

- **Kräuter**

  mit heißer Qualität kräftigen die Blutzirkulation und werden bei Fällen mit Kälte-*bi* oft angewendet. Aber man muss dabei aufpassen, dass es im Körper keine verborgene Hitze gibt, auch keine leere Hitze aufgrund eines *yin*-Mangels. *Xiao huo luo dan* (Kleine besondere Pille zur Belebung der Kollateralen) ist ein typisches Fertigrezept für diese Erkrankung.

Fixiertes *bi*-Syndrom – Nässe

Nässe verlangsamt die Zirkulation. Sie führt zu dumpfen Schmerzen und einem Schweregefühl in der betroffenen Körperregion. Dieses Gefühl breitet sich in einem größeren Bereich aus als die Kälte. Diese pathogene Energie ist am schwierigsten zu beseitigen. Nässe wird umso mehr zu einem Problem, je mehr der Patient außerdem an einer Mangelsituation der Milz leidet.

Zeichen und Symptome:

- Unangenehmes Gefühl von Wundheit und Schweregefühl in einem Gelenk oder Muskel
- Taubheitsgefühl der Haut bzw. verminderte Sensibilität über der betroffenen Region
- Die Schmerzen wandern nicht
- Die Schmerzen verschlimmern sich bei bedecktem und feuchtem Wetter
- Der Puls ist langsam und weich

Behandlung:

- **Akupunktur**

Man benutzt lokale und Fernpunkten zur Beseitigung der Nässe und Kräftigung des Kreislaufs.

- Lokale Punkte: Man wählt weniger *ah shi*- und lokale Punkte, als man bei einer Erkrankung durch Kälte benutzen würde.
  Man nadelt tief und manipuliert langsam. Die präzise Manipulation des *qi* ist schwieriger als bei Kälte, deshalb muss man sehr aufmerksam vorgehen.
- Fernpunkte: Sie sollen die Milz stärken und Nässe lösen
  Mi 9 *yinlingquan*
  Mi 6 *sanyinjiao*
  Ma 40 *fenglong*
  Bl 20 *pishu*
  Bl 21 *weishu*
  Ma 36 *zusanli*
  Mi 5 *shangqiu*

Man akupunktiert und moxibustiert. Manipuliert wird mit neutralen Methoden, die Nadeln werden zwanzig Minuten liegen gelassen. Behandelt wird jeden zweiten Tag.

- **Kräuter**

Wenn Nässe der vorherrschende pathogene Faktor ist und nicht die zugrunde liegende Insuffizienz der Milz, dann ist ein Rezept richtig, das die Nässe mit starken Mitteln lösen kann. *Du huo ji sheng wan* (Radix Angelicae Pubescentis und Ramulus Sangjisheng Dekokt) ist eines der besten für diesen Zweck.

Fieberhaftes *bi*-Syndrom – Hitze

Hitze kann selbst der pathogene Faktor sein, der in den Körper eindringt, aber meistens resultiert sie aus der Auseinandersetzung eines der anderen Pathogene mit dem antipathogenen *qi* des Körpers. Ein fieberhaftes *bi*-Syndrom kann die Gelenke stark schädigen. In der Terminologie der Schulmedizin spricht man von einer Entzündung aufgrund einer Infektion oder eines autoimmunen Prozesses. Im akuten Fall kommt man bei dieser Erkrankung besser mit Medikamenten zurecht als mit Akupunktur.

Zeichen und Symptome:

- Gelenkschmerzen mit Rötung und Schwellung
- Schmerzen
- Bewegungseinschränkung
- Hitzezeichen Fieber,
  Durst,
  gelber Zungenbelag,
  schneller und rollender Puls

Behandlung:

- Fernpunkte, die Hitze ausleiten:

Ma 43 *xiangu*	löst und zerstreut Hitze im *yangming*
Di 4 *hegu*	klärt Hitze
LG 14 *dazhui*	

Man manipuliert sedierend und behandelt täglich.

Falls weniger die Gelenke als die Muskeln und Sehnen erkrankt sind und Kälte und Nässe die vorherrschenden pathogenen Energien sind, dann muss man noch zwei weitere Möglichkeiten in Betracht ziehen: Es könnte sich um muskuläres *bi*-Syndrom oder um ein *bi*-Syndrom der *jing-luo*- und tendino-muskulären Leitbahnen handeln. Beide sind ziemlich oberflächliche Formen des *bi*-Syndroms. Das muskuläre *bi*-Syndrom kann in ein *bi*-Syndrom der *jing-luo*- und tendino-muskulären Leitbahnen übergehen und umgekehrt. Die pathogene Energie bei einem *bi*-Syndrom der *jing-luo*- und tendino-muskulären Leitbahnen kann auch in die Tiefe penetrieren und die *zang-fu*-Organe schädigen.

Muskuläres *bi*-Syndrom

Zeichen und Symptome:

- Muskelschmerzen
- Steifheit und Kältegefühl in Muskelgruppen

Behandlung:

- **Akupunktur**
  - Man benutzt lokale und *ah shi*-Punkte in der Gegend der betroffenen Muskeln.
  - Man akupunktiert nur mit wenigen Nadeln und lässt sie lange liegen.
  - Man manipuliert neutral und versucht das Nadelgefühl in die betroffene Region zu leiten.

Bi-Syndrom der *jing-luo*- und tendino-muskulären Leitbahnen

Zeichen und Symptome:

- Schmerzen, die sich entlang der Verläufe der Leitbahnen ausbreiten
- Steifheit, Kältegefühl oder Taubheit

Behandlung:

- **Akupunktur**
  - *Ah shi*- und lokale Punkte entlang dem Verlauf der betroffenen Leitbahn. Man manipuliert sedierend.
  - Fernpunkte zur Regulierung der betroffenen Leitbahn.
- Tiefe **Massage** und Beklopfen kann auch hilfreich sein.

Berücksichtigung zugrunde liegender Ursachen

Beachtet man die äußerlichen Ursachen einer Erkrankung, bekommt man fast immer ein gutes Ergebnis. Man kann eine anfängliche Besserung und in einfachen Fällen eine völlige Lösung des Problems erreichen, wenn man mit Hilfe der richtigen Techniken die lokale Stagnation löst und durch die Anwendung von Fernpunkten den Kreislauf des *qi* unterstützt. Manche Krankheiten sind aber chronisch und kompliziert und man muss dann sorgfältig die zugrunde liegenden Bedingungen untersuchen, um ein lange anhaltendes Ergebnis und völlige Beschwerdefreiheit zu erzielen.

Folgende wichtige Fragen sollten beachtet werden:

- Welche Schwäche oder welcher Mangelzustand war der Grund dafür, dass die pathogene Energie anfänglich in den Körper eindringen konnte? War dies ein lokales, ein äußerliches oder ein innerliches Problem?
- Wie stark ist das antipathogene *qi* des Körpers? Reagiert der Körper stark auf die Verletzung? Ist er kräftig genug, um heftige sedierende Techniken zu ertragen?
- Wie weit sind Körperfunktionen durch das Eindringen pathogener Kräfte gestört?

Die Beantwortung jeder einzelnen dieser Fragen kann sehr schwierig sein und erfordert Erfahrung. Aber man sollte es versuchen!

Man befasse sich mit einem schwierigen Fall und untersuche den Patienten gründlich. Dann sollte man in der Lage sein, die Art des pathogenen Faktors sowie die Stärke des antipathogenen *qi* einzuschätzen, und kann auch feststellen, welche Mängel vorliegen.

Aus der gründlichen Erfassung der Krankengeschichte sollte man auch in der Lage sein, wenigstens in etwa abzuschätzen, welche Mängel bereits vor der Erkrankung vorlagen und ob sie wahrscheinlich an der Krankheitsentstehung mitbeteiligt waren, und welche Mängel durch die Erkrankung entstanden sind.

Die wesentlichen Mängel, denen man begegnet, sind:

1. Mangel an *qi* (*qi xu*)
2. Mangel an Blut
3. Nieren-*yin*-Mangel (Nieren *yin xu*)
4. Nieren-*yang*-Mangel (Nieren *yang xu*)
5. Milz-*qi*-Mangel (Milz *qi xu*)

Im Folgenden werden die Zeichen und Symptome der wichtigsten Mangelzustände aufgezählt. Das ist aber keine vollständige Beschreibung und man sollte die eigenen Texte und Notizen für ein besseres Verständnis zu Rate ziehen.

Mangel an *qi* (*qi xu*)

Zeichen und Symptome:

- Blässe
- Kurzatmigkeit
- Müdigkeit, Erschöpfung
- Schwäche
- Schlechter Appetit
- Schwitzen in Ruhe
- Verschlechterung der Beschwerden bei Anstrengung

Behandlung:

- **Akupunktur**

KG 6 *qihai*	reguliert die Zirkulation des *qi*
KG 4 *guanyuan*	tonisiert das *qi* der Niere
Ma 36 *zusanli*	tonisiert das zentrale *qi*
Bl 20 *pishu*	Rücken-*shu*-Punkt der Milz

- **Moxibustion** — auf den Punkten KG 6 *qihai* und KG 4 *guanyuan*
- **Kräuter** — z. B. das klassische Rezept *si jun zi tang* (Vier Gentlemen Dekokt)

Mangel an Blut (Blut *xu*)

Zeichen und Symptome:

- Blässe
- Blasse Lippen und Nagelbetten
- Schwindelgefühle
- Schlaflosigkeit
- Nächtliche Hitzewallungen
- Schlafstörungen

Behandlung:

- **Akupunktur**

Bl 20 *pishu*	Rücken-*shu*-Punkt der Milz
Bl 18 *ganshu*	Rücken-*shu*-Punkt der Leber
Bl 15 *xinshu*	Rücken-*shu*-Punkt des Herzens
Bl 21 *geshu*	einflussreicher Punkt für das Blut

- **Kräuter** z. B. die klassischen Rezepte *si wu tang* (Vier Arzneien Dekokt) und *ba zhen wan* (Acht Schätze Dekokt).

Nieren-*yin*-Mangel (Nieren *yin xu*)

Zeichen und Symptome:

- Schmerzen im unteren Rücken, die sich bei Belastung und am Abend verstärken
- Schwindel, Benommenheit
- Tinnitus (Ohrgeräusche)
- Schlechtes Gedächtnis
- Taubheit
- Knochenschmerzen
- Nachtschweiß
- Trockener Mund in der Nacht
- Hitzegefühle in Handflächen, Fußsohlen und Brust (Hitze in den fünf Herzen)
- Durst
- Verstopfung

Behandlung:

- **Akupunktur**
  - Lokale Punkte Bl 23 *shenshu*
    LG 4 *mingmen*
    Bl 52 *zhishi*
    Bl 26 *guanyuanshu*
  - Fernpunkte Ni 3 *taixi*
    Ma 36 *zusanli*
    KG 4 *guanyuan*
    Mi 4 *sanyinjiao*

- **Kräuter**
  z. B. das klassische Rezept *liu wei di huang wan* (Sechs Bestandteile Pille mit Radix Rehmanniae Glutinosae Coquitae)

Nieren-*yang*-Mangel (Nieren *yang xu*)

Zeichen und Symptome:

- Anhaltender Schmerz im unteren Rücken
- Kältegefühle im unteren Rücken
- Kältegefühle und Schwäche der Knie
- Blasse Gesichtsfarbe
- Müdigkeit
- Schlechter Appetit
- Unfruchtbarkeit
- Weiche Stühle, besonders am frühen Morgen
- Blasse geschwollene Zunge
- Schwacher Puls

Behandlung:

- **Akupunktur**
  - Lokale Punkte: Bl 23 *shenshu*
LG 4 *mingmen*
Bl 26 *guanyuanshu*
  - Fernpunkte: Ni 3 *taixi*
Ni 7 *fuliu*
- **Moxibustion** kann auf die lokalen Punkte gegeben werden
- **Kräuter** z. B. die traditionelle Rezeptur *jin gui shen qi wan* (Nieren-*Qi* Pille aus Golden Cabinet)

Milz-*qi*-Mangel (Milz *qi xu*)

Hier handelt es sich um eine Schwäche des Körpers, der nicht mehr gut nähren und umwandeln kann. Dies wird durch unregelmäßigen Lebensstil, übermäßige geistige Anstrengung oder eine chronische Erkrankung verursacht. Diese grundlegende Mangelsituation kann dazu beitragen, dass andere Erkrankungen mit Nässe belastet werden. Daher findet man diesen Mangel häufig bei Nässe *bi*-Syndrom.

Zeichen und Symptome:

- Fahle oder blasse Gesichtsfarbe
- Lethargie
- Schlechter Appetit
- Schlechte Verdauung
- Weiche Stühle
- Kurzatmigkeit, schlechtes Durchhaltevermögen
- Möglicherweise Wasseransammlungen

Behandlung:

- **Akupunktur**

Bl 20 *pishu*	Rücken-*shu*-Punkt der Milz
Ma 36 *zusanli*	kräftigt die Milz
KG 12 *renzhong*	kräftigt die Milz
Mi 3 *taibai*	*yuan*-Quellpunkt der Milz
Mi 6 *sanyinjiao*	kräftigt die Milz

- **Kräuter**

  xiang sha liu jun zi tang (Sechs Gentlemen Dekokt mit Radix Aucklandiae Lappae und Fructus Amomi) ist ein traditionelles Rezept, das auch als Fertigpräparat erhältlich ist.

Dies sind aber nicht die einzigen Mangelzustände, denen man begegnet. Im Einzelfall kann es lokale Mangelsituationen, Schwächen der *qi*-Zirkulation in jeder der *jing-luo*-Leitbahnen oder in irgendeinem der anderen Organe geben, die für die Entstehung der Krankheit wichtig ist.

Im Allgemeinen kann man feststellen:

- Wenn die allgemeinen Zeichen und Symptome des Patienten deutliche Füllesymptome sind und der antipathogene Faktor kräftig ist, dann sollte man sich direkt mit der Ausleitung des pathogenen Faktors befassen (siehe hier die vorausgegangenen Kapitel über das wandernde *bi*-Syndrom, schmerzhaftes *bi*-Syndrom usw.).
- Wenn andererseits die allgemeinen Zeichen und Symptome des Patienten eher Mangelsymptome sind, dann ist das antipathogene *qi* anfänglich schon schwach gewesen oder durch die Erkrankung geschädigt worden. Die Krankengeschichte sollte das klären. In diesem Fall muss die Aufmerksamkeit darauf gerichtet werden, den Körper zu stärken, indem man an den Stellen der Mängel tonisiert.

- Oft findet man eine Kombination von Mangelzustand und Fülle. Im Allgemeinen kann man dann die Fülle zerstreuen und an den Stellen der Mängel tonisieren. Wenn aber der Versuch, die pathogene Energie zu zerstreuen, die Schwäche noch verstärkt, darf man es nicht weiter betreiben. Man muss stattdessen tonisieren.

Abschnitt 2

Das System der westlichen Schulmedizin

Der Bewegungsapparat leidet an Erkrankungen, die aufgrund von äußerlichen und innerlichen Ursachen entstehen können. Die Art dieser Krankheiten kann an strukturellen Veränderungen und an Veränderungen der Funktion diagnostiziert werden. In der TCM legt man die Betonung auf den funktionalen Aspekt, während in der westlichen Schulmedizin die strukturellen Aspekte im Vordergrund stehen. Da Struktur und Funktion aber zwei voneinander abhängige Eigenschaften sind, sind diese beiden Anschauungsweisen auch genau dieses: zwei unterschiedliche Betrachtungsweisen derselben Sache.

In diesem Abschnitt werde ich die Erkrankungen des Bewegungsapparates von einem westlichen Standpunkt aus beschreiben und gleichzeitig Bezüge zur Darstellung derselben Phänomene nach der TCM und auch ihrer Behandlung herstellen. Man kann das Material auf zweierlei Weise nutzen. Entweder man liest es im Ganzen oder blättert zurück beim Gebrauch des dritten Abschnitts.

Drei wichtige Antworten des Bewegungsapparates auf starke Beanspruchung sind Entzündung, Degeneration und die Bildung von Triggerpunkten. Da diese Prozesse häufig bei muskuloskelettalen Erkrankungen zu sehen sind, werden wir sie ganz allgemein aus der Sicht der TCM und der westlichen Medizin untersuchen.

Andere Phänomene, die man bei der Analyse des Bewegungsapparates verstehen sollte, sind fortgeleitete Schmerzen und Kribbeln.

Entzündung

Die Entzündung ist die unmittelbare Reaktion des Körpers auf eine Gewebeschädigung. Sie trägt mit dazu bei, die geschädigte Gegend aufzuräumen, Infektionen zu bekämpfen und den Heilungsprozess zu beginnen. In allen Geweben spielt sich die Entzündungsreaktion im Wesentlichen auf die gleiche Weise ab und sie unterscheidet sich auch nicht maßgeblich bei unterschiedlichen Arten der Zellschädigung (traumatisch, physikalisch, chemisch, immunologisch oder durch Hunger). Gewebeschädigung ist eine häufig vorkommende Komponente bei Erkrankungen des Bewegungsapparates, ebenso häufig sind Entzündungen.

Schon Celsius hat im 1. Jahrhundert vor Christus die vier Kardinalzeichen einer Entzündung definiert:

Rubor	Rötung	Verursacht durch die Erweiterung der kleinen Arteriolen in der Region, wodurch das zirkulierende Blutvolumen vergrößert wird.
Calor	Hitze	Infolge des vergrößerten Blutflusses.
Tumor	Schwellung	Vermehrte Durchlässigkeit der kleinen Gefäße führt zu Plasmaexsudation und Auswandern von weißen Blutzellen aus den Blutgefäßen.
Dolor	Schmerzen	Dies wird noch immer nicht ganz verstanden. Teilweise liegt die Ursache in der Freisetzung von chemischen Substanzen auf lokaler Ebene, die lokale Schmerzrezeptoren reizen können. Teilweise sind Schmerzen das Ergebnis lokaler Störung der Nervenenden.

Später wurde noch ein fünftes Kardinalzeichen, der Funktionsverlust definiert.

Aus der Sicht der TCM sind diese Zeichen Hinweise auf eine Füllesituation mit Hitze und Stagnation von *qi* und Blut. Diese Beschreibung stimmt ebenso für jeden anderen akuten Zustand, bei dem eine Entzündung den entscheidenden Anteil hat. So entspricht die Beschreibung in der TCM mit der ihr eigenen ganzheitlichen, personenbezogenen Herangehensweise der Antwort des Körpers auf die Erkrankung.

Der Zugang der westlichen Schulmedizin betont die strukturellen und mechanischen Aspekte und bezieht sich daher als erstes auf die betroffenen Gewebe und den Ort der

Erkrankung. Die Antwort des Körpers wird häufig ignoriert, impliziert oder man bezieht sich darauf durch eine Bezeichnung mit einer Endung „-itis“, Entzündung. Beispielsweise spricht man von:

- einer Zerrung des lateralen Seitenbandes des Sprunggelenkes,
- einer Verletzung des medialen Meniskus am Knie,
- einer Tendinitis der Supraspinatussehne,
- einer Gelenkarthrose des ersten Karpometakarpalgelenkes.

Es gibt verschiedene mögliche Verläufe einer akuten Entzündung:

- die Regeneration, also der Ersatz des beschädigten Gewebes durch gesundes und gut funktionierendes Gewebe
- eine Narbe, der Ersatz des normalen Gewebes durch fibröses Narbengewebe
- die chronische Entzündung, die Entzündungsreaktion des Körpers setzt sich fort oder wird immer wieder begonnen. Meistens findet man dort dann keine Hitze oder Rötung mehr, aber die Schwellung und die Schmerzen können bestehen bleiben.

Die Entwicklung eines akuten Entzündungsprozesses wird durch das Ausmaß der Zerstörung und durch den Allgemeinzustand der Person beeinflusst. Idealerweise bedeutet die Heilung komplette Regeneration des beschädigten Gewebes, aber in den meisten Fällen bleibt nach einer akuten Entzündung am Bewegungsapparat immer ein gewisser Anteil Narbengewebe zurück.

Das unmittelbare Ziel der Behandlung einer akuten Erkrankung ist hauptsächlich der Versuch, den Entzündungsprozess so zu beeinflussen, dass das bestmögliche Ergebnis bei der Heilung erreicht wird. Die Behandlung umfasst daher immer die Auflösung von Stagnationen und die Regulation von *qi* und Blut in der betroffenen Region.

Bei der Behandlung einer chronischen Entzündung muss man stärker eingreifen. Jeder äußerliche Faktor, der dazu beiträgt den Entzündungsprozess aufrecht zu erhalten, muss entfernt werden. Innerliche Mangelsituationen, die den Körper in seiner Fähigkeit schwächen, sich mit der Entzündung auseinander zu setzen, müssen tonisiert werden. Die Zirkulation von *qi* und Blut im betroffenen Gebiet muss vorsichtig verbessert werden.

Viele Behandlungsformen, die die TCM bietet, haben eine tief gehende Wirkung auf Entzündungsprozesse, weil sie den Blutfluss und die metabolische Aktivität im Körper positiv beeinflussen. Besonders die Akupunktur hat auch eine direkte schmerzlindernde Wirkung, die noch zusätzlich zu ihren sonstigen Wirkungen dazu beiträgt, Leiden zu vermindern.

Degeneration

Bei einer Degeneration büßen die Gewebe ihre spezialisierten Funktionen ein und meistens kommt es auch zu Veränderungen der Struktur. Degeneration im Allgemeinen ist ein natürlicher und chronisch verlaufender Vorgang, den ich von spezifischen degenerativen Prozessen klar unterscheide.

Degenerationen ereignen sich, wenn die Mittel zur Erhaltung der Gesundheit unzureichend sind, wie zum Beispiel bei reduziertem Blutfluss oder Ernährungsmängeln, oder/und wenn die mechanischen Anforderungen übermäßig hoch sind. Schlecht verheilte Entzündungen nach Traumen begünstigen Degenerationen.

Die Gelenke (Osteophyten, Spondylose), Bandscheiben, Schleimbeutel, Bänder, Sehnen und Sehnenscheiden können betroffen sein. Degenerative Veränderungen des Bewegungsapparates treten nach dem dreißigsten Lebensjahr immer häufiger auf.

Der Vorgang der Degeneration unterscheidet sich in unterschiedlichen Geweben und je nach den verschiedenen Umständen, aber oft sind folgende Dinge zu finden:

- eine verminderte Blutversorgung
- eine Zunahme des faserreichen Bindegewebes und eine Abnahme des funktionellen Gewebes
- Kalzifikationen

Degeneratives Wachstum auf den Wirbelkörpern (Osteophyten) oder auf den Gelenkfortsätzen der Wirbelsäule (Spondylose) kann groß genug werden, um Druck auf die benachbarten nervalen oder vaskulären Strukturen auszuüben und Symptome zu verursachen (vgl. S. 157). Degeneration verursacht im Allgemeinen allein keine Symptome. Häufig bildet die Degeneration jedoch den Boden für Erkrankungen durch Trauma oder das Eindringen äußerer Pathogene, indem ein äußerlicher Mangelzustand entsteht. Dies kann zum Beispiel der Fall sein bei den Bandscheiben, der Supraspinatussehne, der Sehne des Extensor carpi radialis brevis und bei den Knorpelstrukturen des Kniegelenks und Hüftgelenks.

Parästhesien

Mit dem Begriff Parästhesie sind ungewöhnliche Empfindungen in den Gliedmaßen gemeint, die man recht häufig findet, vor allem in Händen und Füßen. Meistens sind es Kribbelgefühle, wie kleine Nadeln oder auch ein Gefühl der Taubheit oder sogar ein Brennen.

Die häufigste Ursache von Parästhesien im Bewegungsapparat ist Druck auf die sensorischen Fasern eines peripheren Nerven oder eines Spinalnerven. Der Druck kann durch eine Vielzahl an Ursachen entstehen, z. B. durch einen Bandscheibenvorfall, eine lokale Degeneration, eine Schwellung, einen Tumor oder durch einen Muskelkrampf.

Wenn der Druck auf einen peripheren Nerven die Ursache ist, dann findet man die Parästhesie in der Region distal der Kompressionsstelle im Bereich der Versorgung des betroffenen Nervs. Beispielsweise verursacht die Kompression des Nervus Medianus im Karpaltunnel Parästhesien in der Handflächenseite der lateralen Finger, die der Nerv versorgt.

Wird der Druck auf eine Nervenwurzel an der Stelle ausgeübt, wo sie die Wirbelsäule verlässt, wird die Parästhesie im entsprechenden Dermatom verspürt.

Um zwischen Parästhesien zu unterscheiden, die durch Druck auf einen peripheren Nerven oder auf die Nervenwurzel ausgeübt wird, kann man versuchen, das Gefühl durch passive Bewegung zu verstärken oder zu vermindern. Wenn Bewegung der betreffenden Wirbelsegmente die Empfindungen hervorruft oder vermindert, ist wahrscheinlich eine Nervenwurzel betroffen. Wenn die Bewegung der Extremität die größten Veränderungen hervorruft, ist wahrscheinlich Druck auf den Nerven in seinem Verlauf vom Rückenmark zur Extremität die Ursache. Das Muster der Empfindung kann auch zur Diagnose beitragen. Wenn die Verteilung der Parästhesie einem Dermatom entspricht, ist die Ursache in der Nervenwurzel zu suchen. Wenn die Verteilung mehr der Verteilung des sensorischen Musters eines peripheren Nerven entspricht, ist dieser Nerv verantwortlich für die Parästhesie.

Triggerpunkte

Triggerpunkte sind kleine Stellen im Bereich des Bewegungsapparates, die auf Berührung sehr empfindlich reagieren und meist als leichte Schwellung, bandförmige Verdickungen oder Knoten zu tasten sind. Jeder Masseur kennt sie. Sind sie stark ausgeprägt oder „aktiv“, dann können sie Schmerzen hervorrufen, auch wenn man keine damit verbundene Gewebeschädigung oder Entzündung erkennen kann. Wenn man Schmerzen erst auf Druck erzeugen kann, nennt man sie „latente“ Triggerpunkte.

Sie sind an bekannten Stellen zu finden, die manchmal auch Akupunkturpunkte sind. (Aber nicht alle Akupunkturpunkte sind an möglichen Triggerpunkten lokalisiert.) Man findet sie in der Haut, besonders in Verbindung mit Narbengewebe, in Faszien, Muskeln, Bändern und am Periost.

Triggerpunkte können durch Traumata oder lange anhaltende Anspannung aus unterschiedlichen Gründen aktiviert werden und werden dann primäre Triggerpunkte genannt. Sie können aber auch durch reflektorische Aktivität einer mehr zentral gelegenen Struktur angeregt werden, z. B. einem Gelenk, und werden damit zu sekundären Triggerpunkten. In diesen Fällen ist die Behandlung des sekundären Triggerpunktes weniger erfolgreich als die der mehr zentral gelegenen Struktur, d. h. der Ursache des Triggerpunktes.

Es gibt besondere Muster des fortgeleiteten Schmerzes, aufgrund dessen sich Triggerpunkte bilden. Dies gilt besonders für die Punkte im Muskelgewebe oder in den Muskelfaszien.

Triggerpunkte können akut oder chronisch sein. Akute Triggerpunkte sind fast immer funktionell und man kann sie mit Druck oder Akupunktur schnell auflösen. Bleiben sie aber längere Zeit bestehen, dann werden strukturelle Veränderungen deutlich. Diese sind nicht sehr ausgeprägt. Es handelt sich meist um eine Vermehrung der extrazellulären Flüssigkeit, Ablagerung von Fettgewebe, Ansammlungen von Thrombozyten und Mastzellen und Veränderungen in den Muskelfibrillen.

In der Terminologie der TCM nennt man Triggerpunkte *ah shi*-Punkte (vgl. S. 53). Sie können auf Hauptleitbahnen liegen, dies ist aber nicht immer der Fall. Man behandelt sie nach der einfachen Regel, am schmerzhaftesten Punkt eine Nadel zu setzen. Die Nadel soll durch den Punkt laufen in einer den Fasern entgegengesetzten Richtung.

Wenn bei einer gründlichen Untersuchung keine entzündeten und verletzten Gewebe gefunden werden konnten, dann sind oft Triggerpunkte verantwortlich für die Entstehung von Schmerzen. Daher besteht eine wichtige Aufgabe der Untersuchung darin, diese Punkte zu identifizieren. Einer der vielen Gründe, warum Massage so eine nützliche Behandlungsform bei Erkrankungen des Bewegungsapparates ist, liegt darin, dass man hiermit ganz hervorragend Triggerpunkte finden kann.

Fortgeleiteter Schmerz

Bei vielen Erkrankungen des Bewegungsapparates findet man fortgeleiteten Schmerz. Viele Symptomkonstellationen scheinen dadurch verwirrend zu sein, deshalb muss man ihn unbedingt verstehen.

Fortgeleiteter Schmerz ist ein Schmerz, der an anderer Stelle empfunden als verursacht wird. Er wird nicht entlang peripherer Nerven fortgeleitet, wie man oft meint, sondern die Ursache des Geschehens liegt im Gehirn, es ist ein Phänomen, das mit der Perzeption zu tun hat. Schmerz, der aus einer tiefen Struktur stammt, wird durch den sensorischen Kortex so interpretiert, als ob er an anderer Stelle entstanden ist. Oft hängt es mit einem Stück Haut zusammen, das durch dasselbe Segment des Rückenmarkes innerviert wird, also aus dem gleichen Dermatom stammt. Schmerz kann von beschädigtem Gewebe, Druck auf einen Nerv oder eine Nervenwurzel oder von einem Triggerpunkt ausgehend fortgeleitet sein.

Häufige Beispiele sind:

- Schmerzen, die aus dem Nacken resultieren, werden im Schulterblatt oder in der Schulter empfunden
- Schmerzen, die aus der unteren Wirbelsäule stammen, werden in Beinen und Gesäß empfunden
- Schmerzen, die von der Hüfte stammen, werden in der Leiste und im Knie empfunden

Das häufige Vorkommen von fortgeleiteten Schmerzen erfordert umso mehr eine gründliche Untersuchung aller vermuteten Schmerzquellen am Bewegungsapparat. Die Behandlung soll sich mit aller Kraft auf den hauptsächlich betroffenen Körperteil richten. Das wird schwierig, wenn man vom fortgeleiteten Schmerz abgelenkt wurde und die wahre Erkrankung nicht herausgefunden hat.

Schmerzen, die von einem myofaszialen Triggerpunkt ausgehen, folgen einem bestimmten Muster, das typisch für den jeweiligen Muskel ist, aber in der Regel nicht der Verteilung der Dermatome folgt. In diesen Fällen muss man das besondere Muster kennen und kann dann die Diagnose durch Palpation der Schmerzquelle bestätigen.

Schmerzen, die von der Wirbelsäule, von Spinalnerven oder von Nervenwurzeln ausgehen, folgen meist dem Muster der Dermatome. Die Abbildungen über die Dermatome auf den folgenden Seiten sollen bei der Diagnose helfen, wenn man diesen Schmerztyp vermutet. Jedes Dermatom repräsentiert die Hautbezirke, die durch einen

Spinalnerven innerviert werden. Es gibt jedoch einen breiten Bezirk, indem sich zwei benachbarte Dermatome überlappen.

Periphere Gelenke können den Schmerz innerhalb des Dermatoms fortleiten, in dem sie liegen. Beispielsweise kann ein Schmerz in der Leiste aus dem Spinalsegment L 1 oder L 2 fortgeleitet werden oder von der Hüfte, die in denselben Dermatomen liegt. Leistenschmerz kann natürlich auch von einer Schädigung einer Struktur direkt in der Leiste kommen, beispielsweise von einer Bursa des Psoasmuskels, von den Adduktoren oder vom Musculus rectus femoris.

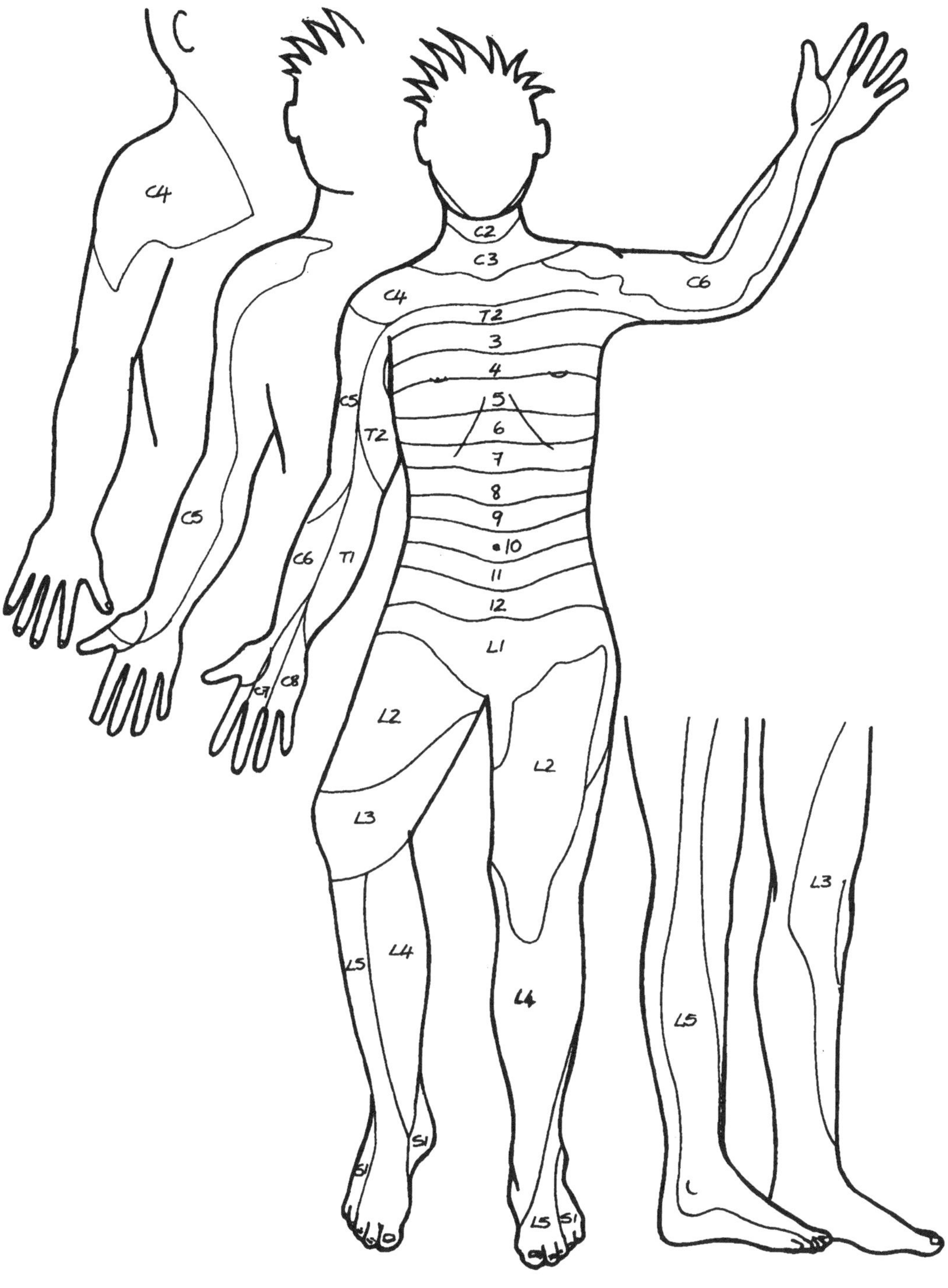

Abb. 2 Die Dermatome an der Vorderseite des Körpers

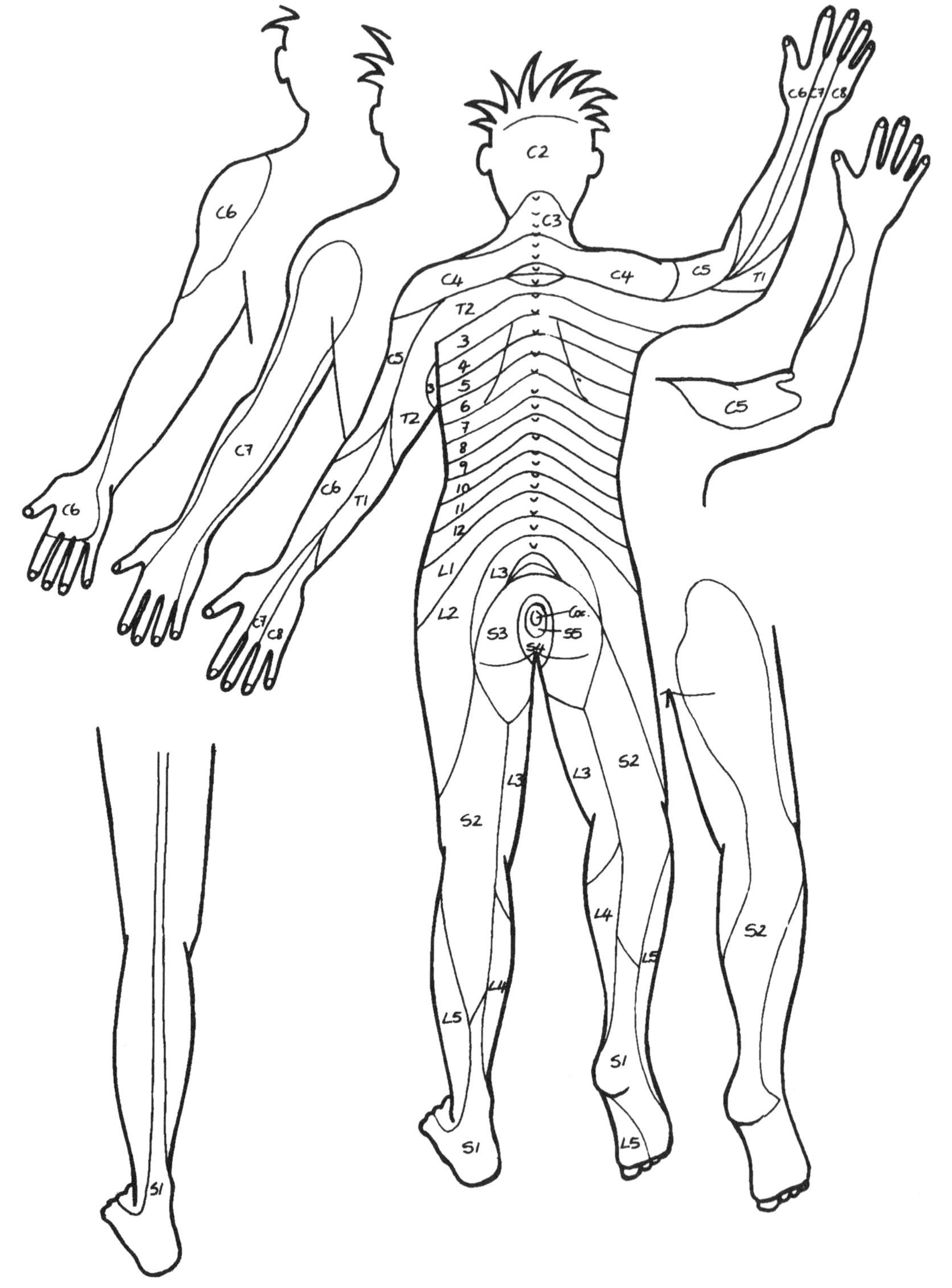

Abb. 3 Die Dermatome an der Rückseite des Körpers

Die Muskulatur

Muskelgewebe hat die Fähigkeit, sich zu verkürzen und zu verlängern und ermöglicht damit eine Bewegung zwischen den Strukturen, an denen es befestigt ist.

Skelettmuskelfasern haben eine geordnete Struktur, die unter dem Mikroskop gestreift aussieht. Dieses gestreifte Aussehen unterscheidet sie von der glatten Muskulatur, die man in inneren Organen, den Blutgefäßwänden und in exokrinen Drüsen findet und auch vom Herzmuskel.

Das Bindegewebe ist ein integraler Bestandteil der Muskulatur. Bindegewebige Hüllen, die man Faszien nennt, umgeben Muskelgruppen, einzelne Muskeln und Gruppen von Muskelfasern. Muskeln sind an beiden Enden mittels einer Sehne aus Bindegewebe oder einer Aponeurose aus Bindegewebe am Periost des Knochens (auch ein Bindegewebe) oder an anderen bindegewebigen Strukturen befestigt. Es ist von vitaler Bedeutung für das ganze System, dass diese bindegewebigen Komponenten gesund sind.

Der Anteil der Skelettmuskulatur beträgt mehr als vierzig Prozent des Körpergewichts. Es handelt sich um ein sehr dynamisches System, das gut mit Blut versorgt ist, damit die ausgeprägte metabolische Aktivität unterhalten werden kann, und das in einer engen Beziehung zum Nervensystem steht. Die meisten Symptome bei Erkrankungen des Bewegungsapparates werden durch das myofasziale Gewebe produziert. Dennoch heilt das System schnell und man kann mit einer gewissen Übung Erkrankungen der Muskulatur recht einfach diagnostizieren und erfolgreich behandeln.

Schmerzen können an allen Stellen der Muskel-Sehnen-Einheit entstehen, angefangen von der Verbindung der Sehne mit dem Periost an einem Ende des Muskels bis zu der am anderen Ende. Auf den folgenden Seiten behandeln wir die häufigsten Arten der Fehlfunktion, die zu Schmerzen führen können.

Die wichtigsten diagnostischen Methoden bei myofaszialer Fehlfunktion sind die Untersuchung der Bewegungen und die Palpation.

Passive Bewegungen können durch verkürzte Muskeln vermindert sein. Die verkürzten Muskeln bewirken die Bewegungseinschränkung auf der Gegenseite, d. h. verkürzte Flexoren schränken die Extension ein und die Außenrotation wird eingeschränkt durch verkürzte Innenrotatoren. Der ganze Muskel kann kurz sein oder auch nur einige Fasern, die zu einem Triggerpunkt geworden sind. Verkürzte oder beschädigte Muskeln verursachen am Ende der passiven Bewegung nur wenig oder keine Schmerzen.

Verminderte aktive Kontraktion eines Muskels gibt ein Maß für die Muskelkraft und man kann damit herausfinden, ob in der Muskel-Sehnen-Einheit ein Schaden vorliegt, der sich durch Schmerz bemerkbar machen würde. Es wird ganz deutlich, dass der Schmerz durch die Muskelstruktur produziert wird, wenn die passive Bewegung schmerzfrei verläuft, aber die aktive Bewegung Schmerz hervorruft, insbesondere wenn der Untersucher dagegenhält, sodass eine Muskelkontraktion, aber keine Gelenkbewegung entsteht.

Durch gründliche Palpation kann man dann herausfinden, welcher Anteil des Muskels oder der Sehne betroffen ist. Mit der Palpation kann man auch Triggerpunkte lokalisieren, die sich gebildet haben. Diese können Schmerzen hervorrufen, auch wenn keine Schädigung der Struktur vorliegt.

Erkrankungen des Muskelgewebes

Myofasziale Triggerpunkte

Hier handelt es sich um tastbare Knoten oder bandförmige Strukturen, die man im Skelettmuskel oder in zugehörigen Faszien finden kann. Sie sind druckempfindlich oder schmerzen auf Druck und können die Ursache charakteristischer Schmerzmuster, Empfindlichkeiten oder autonomer Störungen sein. Sie entwickeln sich durch akute Überbeanspruchung, starke Erschöpfung nach chronischer Überlastung, durch Einwirkung von Kälte oder nach einer Verletzung.

Myofasziale Triggerpunkte können akut oder chronisch sein. Akute Triggerpunkte sind meistens rein funktionell und man kann sie durch Druck oder Akupunktur schnell auflösen. Je länger sie bestehen bleiben, um so mehr strukturelle Veränderungen treten auf, zum Beispiel kommt es zu einer Zunahme der extrazellulären Flüssigkeit, zu Fettablagerungen, Ansammlungen von Thrombozyten und Mastzellen und zu Veränderungen in den Muskelfibrillen.

Triggerpunkte sind die oberflächlichsten Erkrankungen der Muskel-Faszien-Einheit und am einfachsten zu behandeln, weil sie im Wesentlichen ein funktionelles Phänomen darstellen. Aber auch wenn sie oberflächlich sind, können die Symptome heftig und behindernd sein.

Wenn bei der gründlichen Untersuchung des Patienten keine entzündeten oder beschädigten Gewebe entdeckt werden konnten, wie eine Zerrung, Arthritis oder Ähnliches, dann sind Triggerpunkte häufig verantwortlich für die Entstehung von Schmerzen. Deshalb ist es sehr wichtig, dass man diese Punkte bei der Untersuchung findet. Massagen sind unter anderem deshalb so eine nützliche Methode bei Erkrankungen des Bewegungsapparates, weil man mit ihnen diese Triggerpunkte sehr leicht finden kann.

Latente Triggerpunkte sind solche, die keinen Schmerz hervorrufen. Sie können aber getastet werden, sind empfindlich und vermindern das passive Bewegungsausmaß des betroffenen Muskels.

Aktive Triggerpunkte sind irritabel und können Schmerzen verursachen. Diese Schmerzen sind oft fortgeleitet in eine Region, die distal des Triggerpunktes liegt. Jeder Muskel hat ein typisches Muster fortgeleiteter Schmerzen.

Satellitenpunkte sind Triggerpunkte in einem Muskel, die dadurch aktiviert wurden, dass sie in der Referenzzone eines anderen aktiven Triggerpunktes liegen.

In der Terminologie der TCM sind Triggerpunkte einfach Stagnation von *qi* und Blut. Je aktiver ein Punkt ist, desto mehr bewegt sich die Stagnation in Richtung Blutstagnation. Aber da die Aktivität eines Punktes stark durch Stress und Übermüdung beeinflusst wird, findet man im Allgemeinen immer einen gewissen Anteil *qi*-Stagnation.

Akupunktur ist eine der besten Behandlungsmethoden bei Triggerpunkten. Sie werden nach der einfachen Regel behandelt, dass man die schmerzhaftesten Punkte nadelt. Wenn man sie so benutzt, nennt man sie *ah shi*-Punkte. Während nicht alle *ah shi*-Punkte Triggerpunkte sind, können aber alle Triggerpunkte als *ah shi*-Punkte benutzt werden.

Die besten Ergebnisse werden erreicht, wenn man die Nadel so einführt, dass die empfindlichsten und unnachgiebigsten Stellen eines Knotens oder angespannten Bandes perforiert werden. Danach richten sich der Winkel, die Stichrichtung und die Einstichtiefe. Häufig bemerkt man einen Widerstand vor der Nadel, unmittelbar, bevor man diesen Punkt erreicht. Das *de qi*-Gefühl soll kräftig sein, sowohl nach dem Empfinden des Patienten als auch des Therapeuten, vermittelt durch die Nadel. Manchmal kommt es zu einer sichtbaren Zuckung der Muskulatur, wenn der Patient das *de qi*-Gefühl zum ersten Mal registriert.

Die Qualität des *de qi*-Gefühls, das man durch die Nadel vermittelt empfinden kann, widerspiegelt die Art der Stagnation. Hier liegt ein wichtiger Hinweis auf die erforderliche Nadelmanipulation, die man benötigt, um die Stagnation zu lösen. Am Ende der Behandlung soll die Nadel gleichmäßig durch das Gewebe gleiten gegen einen deutlichen aber leichten Widerstand als Ausdruck für einen gesunden Fluss von *qi*.

Man kann die Stagnation des *qi* noch weiter damit berücksichtigen, dass man einen *yuan*-Quellpunkt oder einen *luo*-Passagepunkt auf dem betroffenen Meridian mit behandelt.

Die wichtigsten Triggerpunkte werden in den speziellen Kapiteln über die Regionen dargestellt.

Krämpfe

Krämpfe sind spastische Kontraktionen eines Muskels oder einer Muskelgruppe.

Behandlung:

- Akute Krämpfe:
    - den Muskel gegen die Krampfrichtung dehnen
    - die Person soll die entgegengesetzte Bewegung machen gegen Widerstand. Wenn beispielsweise die Flexoren der Großzehen sich verkrampfen, soll der Patient die Großzehe gegen Widerstand extendieren.
- Neigung zu Krämpfen, chronisch rezidivierende Krämpfe:

    Dies ist ein Zeichen für eine Disharmonie der Leber, diese kann *qi* und Blut nicht ordentlich regulieren.
    - man muss die Leberfunktion untersuchen und Erkrankungen behandeln
    - man sollte die Funktion der Leitbahnen *jing luo* untersuchen und auch der *zang-fu*-Organe, die mit der Region verbunden sind, in der die Krämpfe auftreten. Etwaige Disharmonien müssen behandelt werden.

- Akupunktur von Le 3 *taichong*, dies ist ein besonders gut geeigneter Punkt zur Behandlung von Spasmen und Krämpfen.
- Magnesiumphosphat ist zusätzlich ein hilfreiches, billiges und wirksames Medikament.

Blutergüsse

Blutergüsse werden auch Hämatome genannt. Blut verlässt, meist nach einer Verletzung, die Blutgefäße und sammelt sich in den Geweben an, wo es koaguliert. Hämatome können in einem Muskel (intramuskulär) oder zwischen den Muskelbäuchen (intermuskulär) auftreten.

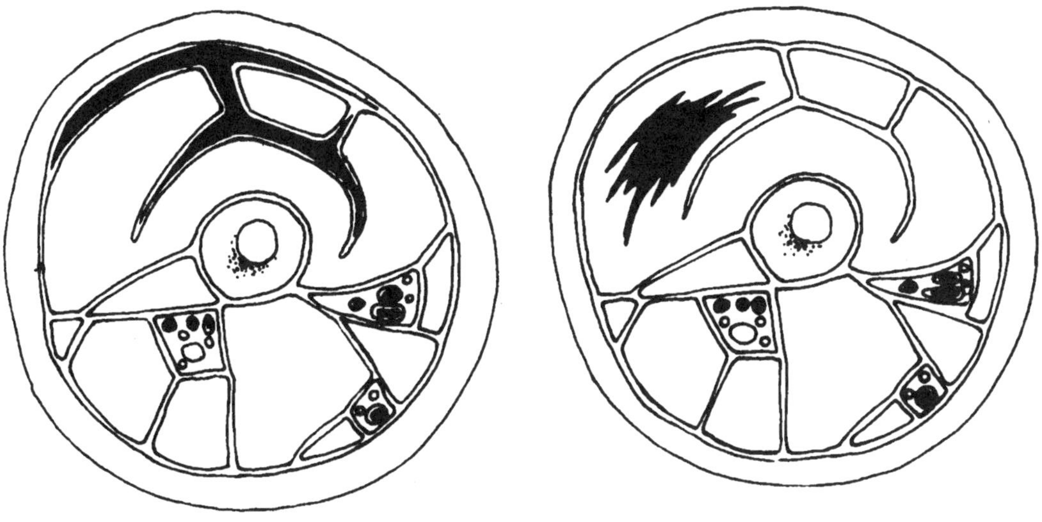

Abb. 4 Intermuskuläre Hämatome — Intramuskuläre Hämatome

<u>Intramuskuläre Hämatome</u>

Infolge einer Verletzung reißen einige Blutgefäße innerhalb eines Muskelbauchs. Da der Muskel in einer Faszienhülle eingeschlossen ist, verursacht die Schwellung durch die Blutung einen schnellen Anstieg des Drucks im Muskel innerhalb der Faszienscheide und das ist sehr schmerzhaft.

Zeichen und Symptome:

- Rasches Anschwellen innerhalb von Minuten, kein Abschwellen in den nächsten 72 Stunden
- Intensive Schmerzen, die bei Bewegung gegen Widerstand verschlimmern
- Ausgeprägter Druckschmerz über dem Hämatom
- Tastbare Überwärmung
- Funktionsverlust
- Ein passendes Trauma in der Vorgeschichte

Diese Zeichen und Symptome resultieren mehr aus der Tatsache, dass die Blutung in einem umschlossenen Raum stattgefunden hat, als von der Schädigung der Blutgefäße.

Behandlung:

- Die Blutansammlungen auflösen
- Die Hitze vermindern
- Die normale Zirkulation von Blut (und *qi*) wieder herstellen

- **RICE** (Ruhe, Eispackungen, Kompression und Hochlagerung) zur Verminderung von Hitze und Schmerzen
- **Kräuter** hier kann man Rezepturen anwenden, die stagniertes Blut bewegen, wie beispielsweise *yunnan baiyao* oder *jin gu die shang wan*
- **Schröpfen** mit großen Schröpfköpfen direkt über der betroffenen Region
- **Akupunktur**
  - an Punkten auf der Gegenseite
  - einen Fernpunkt (*jing*-Brunnenpunkt oder *xi*-Grenzpunkt) auf dem am meisten betroffenen Meridian
  - Punkte oberhalb und unterhalb der betroffenen Region
- **Massage** tief und ins Gewebe eindringend. Diese Methode ist zwar sehr wirksam, aber auch schmerzhaft und deshalb nur etwas für die harten Sportler, die schnell wieder hergestellt werden wollen.
- Aktive **Muskelübungen** nach drei Tagen, um die gesunde Funktion wieder zu erreichen.

Intermuskuläre Hämatome

Durch ein Trauma werden Blutgefäße zwischen Muskeln verletzt. Außer, wenn sie sehr ausgedehnt sind, benötigen diese Hämatome nicht unbedingt eine Behandlung. - Massage, Einreibungen und Blut bewegende Kräuter können aber hilfreich sein.

Das koagulierte Blut wird im Allgemeinen vollständig absorbiert und hinterlässt kaum Schäden im Muskel oder seiner Funktion. Manchmal füllt sich der blutgefüllte Raum aber mit fibrösem Narbengewebe. Das schwächt die Struktur des Muskels und stellt eine Komplikation dar, die wenn notwendig mit tief penetrierender Massage gut behandelt werden kann.

Noch seltener geschieht es, dass durch die Blutung eine Verkalkung des koagulierten Blutes getriggert wird. Die Verkalkung kann man tasten und sie verursacht schwere Bewegungseinschränkung aufgrund des Elastizitätsverlustes und der Einbuße kontraktilen Gewebes. Diese Erkrankung nennt man **Myositis ossificans**.

Behandlung:

- Man regt die Reabsorption der Kalkansammlungen an. Dabei muss man sicherlich einmal oder zweimal in der Woche für eine ziemlich lange Zeit (Monate) behandeln, um ein gutes Resultat zu erzielen. Ich habe noch nie eine Myositis ossificans behandelt, die durch die Behandlung völlig verschwand, aber ich habe immer eine Besserung erreichen können.

- **Massagen** tief und penetrierend, mit ausgedehnten Stretchinganteilen

- **Akupunktur** mit Punkten oberhalb und unterhalb der Kalzifizierung sowie *ah shi*-Punkten an den Rändern der Verkalkungszone

- **Einreibungen** mit heißen, anregenden Einreibemitteln wie *zhen gui shui* können auch etwas bewirken, wenn sie regelmäßig angewendet werden.

Zerrungen

Wenn Muskelgewebe oder Sehnen überdehnt oder stark gezerrt werden, ruft man damit eine Entzündungsreaktion hervor. Die Kombination aus Schädigung und Reaktion des Körpers darauf nennt man Zerrung. Eine Zerrung kann nach einem einzelnen schweren Trauma auftreten, im Allgemeinen, wenn ein kontrahierter Muskel gewaltsam gedehnt wurde, oder als Ergebnis vieler kleiner, manchmal mikroskopisch kleiner Zerreißungen von Muskelfasern.

Zerrungen treten auf:

- in einem Muskelbauch (oft in der ischiokruralen Muskulatur oder in den Bauchmuskeln)
- in einem Muskel-Sehnen-Übergang (z. B. im Gastrocnemius)
- in einer Sehne (z. B. in der Supraspinatussehne)
- an einer Sehnen-Periost-Verbindung (z. B. am Adductor longus)

Zerrungen sind meistens akut und heilen auch gut, weil Muskelgewebe gut mit Blut versorgt ist. Akupunktur kann dazu beitragen, die Erholungszeit zu verkürzen und das Ergebnis zu verbessern.

Eine leichte Zerrung (erstgradig) wird bei Bewegung Schmerzen verursachen, aber die Kraft wird nur wenig oder gar nicht vermindert sein. Eine etwas stärkere Zerrung (zweitgradig) wird einen Verlust der Beweglichkeit und Kraft hervorrufen. Die heftigsten Zerrungen rufen Sehnenrupturen hervor. In solchen Fällen bemerkt man eine anatomische Veränderung und im Allgemeinen benötigt man chirurgische Behandlung.

Zeichen und Symptome:

- Lokalisierte Schmerzen am Ort der Zerrung, Verschlechterung bei Bewegung, besonders bei Bewegung gegen Widerstand
- Keine Schmerzen bei passiver Bewegung im mittleren Bewegungsbereich
- Druckschmerz an der Zerrungsstelle
- Kraftverlust in schwereren Fällen
- Schwellung und Überwärmung bei heftiger Zerrung
- Anamnestisch ein Trauma oder verstärkte Aktivität gefolgt von Beschwerden

Beschreibung nach der TCM:

- Äußere Fülle, (akute) Stagnation von Blut (und *qi*)

Behandlung:

Erst muss die Akkumulation von Blut und *qi* zerstreut werden und dann die gesunde Zirkulation wieder hergestellt werden. (Die Schmerzen bekämpfen, die Heilung beschleunigen, die Funktion wieder herstellen.)

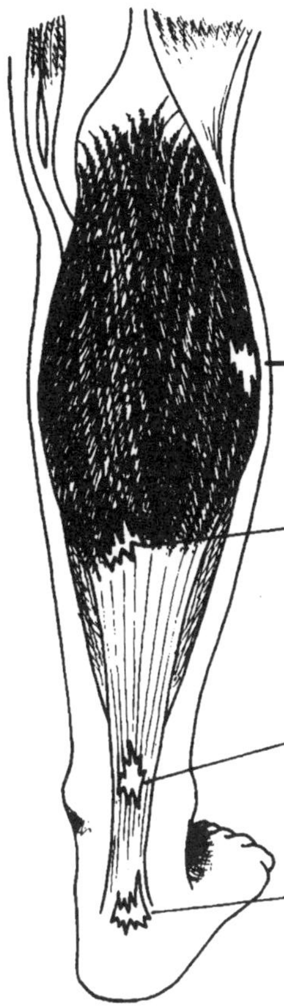

Abb. 5 Prädilektionsstellen für Zerrungen

<u>In sehr akuten Fällen:</u>

- **Eis**auflagen und Kompression innerhalb der ersten 24 Stunden
- **Schröpfen** ein großer Schröpfkopf auf der betroffenen Region, wenn es als angenehm empfunden wird

- **Akupunktur**
  - Ohrakupunktur auf den entsprechenden Punkten, oder
  - Akupunktur der empfindlichen Stellen auf den äquivalenten Punkten der gegenseitigen Extremität.

- **Einreibungen** oder **Auflagen**

- **Kräuter** die Verletzungspille bei schweren Verletzungen, *jin gu die shang wan, xiong dan die da wan*

Nach drei Tagen

- **Schröpfen** mit einem großen Schröpfkopf auf der betroffenen Region, wenn es als angenehm empfunden wird

- **Akupunktur**
  - Ohrakupunktur auf den korrespondierenden Punkten,
  - Punkte oberhalb und unterhalb der betroffenen Region. Wenn die Zerrung sehr akut oder sehr ausgedehnt ist, benutzt man besser Punkte auf Hauptleitbahnen oder wichtige Extrapunkte. Wenn die Zerrung zurückgeht und die Randbereiche sich stärker abgrenzen, kann man *ah shi*-Punkte in der Gegend der Randbereiche eher einsetzen. Elektrostimulation ist sinnvoll bei sehr akuter Verletzung, bei milden Zerrungen oder in kleinen Gebieten wie z. B. bei einer Sehnenzerrung.

- **Einreibungen** und **Auflagen**

- **Kräuter** in schweren Fällen die Verletzungspille oder *jin gu die shang wan* oder *xiong dan die da wan*

- Je mehr die Zerrung sich zurückbildet, kann man Massagen, Stretching-Übungen und leichte aktive **Übungen** einsetzen.

Wenn eine akute Zerrung nicht mit einer guten Heilungsreaktion abläuft und nur wenig Narbengewebe, dann wird die Gegend eine schwache Stelle bleiben, die anfällig für zukünftige Zerrungen ist. Ist solch eine Zerrung chronisch geworden, muss man sorgfältig nach Triggerpunkten im Muskel oder in benachbarten Muskeln suchen, denn diese bleiben oft erhalten, wenn eine Zerrung abgeheilt ist.

Bei chronischer Zerrung (die vorher akut war)

- **Massagen** tief und penetrierend

- **Hitze** Moxa

- **Akupunktur**
  - *ah shi*-Punkte in der Nähe, aber nicht in der entzündeten Region, Elektrostimulation, Akupunktur von allen Triggerpunkten im Muskel und in den wichtigen Synergisten.
  - Lokale Punkte die nahe bei der Verletzung liegen.
  - Fernpunkte nur dann, wenn eine zugrunde liegende Leere gefunden wurde oder eine relevante *qi*-Stagnation.

Prognose

Wenn die Zerrung in einem Muskelbauch abgelaufen ist, war die Ursache wahrscheinlich ein Trauma und der Patient ist jung. Die Prognose ist dann die vollständige Heilung innerhalb von drei Wochen oder weniger.

Wenn die Zerrung in einem Muskel-Sehnen-Übergang stattfand, wird das auch gut heilen, wenn nicht ein zugrunde liegender Mangel, z. B. durch bereits abgelaufene Traumen, vorliegt.

Ist die Zerrung in einer Sehne, dann liegen sicherlich bereits Mängel vor und die Zerrung ist schon chronisch geworden. Die Prognose hängt vom Ausmaß des zugrunde liegenden Mangels ab.

Liegt die Zerrung im Übergang von Sehne zum Periost, dann handelt es sich meistens um ältere Patienten oder die Körperregion ist schlecht mit Blut versorgt, und das ist eine mitbedingende Ursache. Ohne Behandlung ist die Prognose meistens nicht gut, aber eine gute Behandlung kann innerhalb von einigen Wochen Erleichterung verschaffen.

Überlastungstrauma (RSI, Repetitive Strain Injury)

Wie der Name bereits zeigt, handelt es sich hier um wiederholte kleine Zerrungen infolge einseitiger intensiver Bewegungen oder nach übermäßiger Muskelbelastung. Diese Erkrankung kann in Muskelbäuchen, Muskel-Sehnen-Verbindungen, Sehnen, Sehnenscheiden oder an Muskel-Knochen-Übergängen auftreten. Sie entwickelt sich langsam und geht nicht durch ein akutes Stadium. In den Frühstadien findet man kaum strukturelle Veränderungen.

In den Bereichen Schulter, Ellenbogen, Unterarm, Handgelenk und Hand kommt es meist auf Grund beruflicher Überbeanspruchung zu Überlastungstraumen, in den Bereichen Knie und Sprunggelenk handelt es sich meist um Überlastungen beim Sport.

Diese Erkrankungen bilden keine homogene Gruppe. Einige Fälle, vor allem an den Beinen, werden schon durch geringe Änderung der Belastung besser. Andere, wie z. B. die Sehnenscheidenentzündung der Daumenmuskulatur (vgl. S. 227 ff.), können sehr schwer zu behandeln sein und zu einem großen physikalischen, psychologischen, sozialen, beruflichen und ökonomischen Problem werden.

Zeichen und Symptome:

- Schmerzen — die dumpf sind mit Einschießen von scharfen Schmerzen, die sich bei Bewegung verschlimmern, anfänglich nach übermäßiger Bewegung, später bei jeder Bewegung
- Manchmal auch Schwellung, Taubheitsgefühle und Kribbeln, ein Gefühl von Schwere und Erschöpfung
- Triggerpunkte in den betroffenen Muskeln oder in Muskeln mit Referenzzonen in den betroffenen Regionen

Die Symptome beeinträchtigen häufig das Körpergefühl und die soziale Situation sehr stark. Sie variieren von Tag zu Tag und werden anscheinend von emotionalem Stress beeinflusst. Das deutet darauf hin, dass auch ein Mangel an *qi* vorliegt.

Beschreibung nach der TCM:

- Äußerliche Akkumulation von *qi* und Blut. Die meisten Symptome sind Füllezeichen, aber es gibt auch häufig Zeichen äußeren Mangels.
- Man muss immer nach Zeichen für inneren Mangel suchen und diesen behandeln, wenn man ihn findet. Ich habe den Eindruck, dass häufig folgende Syndrome bei diesen Patienten zu finden sind:
    - stagnierendes Leber-*qi*
    - allgemeiner Mangel von *qi* und Blut
    - Blutleere

Behandlung:

Das Überlastungssyndrom ist sehr schwierig zu behandeln, wenn es einmal da ist. Akupunktur ist aber eine der wenigen Therapiemethoden, die anscheinend ein wenig Erleichterung bringen kann.

- **Ruhe** ist absolut wichtig, insbesondere Vermeidung der auslösenden Aktivitäten.
- **Akupunktur** — hier vor allem die lokalen Punkte mit oberflächlicher Nadelinsertion und wenig Stimulation, denn die betroffenen Gewebe neigen zur Verschlechterung.

  Man muss alle Triggerpunkte in den betroffenen Muskeln und in den benachbarten Muskeln akupunktieren.

Fernpunkte sollten angewendet werden, um die Zirkulation des *qi* in den betroffenen Meridianen zu regulieren und um andere innere Ungleichgewichte zu behandeln.

Regelmäßige Behandlung ist wichtig. Andere Symptome sollten je nach ihrer Lokalisation und Art ebenfalls behandelt werden.

- **Kräuter** für die zugrunde liegenden innerlichen Störungen
- **Massage** aber nur leicht, langsam und beruhigend
- **Entspannungsübungen** die die Patienten lernen sollen

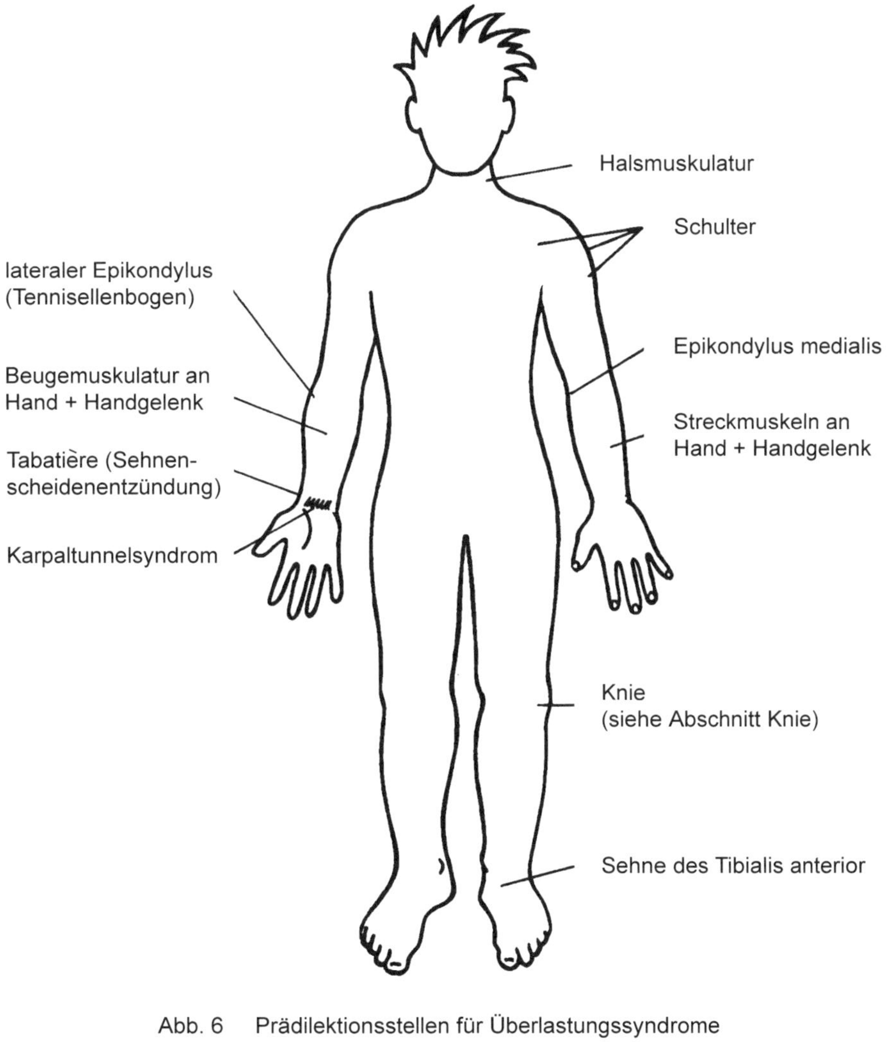

Abb. 6 Prädilektionsstellen für Überlastungssyndrome

Fibromyalgie

Fibromyalgie ist eine weit verbreitete, schmerzhafte Erkrankung, bei der bestimmte Muskeln und benachbarte Strukturen betroffen sind. Es existieren eine ganze Anzahl Gemeinsamkeiten mit dem chronischen Müdigkeitssyndrom. Manche Patienten bekommen beide Diagnosen zusammen oder getrennt, je nach dem behandelnden Arzt. Die Patienten haben meistens nicht nur Muskelschmerzen, meist finden sich andere systemische Symptome gleichzeitig.

Zeichen und Symptome:

Es gibt neun Punkte auf beiden Körperseiten, von denen die meisten stark druckempfindlich sind:

- Der Ansatz des Musculus Trapezius am Hinterkopf, entsprechend dem Akupunkturpunkt Bl 10
- Die oberen Fasern des Trapezius entsprechend Gb 21 oder 3E 15
- Der Musculus Splenius cervicis entsprechend Dü 14
- Die Spina Iliaca posterior superior in ihrem lateralen Anteil am Ansatz des Musculus Glutaeus medius
- Die posteriore Seite des Trochanter Major
- Der Ansatz des Musculus Vastus medialis in der Nähe der Patella, etwa dem Punkt Mi 10 entsprechend
- Die vordere Seite der Streckmuskulatur des Radius in der Nähe des Radiusköpfchens, in der Nähe des Punktes Lu 5
- Der Ansatz der ersten Rippe am Sternum, den Punkten Ni 26 und Ni 27 entsprechend
- Der Muskelbauch des Musculus Sternocleidomastoideus, entsprechend dem Punkt Di 18

Andere Symptome sind oft außerdem noch zu finden:

- Taubheitsgefühle und Kribbeln
- Kopfschmerzen
- Chronische Müdigkeit
- Schlafschwierigkeiten
- Aufgeblähter Bauch und Verstopfung
- Depressionen

Alle Symptome sind bei Stress und Erschöpfung schlimmer.

Beschreibung nach der TCM:

Es handelt sich um Zeichen der Stagnation von *qi* und Blutmangel.

Behandlung:

Die Behandlung nach der TCM ist ebenso gut wie jede andere. Dabei muss man das *qi* regulieren und das Blut nähren.

- **Akupunktur**
  - Lokale Punkte und *ah shi*-Punkte auf jeder Seite
  - Fernpunkte Le 3 *taichong*
Gb 34 *yanglingquan*
Mi 6 *sanyinjiao*

- **Kräuter** um *yin* und Blut je nach dem individuellen Muster des Patienten zu nähren. *Xiao yao wan* (Umherstreifen Pulver) reguliert das *qi* und nährt gleichwohl das Blut. *Ba zhen wan* (Acht Schätze Dekokt) ist eine stärker Blut tonisierende Rezeptur.

- **Übungsbehandlung**

  zur Verbesserung der Mobilität, insbesondere Stretching-Übungen.

- **Entspannungen** und Meditation

Polymyalgia Rheumatika (PMR)

Hier handelt es sich um eine Erkrankung mit generalisierter Entzündung und Steifheit der Muskulatur des Schulter- und Beckengürtels sowie der Oberarme und Oberschenkel. Sie kann plötzlich beginnen und mit starker Erschöpfung, Gewichtsverlust und leichtem Fieber vergesellschaftet sein. Sie kann sehr schwierig zu diagnostizieren sein, besonders wenn sie langsam beginnt. Sie tritt zweimal so oft bei Frauen als bei Männern auf und beginnt im Schnitt im Alter von 70 Jahren. Im Allgemeinen dauert sie ein bis zwei Jahre.

Aus der Perspektive der TCM scheint es sich hier um das Eindringen von Wind und Nässe in eine Person mit einem Mangel an *yin* zu handeln. Der Mangel an *yin* ermöglicht es dem *xie qi* (der pathogenen Energie), sich in Hitze zu verwandeln und dadurch wird wiederum die begünstigende Mangelsituation verschlimmert. Die lokalen Symptome sind Füllezeichen, aber die systemischen Zeichen sind Mangelsymptome.

Akupunktur kann dazu beitragen, die Symptome zu verbessern, aber eine Behandlung in der Woche reicht nicht aus, um die Erkrankung zu heilen. Nach der Schulmedizin wird hier mit Steroiden behandelt. Damit kann man die Symptome recht gut in den Griff bekommen, aber eine Langzeitbehandlung führt zu gravierenden Nebenwirkungen. Die Behandlung nach TCM sollte wahrscheinlich besser in Verbindung mit der Medikation angewendet werden mit dem Ziel der maximalen Hilfe bei minimaler Medikation.

Behandlung:

Man muss die Hitze vermindern, die Nässe lösen und das *yin* tonisieren.

- **Akupunktur**
  - Lokale Punkte in den betroffenen Muskeln
  - Fernpunkte Gb 34 *yanglingquan*
Di 4 *hegu*
Di 11 *quchi*
Mi 6 *sanyinjiao*
- **Kräuter** zur Behandlung des *yin*-Mangels: z. B. *liu wei di huang wan* (Sechs Bestandteile Pille mit Radix Rehmanniae Coquitae).

Gelenke und umgebende Weichteile

Ligamente

Ligamente sind Bänder aus dichtem fibrösem Bindegewebe, die einen Knochen mit dem anderen verbinden und in der Nähe der Gelenke ansetzen. Sie verstärken die Gelenkkapseln, besonders in solchen Gebieten, die besonderen Belastungen ausgesetzt sind, dabei kräftigen sie die Gelenke und begrenzen deren Bewegungsausmaß.

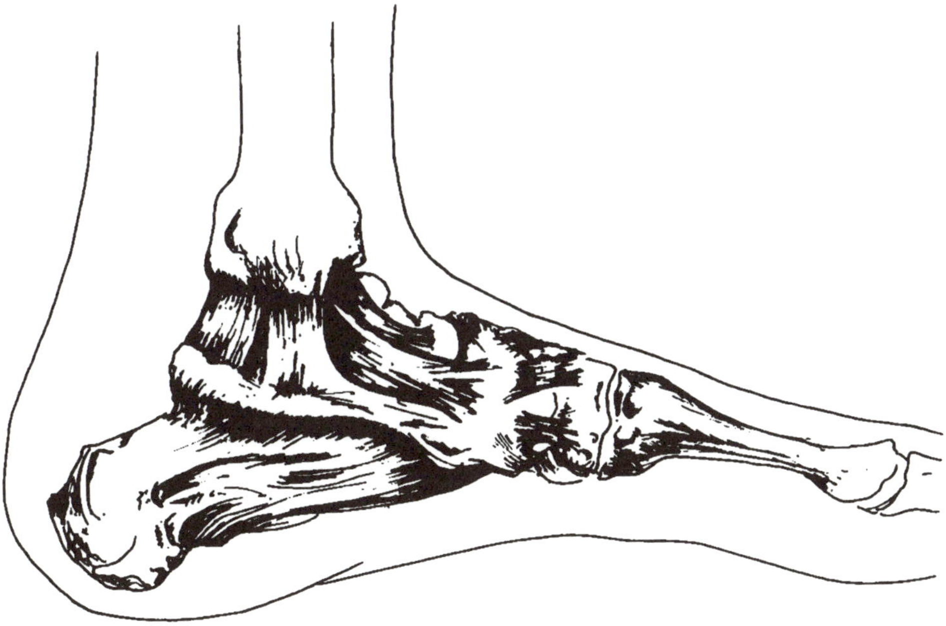

Abb. 7 Bänder an der Medialseite des Sprunggelenks

Verstauchungen/Zerrungen und Überdehnungen

Wenn man ein Gelenk mit Gewalt in eine Bewegung zwingt, die über die Begrenzung hinausgeht, welche durch die Bänder vorgegeben ist, kommt es leicht zu Faserrissen der Ligamente und zu kleinen Blutungen. Die Zerreißungen finden meist an den Enden der Bänder statt. Sie können bei leichten Zerrungen klein sein oder ausgedehnter, auch völlige Abrisse bei schweren Zerrungen kommen vor.

Der Begriff Verstauchung oder Zerrung umfasst sowohl die traumatische Verletzung der Bänder als auch die Antwort des Körpers auf diese Verletzung. Wir vermuten eine Verstauchung mit einer Bandverletzung, wenn der Patient über Schmerzen am Ende einer Bewegung klagt, aber schmerzfrei im mittleren Bewegungsbereich des Gelenkes gegen Widerstand bewegen kann.

Akute Zerrungen passieren als Folge eines Traumas, oft nach sportlichen Aktivitäten. Die Außenbänder von Sprunggelenk und Knie sind am häufigsten betroffen.

Wenn man sich Zeit lässt, heilen sie meistens sehr gut ohne jede Behandlung. Schwere Verstauchungen soll man aber unbedingt behandeln, und auch wenn das Gelenk bald wieder belastet werden muss, d. h. wenn man die gleiche Aktivität wieder ausüben will, welche die Zerrung ausgelöst hat.

Zeichen und Symptome:

- Schmerzen, vor allem am Ende des Bewegungsausmaßes bei passiver Bewegung. Diese Schmerzen entstehen wahrscheinlich eher durch Schäden an den Nervenenden als durch Entzündung und Schwellung
- Ausgeprägter Druckschmerz an der verletzten Stelle
- Ödem. Die Größe der Schwellung ist ein Maß für die Schwere des Schadens
- Verminderung der aktiven und passiven Beweglichkeit
- Schützende Muskelanspannung

Beschreibung nach der TCM:

Äußerliche Fülle (-Hitze) und Stagnation von *qi* und Blut (akut). Chronische Verstauchungen entwickeln sich häufig zu *bi*-Syndromen.

Behandlung:

Bei akuten Verstauchungen:

- Die Ansammlungen von *qi* und Blut zerstreuen
- Die normale Funktion wieder herstellen

- **RICE** (Ruhe, Eispackung, Kompression und Hochlagern) innerhalb der ersten 24 Stunden nach Verletzung

- **Akupunktur**
  - Die entsprechenden Punkte auf der Gegenseite mit starker sedierender Manipulation
  - Benachbarte Punkte oberhalb und unterhalb der Verletzung
  - Ohrpunkte

- **Kräuter** *die da wan* (die Traumapille),
  xiung dan die da wan,
  jin gu die da wan

  Wenn es sichtbar geblutet hat, kann man die verfärbten Stellen mit einer Nadel anstechen, um einige Tropfen Blut abfließen zu lassen. Das trägt dazu bei, die Hitze zu klären.

Bei subakuten Verstauchungen, einige Tage nach der Verletzung:

- **Akupunktur**
  - Ohrpunkte
  - Lokale Punkte, sofern die Schwellung abgeklungen ist
  - Benachbarte Punkte oberhalb oder unterhalb der Verletzung
  - Fernpunkte

- Beklopfen mit dem **Sieben-Sterne-Hämmerchen**

  Dabei umkreist man klopfenderweise das Gelenk, indem man immer von den nicht betroffenen Regionen sich auf die Mitte der Verletzung hinbewegt.

- Wärmende **Einreibungen** (*zheng gu shui*)

- Vorsichtige **Mobilisation** und Traktionen

Wenn ein Band sehr stark überdehnt wurde und nicht vollständig heilt, wenn ein unvollständig geheiltes Ligament wiederum traumatisiert wird, oder auch wenn ein Band seine Elastizität vollständig durch degenerative Prozesse verloren hat und durch

Abschnitt 2

kleine Traumen immer wieder verletzt wird, dann wird die Verstauchung chronisch. In solchen Fällen ist es sehr wichtig, dass man mit allen Kräften eine gesunde Zirkulation von *qi* und Blut wieder herstellt.

Behandlung:

Bei chronischer Verstauchung:

- **Massage** tief und penetrierend

- **Mobilisationen** und Übungen, um die Beweglichkeit zu verbessern

- **Akupunktur**
  - *Ah shi*-Punkte
  - man kann schräg in die Region mit Stagnation hineinstechen, dabei sollen die Nadeln schräg zur Faserrichtung laufen.
  - man behandelt Triggerpunkte in Muskeln, die den Bereich kreuzen oder die Schmerzen in die betroffene Region fortleiten.
  - Lokale Punkte um die *ah shi*-Punkte zu verstärken, wenn das notwendig ist.

- **Moxibustion** mit der warmen Nadel. Man kann dem Patienten auch eine Moxazigarre geben und ihn anleiten, sie über der betroffenen Region zu Hause anzuwenden.

- **Sieben-Sterne-Hämmerchen**
  mit kräftiger Technik. Dabei wandert man um das Gelenk herum, jeweils von der gesunden zur traumatisierten Region hin.

- Behandlung jeder zugrunde liegenden Schwäche.

Bursa und Bursitis

Eine Bursa ist ein sackartiger Hohlraum innerhalb des Bindegewebes. Sie ist mit Synovialmembran ausgekleidet und gefüllt mit einer viskösen Flüssigkeit, die der Synovialflüssigkeit ähnelt. Ihre Funktion liegt in der Verminderung von Reibungen zwischen Sehne und Knochen, Sehne und Bändern oder zwischen anderen Strukturen, die sich gegeneinander bewegen. Man findet sie daher in Regionen, in denen solche Bewegungen und Reibungskräfte auftreten, im Allgemeinen in der Nähe von großen Gelenken.

Eine Bursitis kann durch die Reizung durch übermäßige Bewegung des Gelenkes verursacht werden oder auch durch kleinere Traumen. Auch Entzündungen benachbarter Bänder und Gelenke können sich ausbreiten und auf die Bursa übergreifen.

Die häufigsten Stellen, an denen eine Bursitis auftritt, sind:

1. Die Bursa subakromialis zwischen dem Akromion und dem Ansatz der Supraspinatussehne
2. Die Achillesbursa hinter der Ferse
3. Der Trochanterbursa in der Nähe des großen Trochanter am Oberschenkel
4. Die Bursa über dem ersten Daumengrundgelenk

Zeichen und Symptome:

- Schmerzen, besonders bei aktiver Bewegung
- Druckempfindlichkeit über der Bursa
- Schwellung
- Wenn die Entzündung chronifiziert, kann die Bursa sich verdicken, dann wird sie besser palpabel. Sie kann auch kalzifizieren.

Beschreibung nach der TCM:

Äußerliche Fülle mit Stagnation von *qi* und Blut, oft verbunden mit allgemeinem Mangel an *qi* und Blut.

Behandlung:

- **Ruhe** insbesondere Vermeiden der belastenden Bewegungen
- **Akupunktur**
  - Entweder zwei *ah shi*-Punkte oder ein *ah shi* und ein lokaler Punkt oder auch zwei lokale Punkte jeweils oberhalb und unterhalb der Bursa. Zusätzlich ist Elektrostimulation oft nützlich
  - Fernpunkte *xi*-Grenzpunkte oder *luo*-Verbindungspunkte
  - Ohrpunkte
- **Massage** man knetet und zwickt das betroffene Gewebe, um die Bursa vom umgebenden Gewebe zu befreien.
- Bei chronischer Bursitis heiße **Einreibungen**

Gelenke

Gelenke sind Strukturen, die jeweils zwei Knochen verbinden. Sie erlauben Bewegungen der beiden Knochen gegeneinander bis zu der Begrenzung, die durch die Struktur vorgegeben ist. Es gibt sehr unterschiedliche Arten von Gelenken, wie im Folgenden von den am wenigsten bis zu den am meisten beweglichen beschrieben wird:

Knorpelige Gelenke: Die Oberflächen der Knochen sind durch hyaline Knorpel verbunden. Dies ist zum Beispiel der Fall zwischen den Enden der oberen zehn Rippen und dem Sternum.

Fibröse Gelenke: Die Oberflächen der Knochen sind miteinander direkt durch fibröses Bindegewebe verbunden, zum Beispiel die Knochen des Schädels oder die distalen Enden der Tibia und Fibula.

Symphysen oder Faserknorpelgelenke: Hier sind die Gelenkflächen jeweils mit einer Lage von Gelenkknorpel überzogen, die untereinander durch fibrösen Knorpel verbunden sind, z. B. bei der Symphyse oder den Bandscheiben.

Synoviale Gelenke: Dies sind die häufigsten, die am meisten spezialisierten und die beweglichsten Gelenke des Körpers. Hier finden auch die meisten Erkrankungen statt.

Dieser Abschnitt behandelt die synovialen Gelenke. Erkrankungen der anderen Gelenkarten werden soweit erforderlich in den Abschnitten über die jeweilige Region besprochen.

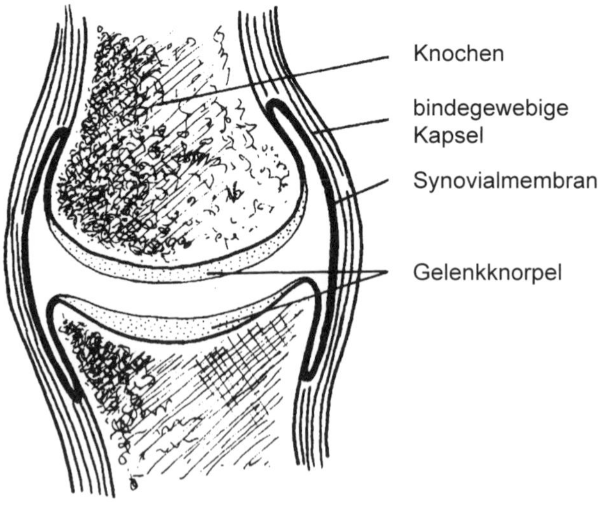

Abb. 8 Struktur eines typischen Synovialgelenkes

Abschnitt 2

Struktur von Synovialgelenken

In Synovialgelenken sind die Gelenkoberflächen mit hyalinem Knorpel überzogen, der eine glatte und haltbare Oberfläche auf den Knochen bildet, sodass sie sich gut gegen einander bewegen können. Knorpel enthält wenige Zellen und keine Blutgefäße oder Nerven und produziert daher selbst kaum Symptome.

Der Gelenkraum wird umhüllt und definiert durch die Gelenkkapsel. Sie geht aus dem Periost hervor und besitzt zwei Lagen. Die äußere Schicht besteht aus dichtem faserreichen Bindegewebe und verschmilzt mit Faszien und anderen bindegewebigen Strukturen, die über das Gelenk hinwegziehen, z. B. Bänder und Sehnen. Die innere Schicht ist die Synovialmembran oder das Synovium und besteht aus lockerem und stark vaskularisiertem Bindegewebe. Hier wird die Synovialflüssigkeit gebildet und sezerniert. Sie bedeckt die inneren Oberflächen des Gelenkinnenraums mit Ausnahme des Gelenkknorpels. Sie kann sich entzünden, wenn sie durch eine Infektion oder einer Verletzung gereizt wird.

Die Gelenkflüssigkeit ist eine klare, gelbliche, dicke Flüssigkeit. Sie wird von der Synovialmembran sezerniert und ist sehr wichtig für die Ernährung des Knorpels. Sie fungiert als Gleitmittel zwischen den Gelenkoberflächen.

Behandlung von Gelenkerkrankungen

In meiner Praxis stellen Gelenkerkrankungen einen großen Anteil von Symptomen dar, die zu Behandlungen führen. Die Behandlung ist meistens schwieriger und manchmal weniger erfolgreich als bei der anderen wichtigen Kategorie, den myofaszialen Erkrankungen. Dafür gibt es mehrere Gründe:

- Gelenke bestehen im Wesentlichen aus Bindegewebe, das weniger gut mit Blut und Nerven versorgt, ist als die myofaszialen Gewebe. Dementsprechend erfolgen Reparaturen langsamer.
- Weil die Nozizeption der Gelenke weniger akut erfolgt und unregelmäßig ist, sind die Erkrankungen oft schon weit fortgeschritten, wenn Symptome auftreten. Während bei myofaszialen Geweben Störungen mit weitgehend funktionellem Charakter auftreten wie z. B. Triggerpunkte, kommt es bei Gelenkerkrankungen fast immer zu strukturellen Veränderungen.

- Manche Gelenke liegen tief in myofaszialen Geweben verborgen und sind schwer mit genauer Lokalisation zu behandeln. Dies sind besonders das Hüftgelenk, die Schulter und die spinalen Gelenke.
- Die einzelnen Strukturen im Gelenk sind direkt sehr schwer genau zu behandeln.
- Gelenke sind Gegenstand schwerer mechanischer Belastungen. Über lange Zeit und in unterschiedlichem Ausmaß verändern sich die Strukturen der Gelenke und produzieren degenerative Veränderungen. Es kann eine lange Zeit vergehen, bis Symptome produziert werden und diese degenerativen Veränderungen sind sehr schwer rückgängig zu machen.

Die wesentliche medizinische Behandlung für alle Formen von Gelenkerkrankungen ist die Verabreichung unterschiedlicher entzündungshemmender Medikamente. Zwar haben diese bei chronischen Symptomen eine große Bedeutung, können aber die gesunde Funktion nicht unterstützen. Der Ansatz der TCM zur Behandlung von Gelenkerkrankungen verbessert die Zirkulation und die Beweglichkeit der Gelenke und führt so zu einer länger anhaltenden Erleichterung für den Patienten. In allen Fällen ist die Behandlung den entzündungshemmenden Medikamenten überlegen. Bei den schweren Fällen, in denen man die entzündungshemmenden Medikamente weiter geben muss, kann die Behandlung mit den Methoden der TCM die benötigten Dosen vermindern und das Gesamtergebnis verbessern.

Einige Arten der Stagnation von *qi* und Blut, die in und an den Gelenken auftreten können, sind der Akupunkturbehandlung besonders gut zugänglich:

- Stagnationen in oberflächlichen Geweben, die gut zugänglich sind für Untersuchung und Behandlung. Dies sind Bänder und Kapseln der Sprunggelenke, Knie, Handgelenke, Ellenbogen und das Akromioklavikulargelenk.
- Erkrankungen, bei denen die Entzündung eine besonders große Rolle spielt: Arthritis, einige Arten der Bandscheibenschädigung.
- Erkrankungen, deren Ursache vor allem in schlechter Zirkulation liegt.

Akupunktur ist nicht so erfolgreich, wenn die Ursache bei nicht entzündlichen Prozessen innerhalb des Gelenkes liegt, also bei fortgeschrittenen degenerativen Veränderungen, innerlicher Schädigung (z. B. Meniskusschaden), innerlichen Adhäsionen (z. B. frozen shoulder).

Tipps für die Behandlung

1. **Man muss sicher sein, dass die Symptome vom Gelenk kommen.** Es gibt einige sehr häufig vorkommende Phänomene, die sich in den Geweben um das Gelenk herum abspielen und die Zeichen und Symptome einer Gelenkaffektion imitieren können.

   - Triggerpunkte können Gelenkschmerzen imitieren. Sorgfältige Palpation ist hier der Schlüssel, um Triggerpunkte zu finden. Wenn die Symptome tatsächlich von Triggerpunkten und nicht vom Gelenk ausgehen, kann man die Schmerzen schnell beseitigen, wenn man die Triggerpunkte findet und behandelt.

   - Zerrungen von Bändern produzieren Schmerzen, wenn sie in eine bestimmte Richtung gedehnt werden. Die passive Beweglichkeit des Gelenkes wird nicht wesentlich vermindert sein und man hat auch ein entsprechendes Trauma in der Anamnese.

   - Muskeln und Sehnen können in der Nähe von Gelenken entzündet oder irritiert sein. Das findet man vor allem an der Schulter, am Ellenbogen, am Knie und der Hüfte. Sorgfältige Palpation und Untersuchung des Gelenkes und der umgebenden Strukturen sollte die Sache klären.

2. **Man benutzt *ah shi*-Punkte, wenn es angebracht ist.** Die meisten Fälle oberflächlicher Stagnation in der Umgebung von Gelenken, sofern es sich nicht um eine akute oder subakute Verletzung handelt, können durch direkte Akupunktur gelöst werden. Man muss genau palpieren, um diese Regionen der Stagnation zu lokalisieren und sie dann daraufhin untersuchen, welche Akupunkturtechnik die beste ist. Ich massiere dort, das ist eine Methode, diese Seite des Problems sowohl zu diagnostizieren als auch zu behandeln.

   In der Mitte dieser Stagnationsregionen finden sich meistens die *ah shi*-Punkte. Wenn möglich sollte die Nadel in der Gegenrichtung des Faserverlaufs des Bindegewebes gestochen werden. Nachdem sich das *de qi*-Gefühl eingestellt hat, lasse ich die Nadel mindestens fünf Minuten liegen, bevor ich eine leichte Manipulation anwende.

   Wenn eine Entzündung von einer abgelaufenen Schädigung zurückgeblieben ist, sollte man nicht direkt nadeln. In diesen Fällen werden *ah shi*-Punkte an beiden Seiten der Schädigung ausgewählt, so nah, wie es angemessen erscheint.

3. **Mit lokalen Punkten verstärken.** Die meisten Gelenke haben einen oder zwei Punkte, die eine starke, aber mehr allgemeine Wirkung (verglichen mit den *ah shi*-Punkten) auf das Gelenk ausüben. Sie werden dann angewendet, wenn eine allgemeine Wirkung erwünscht ist, um die Wirkung der *ah shi*-Punkte zu ergänzen, oder wenn der Ort der Stagnation die Anwendung von *ah shi*-Punkten unmöglich oder sehr schwierig macht.

4. **Regelmäßige Behandlung.** Die wirklichen Gelenkprobleme benötigen länger, um auf die Behandlung zu reagieren, als die reaktiveren und oberflächlicheren Weichteilgewebe des Bewegungsapparates.

5. **Übungen vorschreiben.** Die Wiederherstellung der Beweglichkeit eines Gelenkes ist ein lebenswichtiger Teil des Erholungsprozesses und der Rehabilitation der Gelenkfunktion. Aber man soll diese Übungen einfach halten und den Schwerpunkt mehr auf die Vergrößerung der Beweglichkeit als auf die Kraft legen.

6. **Anwendung tonisierender Methoden.** Wenn das Problem schon chronisch ist und sowohl innerliche als auch äußerliche Mangelzustände beteiligt sind, wie es bei sehr vielen arthritischen Problemen der Fall ist, dann werden die Resultate viel besser sein, wenn man zusätzlich zur Lösung von Stagnationen auch tonisiert. Ich arbeite oft zerstreuend mit Akupunktur und tonisierend mit Übungen und Kräutern.

Unterteilung der Gelenkerkrankungen und besondere Behandlungsvorschläge

Gelenkerkrankungen werden meistens mit dem Begriff Arthritis bezeichnet. Damit sind zwei Tatsachen gemeint:

1. Das Gelenk selbst ist betroffen.
2. Die dominierende Erkrankung ist eine Entzündung.

Die Gelenkkapsel mit der bindegewebigen äußeren Schicht und der inneren Schicht aus Synovialmembran begrenzt das Gelenk und ist dessen empfindlichste und reaktivste Struktur. Die Kapsel ist verantwortlich für viele Zeichen und Symptome bei allen Arten von Gelenkentzündung.

Es gibt mehr als hundert unterschiedliche Arten von Arthritis. Im Folgenden werden die häufigsten Kategorien beschrieben.

Die akute Gelenkentzündung kann durch Verletzung oder Infektion verursacht werden. Bei beiden Arten entzündet sich die Synovialmembran und die Bewegungen des Gelenkes werden durch schützende Muskelspasmen eingeschränkt. Diese erzeugen ein charakteristisches abruptes und oftmals schmerzhaftes Ende des Bewegungsausmaßes bei passiver Bewegung der betroffenen Gelenke in die entsprechende Richtung.

Akute traumatische Arthritis/Verrenkung oder Zerrung

Bei diesen Fällen wird das Kapselgewebe durch eine Verletzung beschädigt und dadurch wird ein entzündlicher Prozess hervorgerufen. Man findet in der Anamnese immer ein dazu passendes Trauma.

Zeichen und Symptome:

- Keine systemischen Krankheitszeichen
- Schmerzen im Gelenk, vor allem am Ende des Bewegungsausmaßes bei passiver Bewegung
- Ausgeprägte Druckempfindlichkeit des Gelenkes
- Schwellung des Gelenkes. Manchmal Überwärmung
- Einschränkung der Beweglichkeit in verschiedene Richtungen
- Ein dazu passendes Trauma in der Anamnese

Behandlung:

- Die Hitze klären (sofern vorhanden) und die Stagnationen lösen
- **RICE** (Ruhe, Eispackung, Kompression und Hochlagern) während der ersten 48 Stunden nach dem Trauma
- **Akupunktur**
  - Starke Stimulation auf äquivalenten kontralateralen Punkten in der akuten Phase
  - Lokale Punkte bei nicht sehr ausgeprägter lokaler Schwellung oder benachbarte Punkte oberhalb und unterhalb der Verletzung.
  - Fernpunkte, *xi*-Grenzpunkte, *yuan*-Quellpunkte oder *luo*-Passagepunkte
  - Ohrpunkte
- Sanfte passive **Mobilisation** innerhalb der schmerzfreien Beweglichkeit
- **Kräuter** die Verletzungspille, z. B. *xiong dan die da wan*

Abschnitt 2

Ein klarer Fall einer traumatisch bedingten Arthritis ist nicht sehr häufig. Meistens wird bei einer Gelenkverletzung das Gelenk auch über seine normale Beweglichkeit hinaus gedehnt und damit werden die Bänder geschädigt. Einfach gezerrte Bänder sind daher auch häufiger als eine reine traumatisch verursachte Gelenkentzündung. Wenn die Gelenkkapsel beschädigt wurde, hat man meistens auch eine starke Bänderschädigung und die Symptome lassen sich nicht so leicht unterscheiden.

Gezerrte Bänder sind dann schmerzhaft, wenn sie in der Faserrichtung gedehnt werden, also nur in einer Richtung. Eine beschädigte Gelenkkapsel wird jedoch bei Bewegung in mehr als einer Richtung Schmerzen hervorrufen und daher die Beweglichkeit meistens in mehreren Richtungen erheblich einschränken.

Akute infektiöse Arthritis

Infektiöse Mikroorganismen dringen in ein Gelenk ein, meistens über das Blut, ausgehend von einer Infektion, die sich an einem anderen Ort abspielt. Manchmal greift die Infektion aber auch von einer benachbarten Wunde oder einem Abszess in einem benachbarten Knochen auf das Gelenk über. Ist dieser Infekt sehr schwer (und bakterielle Infektionen sind in der Regel schwerwiegend), dann wird der Gelenkknorpel zerstört werden und manchmal eine Ankylose (Fixation) des Gelenkes entstehen.

Dies passiert häufig als Teil einer allgemeinen Infektion, wie z. B. bei einer Gonorrhö, einer Tuberkulose, Lyme-Borrelliose oder Mumps, kann aber auch nach weniger schlimmen Infekten entstehen, wie z. B. nach einer Streptokokkenangina. Eine verminderte Immunitätslage macht die Menschen für diese Erkrankungen anfällig.

Zeichen und Symptome:

- Allgemeinerkrankung, schneller Puls, Fieberanfälle
- Heftige klopfende Schmerzen im betroffenen Gelenk
- Schwellung des betroffenen Gelenkes
- Rötung des betroffenen Gelenkes
- Hitze ausgehend von dem betroffenen Gelenk
- Sehr stark eingeschränkte Beweglichkeit des betroffenen Gelenks

Beschreibung nach der TCM:

- Fülle-Hitze-Erkrankung mit Stagnation von *qi* (und Blut) aufgrund des Eindringens pathogener Hitze oder einer Kombination anderer pathogener Energien, die sich in Hitze verwandelt haben (Hitze-*bi*- oder Hitze-Nässe-*bi*-Syndrom).

Behandlung:

- Die Hitze klären und die Stagnation auflösen
- Man muss die Gefahr der dauerhaften Zerstörung des Gelenkes berücksichtigen und diese Patienten auch schulmedizinisch behandeln. Antibiotika sind hier wahrscheinlich der beste Weg, die Hitze zu klären.

Osteoarthrose

Hier handelt es sich um einen degenerativen Prozess, der am Gelenkknorpel beginnt. Die Irritation, die durch die Degeneration hervorgerufen wird, führt gelegentlich zu einer Entzündung. Degenerative Veränderungen passieren lange vor dem Auftreten von Symptomen und viele Patienten bekommen fälschlich die Diagnose Osteoarthrose (besonders bei Schmerzen an der Wirbelsäule), weil man bei der Röntgenuntersuchung degenerative Veränderungen gesehen hat.

Meistens kommt es zu Osteoarthrose im mittleren Lebensalter. Entgegen der allgemeinen Ansicht handelt es sich hier nicht nur um einen normalen Alterungsprozess. Mindestens findet man Faktoren, die die Stärke des Gelenkknorpels vermindern oder die Kräfte vermehren, die auf diesen einwirken.

Begünstigende Faktoren:

- Übermäßige Belastung des Gelenkknorpels, die auf die Dauer den Knorpel schädigt
  1. Die ausgeübten Kräfte sind zu groß infolge
     a) Schwerarbeit
     b) Übergewicht
     c) anderweitiger Funktionsstörung, die eine kompensatorische Überlastung hervorruft, z. B. ein Problem eines Sprunggelenkes führt zur Überlastung der anderen Seite.
  2. Die Kraft wird auf eine zu kleine Fläche ausgeübt infolge
     a) schlechter Ausrichtung des Gelenks
     b) Deformierung (erworben oder angeboren)
     c) einer Fehlfunktion an anderer Stelle, die zu einer verschobenen Gewichtsverteilung führt.
- Eine abgelaufene Erkrankung wie z. B. Gicht, rheumatoide Arthritis oder ein Trauma hat den Knorpel bereits geschädigt.

Abschnitt 2

Pathologie:

- Der Knorpel wird allgemein schlecht ernährt und trägt sich besonders in belasteten Zonen auf, wodurch ein unregelmäßiges und zerlöchertes Bild entsteht. Manchmal kalzifiziert er auch, Stücke können abblättern und sich ins Synovium eingraben.
- Der darunter liegende Knochen sklerosiert.
- Die Gelenkkapseln verstärken ihr fibröses Bindegewebe, was zu einer Einschränkung des Gelenkinnenraumes führt und zu einem verminderten Bewegungsausmaß des Gelenks.
- Der Knochen an den Grenzen zum Gelenk kann hypertrophieren und formt dann Gebilde, die in der radiologischen Projektion Osteophyten genannt werden.

Zeichen und Symptome:

- Schmerzen nach Ruhepausen und bei längerem Gebrauch des Gelenkes, ebenso Schmerzen am Ende der passiven Bewegung.
- Schmerzempfindlichkeit im Bereich des Gelenkspalts.
- Steifheit, anfänglich nach Ruhe, später kann das dauernd auftreten.
- Deformierung: Die Schrumpfung der Kapsel, Schwäche der Muskulatur und Verlust von Muskulatur, Schwellung des Gelenkes und die Bildung von Osteophyten sind die Gründe dafür.
- Schnappen des Gelenkes, weil der Synovialrand klemmt oder infolge eines freien Körpers innerhalb des Gelenkes. Dabei handelt es sich meistens um einen abgebrochenen Osteophyten.
- Im Röntgenbild :
  - Verschmälerter Gelenkspalt
  - Sklerosierung der Belastungsfläche und des subchondralen Knochens
  - Auftreten von Osteophyten

Beschreibung nach der TCM:

Äußere Fülle, Stagnation von *qi* und Blut, verursacht durch das Eindringen von Kälte, Wind und/oder Nässe mit zugrunde liegendem Mangelzustand. Komplexes *bi*-Syndrom.

Behandlung:

- Die Kälte und Nässe zerstreuen, den Kreislauf von *qi* und Blut kräftigen.

- **Moxa** mit warmen Nadeln auf lokalen Punkten und mit der Moxazigarre, um die ganze Region zu wärmen. Auch Fernpunkte können mit Moxibustion behandelt werden.

- **Akupunktur** besonders auf lokalen und *ah shi*-Punkten.
  - *Ah shi*-Punkte Hier muss man die kleinen gestauten und empfindlichen Punkte entlang dem Gelenkspalt finden und akupunktieren.
  - Lokale Punkte Mehrere können akupunktiert werden.
  - Fernpunkte Man wählt Punkte, die den Kreislauf von *qi* und Blut kräftigen und/oder Nässe auflösen.

- **Massage** Tief und energiereich. Sie hilft mit, die Region zu wärmen, und ist sehr nützlich, wenn man *ah shi*-Punkte finden will.

- **Kräuter** Es gibt mehrere Fertigrezepturen, die geeignet sind, Nässe- und Kälte-*bi*-Syndrome zu behandeln, z. B. *xiao huo luo tan* (Kleine besondere Pille zur Belebung der Kollateralen), *du huo ji sheng wan* (Radix Angelicae Pubescentis und Ramulus Sangjisheng Dekokt) oder *feng shi pian* (*hong she* Pillen).

- Aktive **Übungen** Zunächst zur Verbesserung der Mobilität, dann der Kraft.

Die Ergebnisse sind oft sehr gut. Im Allgemeinen kann man umso besser eine lang anhaltende Beschwerdebesserung erreichen, je weniger ausgeprägt die degenerativen Zeichen im Röntgenbild sind.

Rheumatoide Arthritis

Bei der rheumatoiden Arthritis handelt es sich um eine chronische entzündliche Erkrankung, die in der Synovialmembran beginnt und durch einen Autoimmunprozess aufrechterhalten wird.

Die Ursache hat man noch nicht herausgefunden. Manchmal tritt die Krankheit familiär gehäuft auf und es gibt einige bekannte Triggerfaktoren, wie Infektionen, psychologische Traumata, Verletzungen und Diätfehler.

Die meisten Patienten (75%) haben ein besonderes Protein im Blut, den Rheumafaktor. Bei den 25%, die bezüglich des Rheumafaktors seronegativ sind, ist die Prognose besser.

Pathologie:

- Die Veränderungen im Gelenk werden durch einen autoimmunologischen Prozess aufrechterhalten, der sich gegen Proteine der Synovialmembran richtet.
- Die Synovialmembran wird hyperämisch, schwillt an und proliferiert, produziert also mehr Zellen und mehr extrazelluläres Material. Von dieser Stelle aus verbreitet sich ein „Pannus“ aus entzündlichem Gewebe über den Gelenkknorpel, schädigt diesen direkt durch die Entzündung und indirekt, indem er den Knorpel daran hindert, Nährstoffe aus der Synovialflüssigkeit aufzunehmen.
- Die proliferierte Synovialmembran produziert auch mehr Synovialflüssigkeit und das führt zur Schwellung mit Anspannung der Gelenkkapsel.
- Die Entzündung kann sich auf Bänder, Sehnen, Sehnenscheiden und Bursae um das betroffene Gelenk herum ausbreiten. Dadurch werden weitere Verformungen und Symptome hervorgerufen.
- Der Schaden des Gelenkknorpels wird zu einer Prädilektionsstelle für die Ausbildung einer Osteoarthrose.
- Die Erkrankung kann milde ablaufen, eine kurze Zeit dauern und keine permanente Schädigung hinterlassen oder auch schwer. Remissionen und neue Schübe sind häufig. Manchmal scheint die Erkrankung auszubrennen und die Patienten haben dann keine neuen Schübe mehr.

Zeichen und Symptome:

Langsamer Beginn, die ersten Symptome sind systemisch:

- Allgemeines Krankheitsgefühl, Schwäche, Gewichtsverlust, generalisierte Muskelschmerzen, dann gefolgt von Gelenkschmerzen und Steifheit der Gelenke, besonders nach Ruhepausen, gefolgt von Schwellungen und Deformierungen.
- Die rheumatoide Arthritis betrifft zuerst die kleinen Gelenke und breitet sich dann symmetrisch und von den Gliedmaßen in Richtung auf den Rumpf hin aus. Gelegentlich beginnt sie auch plötzlich und betrifft ein einzelnes großes Gelenk.
- Die rheumatoide Arthritis betrifft dreimal mehr Frauen als Männer; der Beginn der Erkrankung liegt im Allgemeinen zwischen dem 25. und dem 55. Lebensjahr.

- Während eines Schubes fühlt sich die betroffene Person nicht wohl, hat oftmals leicht erhöhte Körpertemperatur, Gewichtsverlust, eine erhöhte Blutsenkung und Anämie.
- Rheumaknötchen können in Sehnen, Bursen und in der Lunge auftreten. Sie sind hart, nicht druckempfindlich und zwischen drei Millimetern und drei Zentimetern groß.

- **Diagnostische Zeichen**

  Durchscheinende dünne Haut über den betroffenen Gelenken, Schwellungen und Verlust von Muskelsubstanz.

  Bei aktiver Erkrankung fühlen sich die betroffenen Gelenke warm und feucht an.

- Im Röntgenbild sieht man:
  - Im Frühstadium eine diffuse Rarefizierung des Knochens
  - Später verkleinerte Gelenkräume
  - In den Spätstadien Sklerose und degenerative Veränderungen

Beschreibung nach der TCM:

Eindringen von Wind, Kälte oder Nässe in einen Körper, bei dem eine zugrunde liegende Schwäche besteht. Diese kann sich in Hitze umwandeln. Es handelt sich um ein *bi*-Syndrom.

Behandlung:

- **Ruhe**
- Wenn Hitze der vorherrschende Faktor ist, muss man die Hitze klären.

- **Akupunktur**
  - Lokale Punkte je nach der Lokalisation
  - Fernpunkte Di 4 *hegu*,
    Di 11 *quchi*,
    LG 14 *dazhui*,
    Ma 44 *neiting*

    Man wendet sedierende Techniken an und behandelt jeden Tag.

- **Kräuter**

  Fertigarzneimittel wie:
  - *feng shi xiao tong wan*
  - *guan jie yan wan*
  - *tian ma hu gu wan*
  - *du zhong feng shi wan*

- Wenn Nässe der vorherrschende Faktor ist, muss man die Milz kräftigen und die Nässe auflösen.

- **Akupunktur**
  - Lokale Punkte — je nach der Lokalisation
  - Fernpunkte — Mi 9 *yinlingquan*, Mi 6 *sanyinjiao*, Bl 20 *pishu*, Bl 21 *weishu*, Ma 36 *zusanli*, Mi 5 *shangqiu*
  - Man wendet eine neutrale Methode an und behandelt jeden zweiten Tag
  - Zwischen den Krankheitsschüben wendet man im Wesentlichen lokale Punkte an, um die Zirkulation in den betroffenen Regionen anzuregen.

Andere Erkrankungen mit einer autoimmunen Komponente sind:

Sklerodermie: dies ist eine Erkrankung des Bindegewebes, die manchmal auch die Gelenke befällt. Die meisten Symptome werden durch übermäßige Produktion von kollagenen Fasern und Veränderungen der Zirkulation hervorgerufen.

Systemischer Lupus Erythematodes: Neben einer großen Zahl systemischer Symptome kommt es oft zu einer ausgedehnten Entzündung peripherer Gelenke und in der Folge zu Morgensteifigkeit. Die Gelenke sind selten für lange Zeit betroffen.

Ankylosierende Spondylitis ist eine progrediente Gelenkentzündung, die das Sakroiliakalgelenk, die costovertebralen Gelenke und die Gelenke der Wirbelsäule betrifft.

Gicht

Diese Erkrankung entsteht infolge der Unfähigkeit des Körpers, Purine zu metabolisieren. Purine sind Komponenten der Nukleinsäure. Der Harnsäurespiegel im Blut steigt an und die Harnsäure kristallisiert in den Gelenken, Schleimbeuteln, Knorpeln und Knochen. Die dadurch entstehende Entzündungsreaktion ist eine konsequente Reaktion des Körpers auf die Irritation durch die Kristalle.

Gicht betrifft im Wesentlichen die Zehen, besonders das Metatarsophalangealgelenk der Großzehe, die Sprunggelenke und die Handgelenke. Die Großzehe wird deshalb besonders oft betroffen, weil dort die Zirkulation am schlechtesten ist aufgrund der Schwerkraft und des Abstandes vom Herzen. Wenn Gicht sich auch anderswo manifestiert, gibt es meistens eine Prädisposition, z. B. ein vorausgegangenes Trauma an diesem Ort.

Zeichen und Symptome:

- Intensive lokale Schmerzen
- Die darüber liegende Haut kann heiß und trocken sein
- Das Gelenk sieht geschwollen aus
- Meistens sind Männer mittleren Alters betroffen

Beschreibung nach der TCM:

Äußere Fülle-Hitze, Stagnation von *qi* und Blut. Man sollte immer nach innerlichen Ungleichgewichten suchen, besonders nach Leber-Fülle.

Behandlung:

- **Akupunktur**
  - Lokale Punkte: Le 2 *xingjian*, Le 3 *taichong*
  - Fernpunkte: Bl 18 *ganshu*
- **Kräuter**: *du zhong feng shi wan*

Meiner Meinung nach ist die Behandlung von Gicht mit Akupunktur nicht sehr wirksam. Sie wird vielleicht besser mit entzündungshemmenden Medikamenten behandelt und mit Medikamenten, die den Harnsäurespiegel im Blut vermindern.

Eine andere Erkrankung wird Pseudogicht genannt, sie produziert ähnliche Symptome wie Gicht. Hier sind es besonders geformte Kalziumkristalle, die in den Gelenken abgelagert werden und die entzündliche Reaktion hervorrufen.

Abschnitt 2

Abschnitt 3

Übersicht über die verschiedenen Regionen

Die klassische und traditionelle Beschreibung von Erkrankungen des Bewegungsapparates in der TCM lässt die Spezifität vermissen, die man benötigt, um die bestmöglichen Ergebnisse mit der Behandlung zu erzielen. Die TCM behandelt tendenziell eher die Person als die Erkrankung.

Es ist daher sehr hilfreich, wenn man richtig versteht, wie die Stelle beschaffen ist, an der sich die Erkrankung abspielt. Auf diese Weise kann man den Teil der Therapie, der sich auf die betreffende Region bezieht, genauer und intelligenter gestalten. Wenn man eine lokale Behandlung formuliert, ist der diagnostische Ansatz der westlichen Schulmedizin, die Gewebe zu differenzieren, die die Symptome hervorrufen, oftmals der beste Führer – wenn es darum geht, die lokale Behandlung festzulegen. Dies kann kombiniert werden mit einem ganzheitlichen Herangehen nach den Prinzipien der TCM. Damit können wir die Stärken beider Systeme kombinieren und eine teilweise Kompensation ihrer Schwächen erreichen. Einerseits kann man die TCM in gewisser Weise „anreichern", andererseits auch dem Patienten in den Begriffen, die er versteht, erklären, was passiert, und dazu die schulmedizinischen Begriffe benutzen.

Die folgende Übersicht über die verschiedenen Regionen kann eine Hilfe bei der Diagnose von Erkrankungen des Bewegungsapparates geben. Für die meisten häufig auftauchenden Probleme wird eine Erklärung gegeben sowie nützliche Behandlungsvorschläge. Diese Behandlungsvorschläge enthalten das, was ich in meiner täglichen Praxis nützlich und hilfreich gefunden habe.

Jeder Abschnitt gliedert sich im Wesentlichen auf die gleiche Weise:

1. Eine kurze Einführung in die Region in Begriffen der westlichen Schulmedizin und der TCM.

2. Eine Liste von Punkten, die diese Region beeinflussen. Dabei habe ich mich auf wichtige Texte und meine eigenen Erfahrungen gestützt. Die besonderen Indikationen für jeden Punkt habe ich nicht aufgeführt, denn ich war nicht überzeugt von der Übereinstimmung der Beschreibungen von einem Text zum anderen. Ich rate dem Benutzer, das eigene Verständnis für die Lokalisation der Erkrankung zu benutzen, um eine Leitlinie für die lokale Therapie zu bekommen und das Verständnis für die Zusammenhänge im Sinne der TCM, um die Fernpunkte zu wählen.

3. Eine Beschreibung der richtigen Untersuchung der Region. Man muss immer die betroffene Region und manchmal andere wichtige Regionen (z. B. den Nacken und den oberen Rücken bei Schultererkrankungen) genau untersuchen, um die richtige Diagnose zu erhalten. Bei jeder Region habe ich die erforderlichen Untersuchungsschritte in der richtigen Reihenfolge angegeben. Wenn der Leser noch nicht über eine ausreichende Routine in der manuellen Untersuchungstechnik verfügt, rate ich ihm, den Vorschlägen in jedem Kapitel zu folgen.

4. Eine Diskussion der verschiedenen häufigen Erkrankungen, wie sie in der Schulmedizin klassifiziert werden. Das kann unmöglich erschöpfend geschehen, weil die Anzahl möglicher Erkrankungen unendlich verschieden ist. Ich habe die Auswahl auf solche Erkrankungen beschränkt, die in der täglichen Praxis häufig vorkommen und viele seltene ausgeschlossen, sowie solche Erkrankungen, die sich für einen Therapieversuch mit der TCM nicht eignen. Die Behandlungen sind nur Vorschläge. Ich habe auch versucht, Angaben darüber zu machen, ob die Therapie mit der TCM Erfolg versprechend ist oder nicht. In fünfzehn Jahren praktischer Erfahrung habe ich aber einige Erkrankungen nur wenige Male gesehen, was zu wenig ist, um ein Urteil darüber abzugeben, ob sich eine Behandlung mit den Methoden der TCM in diesen Fällen lohnt oder nicht. Die Erkrankungen jeder Region werden in der Reihenfolge aufgelistet, in der ich in meinen Seminaren damit gute Erfahrungen gemacht habe. Dabei ergeben sich Unterschiede zwischen den Regionen.

Dieser Abschnitt wurde so gestaltet, dass er in der Praxis benutzt werden kann. Man kann nachsehen, wenn der Patient anwesend ist und man ein paar Ideen benötigt. Ein relevanter Abschnitt kann zudem vor oder nach der Behandlung dem genaueren Studium dienen.

Die Wirbelsäule

Die Wirbelsäule ist unsere zentrale Achse. Sie besteht aus einem komplizierten Arrangement von Knochen (den Wirbeln), faserknorpeligen Scheiben und vielen knorpeligen Gelenken. Ein ausgedehnter Bogen von Muskeln, Bändern und versorgenden Nerven, Blutgefäßen usw. ist von großer Bedeutung für ihre Struktur und Funktion.

Die Wirbelsäule hält uns aufrecht und trägt das Gewicht des Kopfes, der Arme und des Rumpfes. Sie beschützt das Rückenmark und die Spinalnerven dort, wo sie das Rückenmark verlassen. Sie gibt vielen inneren Organen Halt und an ihr sind Knochen und Muskeln befestigt, die für die Atmung erforderlich sind.

Die Wirbelsäule ist eine Quelle für unsere Kraft. Bei körperlicher Arbeit, die an die Grenzen oder über unsere Kraft geht, sagen wir: „Das bricht mir das Kreuz." Im übertragenen Sinn bedeutet „ohne Rückgrat" zu sein, keinen festen Charakter zu haben. Eine zusammengebrochene Wirbelsäule mit hervortretenden Kurven und schlechtem Muskeltonus (den Kopf gesenkt, gerundete Schultern, vorgewölbter Bauch) ruft beim Betrachter den Eindruck von Niederlage und Resignation hervor. Eine sehr rigide aufrechte Haltung dagegen deutet auf schlechte Anpassungsfähigkeit im Leben hin.

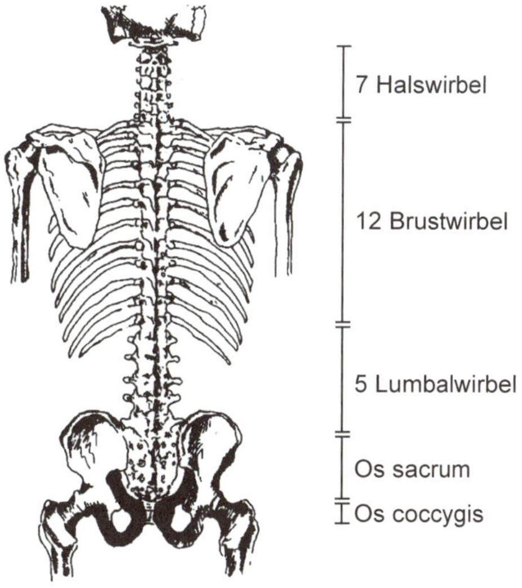

Abb. 9 Die Abschnitte der Wirbelsäule

Aufgrund der zentralen Lage und Rolle der Wirbelsäule ist es bei manchen Erkrankungen, die sich in einiger Entfernung von der Wirbelsäule abspielen, sehr hilfreich, wirbelsäulennahe Punkte mit in die Behandlung einzubeziehen. Das sind im Allgemeinen die *huato jiaji*-Punkte oder die Punkte der inneren Blasenleitbahn.

Aus der Sicht der TCM

Die Wirbelsäule und der Rücken werden beherrscht durch die zwei Äste der Blasenleitbahn und das zentral gelegene Lenkergefäß. Die Blasenleitbahn und die Nierenleitbahn haben beide innere Zweige, die durch den unteren Rücken ziehen.

Also ist hier das Wasserelement dominierend. Die Wirbelsäule wird von innerlichen Erkrankungen der *zang fu* Blase und Niere betroffen, außerdem von Kälte und Furcht. Kälte und Furcht sind jeweils der klimatische Ausdruck und der emotionale Ausdruck des Elementes Wasser.

Die Behandlung von Problemen der Wirbelsäule mit Akupunktur umfasst im Allgemeinen lokale Punkte auf den Leitbahnen der Blase und des Lenkergefäßes sowie Punkte auf der Blasenleitbahn, gelegentlich auf der Nierenleitbahn, als Fernpunkte.

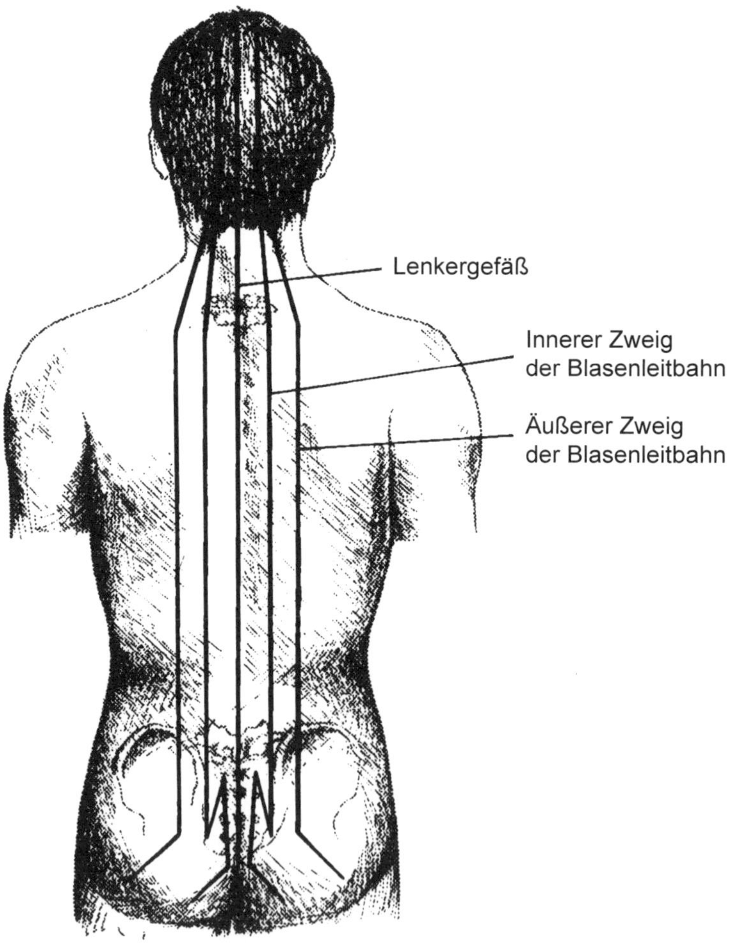

Abb. 10 Leitbahnen über der Wirbelsäule

Erkrankungen der Wirbelsäule

Viele Rückenprobleme, die Menschen zur Behandlung führen, sind denen sehr ähnlich, die an anderen Stellen des Körpers entstehen, z. B. akute traumatische Verletzungen, funktionelle myofasziale Schmerzen, chronische degenerative Probleme und Gelenkentzündungen (*bi*-Syndrome).

Es gibt jedoch auch spezielle Probleme mit der Wirbelsäule, die daher rühren, dass sie so eine zentrale Lage im Körper einnimmt und eine sehr wichtige Rolle für unsere aufrechte Haltung spielt. Der aktive Teil spielt sich hier an der Verbindung zwischen zwei Wirbeln ab. Dort findet man die knorpeligen Wirbelfortsatzgelenke, die Bandscheibe und die Spinalnerven. An dieser Verbindungslinie trennen sich die spinalen Segmente. Man benennt sie nach den betroffenen Wirbeln, also z. B. C5/6, T3/4 oder L5/S1.

Beispiele für besondere Probleme der Wirbelsäule sind die Folgenden:

- Funktionelle Störungen des Wirbelsäulensegmentes. Dabei kommt es zu verminderter Beweglichkeit, manchmal leicht entzündlicher Reaktion an den Gelenkfortsätzen, zu einem Spasmus der kleinen tief liegenden Muskeln, die die Gelenke bedecken (Fasern des M. multifidus) und möglicherweise zu Änderungen der Nervenfunktion. Oft wird dies beschrieben als „Subluxation". Diese funktionellen Störungen entstehen als Folge einer Kombination aus Trauma, dem Eindringen pathogener Faktoren und degenerativen Veränderungen. Sie sind oft schmerzhaft (siehe auch die Abschnitte über die Halswirbelsäule, Brustwirbelsäule und den unteren Rücken). Aber auch wenn sie selbst unmittelbar keine Symptome verursachen, können sie an anderer Stelle zu Symptomen beitragen.

  Auch wenn Beweglichkeitsuntersuchungen hier nützlich sind, so ist doch der einfachste und verlässlichste diagnostische Weg hier die systematische Palpation der Segmente. Die Druckempfindlichkeit kann ausgelöst werden und die charakteristischen Gewebeveränderungen, die eine Stagnation begleiten, können in der Mittellinie getastet werden (an den Punkten des Lenkergefäßes in den Interspinalräumen), zwischen der Mittellinie und der Muskulatur des M. erector spinae (an den *huato jiaji*-Punkten) und über dem M. longissimus (an den Punkten der inneren Blasenleitbahn). Je ausgeprägter die Stagnation ist, desto mehr Anteile eines Segmentes werden beteiligt sein, manchmal auf einer, manchmal auch auf beiden Seiten.

- Schlechte Haltung, schlechter Trainingszustand und strukturelle Mängel können zu übermäßiger Belastung der spinalen Bänder führen. Diese Überlastungen und

Zerrungen sind meistens eher chronisch als akut (s. auch den Absatz „chronische Bänderzerrung" im Abschnitt über den unteren Rücken).

- Degenerative Veränderungen der Gewebe der Wirbelsäule sind sehr weit verbreitet bei Menschen im Alter über 30 Jahren. Diese degenerativen Prozesse scheinen mit Veränderungen in den Bandscheiben zu beginnen. Die ringförmigen Fasern verlieren ihre Elastizität und der Kern der Bandscheiben wird dünner und faserhaltiger. Die ganze Bandscheibe wird dünner und wölbt sich zwischen den Wirbelkörpern vor, dabei wird Druck auf den spinalen Bandapparat ausgeübt. Teile der inneren Bandscheibe können sich hernienartig nach außen stülpen, wie im Abschnitt über die untere Wirbelsäule (s. S. 255) beschrieben wird.

  Dann beginnen die oberen und unteren Ränder der Wirbelkörper zu hypertrophieren und bilden Osteophyten. Diese wachsen entlang der spinalen Bänder über die sich vorwölbenden Bandscheiben. Meistens bilden sie sich an den vorderen Rändern der Wirbelkörper, wahrscheinlich deswegen, weil sich dort die größten Bandscheibenvorwölbungen zeigen. Sie können aber auch nach hinten wachsen und damit die Weite des Spinalkanals verkleinern.

  Manchmal vergrößern sich die Gelenkfortsätze und die Fasetten. Diesen Vorgang nennt man Spondylose. Die kleiner werdenden Bandscheiben verursachen eine Veränderung in der Ausrichtung der Gelenkflächen und die Spondylose ist vielleicht als ein Versuch zu verstehen, die Kontaktfläche zu vergrößern. Die hypertrophierten Gelenke subluxieren leicht und können auch Druck auf einen Spinalnerv oder eine Wirbelsäulenarterie ausüben.

  Man muss sich klar machen, dass diese degenerativen Veränderungen meistens asymptomatisch sind. Viele Menschen mit schwersten radiologisch erkennbaren degenerativen Veränderungen haben weder Schmerzen noch ausgeprägte Bewegungseinschränkungen. Aber diese Veränderungen können eine Rolle bei den häufigen Problemen von Hals und Rücken spielen und müssen deshalb oft mit in Betracht gezogen werden.

- Eine Erkrankung der Wirbelsäule kann die Funktionen des ganzen Körpers durch Beeinflussung des zentralen Nervensystems mit betreffen. Die Spinalnerven verlassen den Spinalkanal, indem sie durch kleine Räume verlaufen, die man Foramina nennt, und die durch jeweils zwei angrenzende Wirbel gebildet werden. Sie werden nach oben und unten durch die Pedikel der angrenzenden Wirbel, nach hinten durch die Gelenkfortsätze dieser Wirbel und nach vorne durch den Körper des oberen Wirbels und die Zwischenwirbelscheibe begrenzt (s. Abbildung 70). An dieser

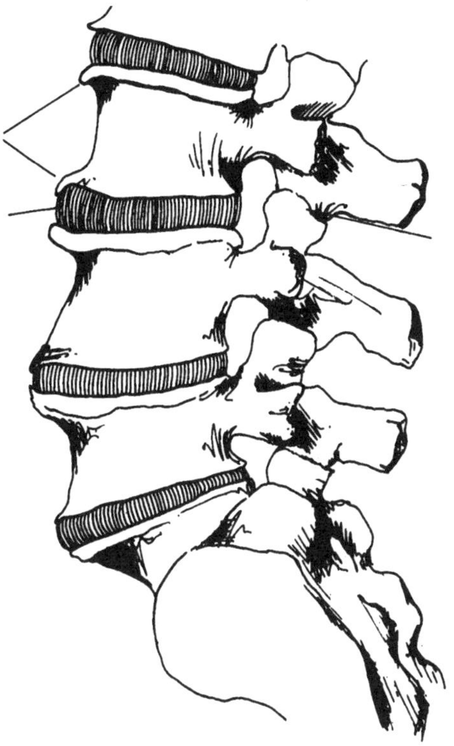

Abb. 11 Degenerative Veränderungen der Lendenwirbelsäule

Stelle können Strukturveränderungen (Spondylose, Osteophyten oder vorgewölbte Bandscheibe) oder funktionelle Veränderungen (Schwellungen, Subluxationen der Gelenke) die Nerven beeinträchtigen in ihrem Verlauf durch die Foramina. Manchmal können dadurch schwerwiegende Symptome hervorgerufen werden wie Parästhesien, Taubheit oder Schwäche in den Strukturen, die von diesen Nerven versorgt werden.

Meistens ist die Wirkung aber eher fein. Die Zirkulation, Ernährung und Kontrolle der distalen Gewebe kann sich verschlechtern, sodass diese eher verletzt werden und sich schlechter erholen. Auch Triggerpunkte bilden sich in solchen Geweben leichter. Die wichtigsten Regionen der Wirbelsäule sollten bei der Untersuchung der meisten Erkrankungen des Bewegungsapparates mit einbezogen werden, ganz besonders aber bei chronischen Erkrankungen. Funktionsstörungen können oft mit *huato jiaji*-Punkten oder Punkten auf der inneren Blasenleitbahn behandelt werden. Häufig vorkommende Beispiele dafür sind die Behandlung des oberen Rückens bei Problemen des Nackens, der Schulter und des Armes und die Behandlung des unteren Rückens bei Problemen der Hüfte, des Gesäßmuskels und der Beine.

Kopf und Hals

Der Hals ist die Brücke zwischen Kopf und Körper. Die sieben Halswirbel werden hinten durch kräftige Muskulatur und vorne durch feinere Muskeln gehalten und bewegt. Die beiden obersten Wirbel, Atlas (C1) und Axis (C2), sind besonders spezialisiert für feine Bewegungen des Kopfes auf dem Hals, während die unteren fünf Wirbel (C3-7) gemeinsam die größeren, mehr allgemeinen Bewegungen des Kopfes und des Halses ermöglichen.

Die Bewegungen des Kopfes auf dem Hals werden meistens bestimmt durch die Anforderungen, die von Augen, Ohren, Nase und Mund gestellt werden, und deshalb müssen sie schnell, sehr genau und fein abgestimmt ausgeführt werden können. Der Hals muss auch kräftig genug sein, um das Gewicht des Kopfes tragen zu können, das etwa ein Zehntel des gesamten Körpergewichts beträgt.

Beweglichkeit und Kraft sind im allgemeinen Eigenschaften, die miteinander in Konflikt stehen. Im Bereich des Halses ist die erforderliche Beweglichkeit auf Kosten von einiger Kraft erreicht worden. Die unteren zervikalen Segmente sind von ihrer Struktur her eher schwach und daher verletzlich. Die Häufigkeit von degenerativen Veränderungen an diesen Wirbeln ist ein Ausdruck der vermehrten Belastung, der sie ausgesetzt sind.

Der Hals wird sehr stark von den Bewegungen der Brustwirbelsäule beeinflusst. Deshalb muss man bei Erkrankungen des Halses immer auch die Brustwirbelsäule mit untersuchen und behandeln. Eine häufige Ursache von Behandlungsversagen ist die Tatsache, dass dies oft nicht geschieht.

Der Hals verbindet auch den Kopf als den metaphysischen Ort des Intellektes und die Brust, den metaphysischen Ort der Emotionen. Probleme des Halses, besonders wenn erhöhte Spannung ein wichtiger Faktor ist, können Konflikte zwischen Gedanken und Gefühlen bei einer Person widerspiegeln. Beispielsweise kann es vorkommen, dass eine Person sich über irgendetwas ärgert, aber bewusst oder unbewusst der Meinung ist, dass es falsch ist, sich zu ärgern oder diesen Ärger zu zeigen.

Der Kiefer und das temporomandibulare Gelenk

Der Unterkieferknochen wird auch Mandibula genannt. Er bildet ein Gelenk mit dem Temporalknochen, das Temporomandibulargelenk oder Kiefergelenk genannt wird. Die Mandibula wird von paarweise angeordneten kurzen und sehr kräftigen Muskeln bewegt.

Der Kiefer spielt bei zwei der wichtigsten menschlichen Tätigkeiten, dem Essen und dem Sprechen, eine zentrale Rolle. Beide Tätigkeiten erfordern äußerst präzise Bewegungen, die durch eine große Zahl von Propriozeptoren im Temporomandibulargelenk und im umgebenden Gewebe sowie durch intensive neurologische Kontrolle der Kiefermuskulatur ermöglicht werden. Diese Muskeln müssen ziemlich kräftig sein.

Das Kiefergelenk ist aus folgenden Gründen ein sehr ungewöhnliches Gelenk:

- Im Gelenk findet sich ein faserknorpeliger Gelenkkörper, dessen Bewegungen von Muskelfasern kontrolliert werden.
- Die Gelenkoberflächen sind eher faserig als von hyalinem Knorpel bedeckt.
- Es gibt sehr wenig Synovialgewebe.
- Es besitzt einen Gelenkhöcker, der den gleichmäßigen Bewegungsablauf unterbricht.

Wenn der Kiefer geöffnet wird, gleitet der Gelenkfortsatz des Kieferknochens anfänglich nach vorne und unten gegen die hintere Oberfläche des Gelenkhöckers. In der letzten Phase des Bewegungsablaufes gleitet der Gelenkfortsatz nach vorne unter den Gelenkhöcker. Wenn der Mund ganz geöffnet ist, sollte man in der Lage sein, drei Fingerknöchel übereinander zwischen die Zähne zu bringen.

Die wichtigsten Muskeln, die am Kiefergelenk Bewegungen ausüben, sind:

Um den Mund zu öffnen:

- M. digastricus
- M. mylohyoideus
- M. glenohyoideus

Um den Mund zu schließen:

- M. masseter
- M. temporalis
- M. pterygoideus medialis
- Der obere Anteil des M. pterygoideus lateralis

Um den Kiefer nach der Seite zu ziehen:

- Der M. temporalis der gleichen Seite (ipsilateral)
- Die Mm. pterygoidei der Gegenseite (contralateral)

Um den Kiefer nach vorne zu ziehen:

- M. masseter
- Die Mm. suprahyoidei
- Die Mm. pterygoidei

Aus der Sicht der TCM

Alle Leitbahnen mit *yang*-Charakter beginnen oder enden am Kopf. Daher ist diese Region des Körpers am meisten *yang* von allen Regionen. Der Hinterkopf und die Rückseite des Halses werden überzogen vom Lenkergefäß, der Blasenleitbahn und der Gallenblasenleitbahn. Von den anderen Leitbahnen, die über den Hals und den Unterkiefer ziehen, ist die Dünndarmleitbahn die wichtigste. Sie ist die am weitesten hinten liegende Leitbahn des Armes und damit auch dort die mit den stärksten *yang*-Eigenschaften. Die Magenleitbahn kontrolliert die Kaumuskeln.

Dem Wasser gesellt sich Holz als dominierendes Element hinzu. Angespannte subokzipitale Muskeln, M. trapezius und M. levator scapulae sind alle beteiligt bei vielen Erkrankungen der Halsmuskulatur. Das kann man gut verstehen als Symptomenkomplex von Gallenblase. Der Hals ist den Angriffen von Wind und Zugluft (Wind ist der klimatische Faktor des Elementes Holz) ebenso ausgesetzt wie der Kälte. Der Hals ist der Teil der Wirbelsäule, der am ehesten unmittelbar dem Wind ausgesetzt ist, sei es am Tag bei Aufenthalten im Freien, sei es in der Nacht durch Zugluft während des Schlafes. Die Emotion des Holzelementes ist der Ärger. Nach meiner Erfahrung ist Ärger die häufigste innerliche Ursache von Schmerzen im Nacken.

Punkte, die auf den Hals einwirken

Lokale Punkte

Gb 20 *fengchi*	wirkt auf die oberen Zervikalsegmente und den ganzen Kopf treibt Wind aus
Extrapunkt *bailao*	wirkt auf die unteren Zervikalsegmente und Fasern des M. levator scapulae im Nacken Lage: 1 *cun* lateral und 2 *cun* oberhalb von LG 14

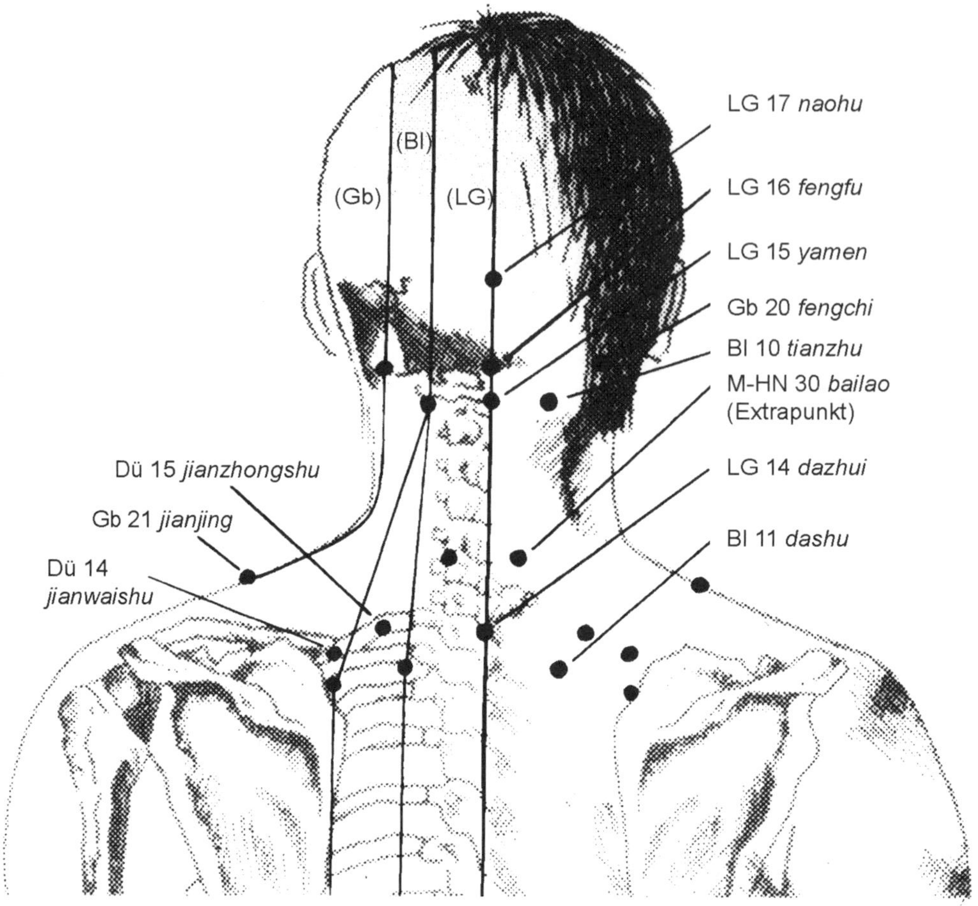

Abb. 12 Lokale und benachbarte Punkte am Hals

Extrapunkt *xinshi*	Lage: 1,5 *cun* lateral vom Processus spinosus von C3
Gb 21 *jianjiang*	angespannter Nacken, Triggerpunkt des oberen M. trapezius
LG 16 *fengfu*	Schmerzen und Steifigkeit im ganzen Hals
LG 14 *dazhui*	bei Eindringen von äußeren Pathogenen in die Gewebe des Halses
LG 13 *taodao*	bei chronischen Schmerzen im Hals
Dü 14 *jianweishu*	bei Steifheit, Triggerpunkt des M. levator scapulae
Dü 15 *jianzhongshu*	Triggerpunkt des M. splenius cervicis
Dü 16 *tianchuang*	Triggerpunkt des M. sternocleidomastoideus
3E 16 *tianyou*	Triggerpunkt des M. sternocleidomastoideus
3E 15 *tianliao*	Triggerpunkt des oberen Anteils des M. trapezius
Bl 11 *dashu*	einflussreicher Punkt für die Knochen

Fernpunkte

Extrapunkte	Lage: Auf dem Handrücken zwischen dem 2./3. *(luozhen)*, dem 3./4. sowie dem 4./5. Metakarpalknochen, jeweils 0,5 *cun* proximal vom Metakarpophalangealgelenk bei akuten Nackenschmerzen und Steifigkeit
Lu 7 *lieque*	Öffnungspunkt des Konzeptionsgefäßes, *luo*-Passagepunkt der Lungenleitbahn wenn äußere Pathogene eindringen und den Hals schädigen.
Dü 3 *houxi*	Öffnungspunkt des Lenkergefäßes bei Schmerzen und Steifigkeit im unteren und seitlichen Halsbereich
Dü 4 *wangu*	*yuan*-Quellpunkt der Dünndarmleitbahn
Dü 6 *yanglao*	*xi*-Grenzpunkt der Dünndarmleitbahn
3E 5 *waiguan*	Öffnungspunkt des *yang*-Verbindungsgefäßes, *luo*-Passagepunkt der Dreifacher Erwärmer-Leitbahn wenn äußere Pathogene in den Hals eindringen
Dü 7 *zhizhong*	*luo*-Passagepunkt der Dünndarmleitbahn bei Steifigkeit des ganzen Halses
Le 3 *taichong*	*yuan*-Quellpunkt und *shu*-Bachpunkt der Leberleitbahn wenn Spannung oder *qi*-Stagnation ein wichtiger Krankheitsfaktor ist
Gb 39 *xuanzhong*	*hui*-einflussreicher Punkt des Marks bei Steifigkeit, wenn äußere Pathogene eindringen oder bei vorliegender Mangelsituation
Bl 60 *kunlun*	bei Steifigkeit und Schmerzen
Bl 62 *shenmai*	Passagepunkt des *yang*-Fersengefäßes, gekoppelter Punkt des Lenkergefäßes

Untersuchung von Hals und Kopf

Der Patient ist in sitzender Position

Schauen Die Position des Kopfes, ob er nach vorne geneigt gehalten wird oder verdreht ist.
Wie passt die Kurve des Halses zum Verlauf der gesamten Wirbelsäule?

Tasten Abtasten mit leichtem Druck

Bewegen Untersuchung von:

- aktiver Beugung
- Streckung
- Rotation nach jeder Seite
- Neigung des Kopfes zu jeder Seite

Die Beweglichkeit der Schulter und des oberen Brustkorbs muss ebenfalls untersucht werden, um diese Bereiche des Körpers als mögliche Schmerzquellen zu erkennen oder auszuschließen.

Palpieren Die Segmente des Brustkorbs, die Ansatzwinkel der Rippen, den oberen Anteil des M. trapezius, den Ansatz des M. levator scapulae aus dieser Position heraus

Der Patient ist in liegender Position mit dem Gesicht nach oben

Bewegen passive Beugung des Halses, Seitneigung und Rotation des Kopfes, Beweglichkeit des Kiefers

Fühlen mit tiefer Palpation:

Die Okzipitalregion mit den Ansätzen der wichtigsten Muskeln

Die Akupunkturpunkte Gb 20, Bl 10, LG 15, LG 16

Die Interspinalräume

In der Grube zwischen den hinteren Halsmuskeln und dem M. sternocleidomastoideus. Diese Grube liegt über den seitlichen Wirbelgelenken, die häufig von Stagnationen betroffen sind.

Gb 21 (oberhalb der 1. Rippe) kneifen, um die Fasern des oberen M. trapezius zu testen.

Den M. sternocleidomastoideus

Die vorderen Halsmuskeln, besonders die Mm. scaleni
Die Kaumuskulatur: M. temporalis, M. masseter, Mm. pterygoidei laterales
Das Temporomandibulargelenk (Kiefergelenk)

Erkrankungen des Halses

Schmerzen im Halsbereich können sehr frustrierend und irritierend sein, deshalb ist der Spruch: „Mir sitzt ein Schmerz im Nacken" zu einem metaphorischen Ausdruck für alle möglichen Irritationen geworden.

In den meisten Fällen rührt der Schmerz von den Muskeln und Gelenken des Halses her, was die Suche nach den betroffenen Geweben vereinfacht. Meistens ist begleitend die Beweglichkeit des Halses eingeschränkt.

Schmerzen, die im Hals entstehen, können in den Kopf, in die Schultern, die Arme oder in die obere Thoraxregion ausstrahlen. Die Verteilung des ausstrahlenden Schmerzes gibt einen Hinweis auf die Lokalisation und die Art der zugrunde liegenden Erkrankung. Myofasziale Triggerpunkte haben ein charakteristisches Ausstrahlungsmuster von Schmerzen, das man erkennen kann, wenn man damit vertraut ist. Die Verteilung von Schmerzen oder Parästhesien entlang der Dermatome weist auf eine Erkrankung des Spinalnerven oder benachbarter Strukturen hin.

Zwei Arten von Funktionsstörungen tragen oft zur Entstehung von Erkrankungen am Hals bei, auch wenn sie nicht unbedingt selbst Schmerzen hervorrufen müssen. Das sind degenerative Prozesse der Gewebe der Wirbelsäule und übermäßige Muskelspannung. Weil sie so wichtig sind, werde ich darauf genauer eingehen, bevor ich zu den einzelnen Syndromen übergehe.

Degenerative Erkrankungen der unteren Halswirbelsäule

Die unteren Halswirbel sind die beweglichste Gruppe von Wirbeln in der ganzen Wirbelsäule. Von der gesamten möglichen Beugung/Streckung, Seitneigung und Rotation, die von der Wirbelsäule ermöglicht werden, findet der größte Anteil in der Halswirbelsäule zwischen C3 und C7/T1 statt.

Bewegung	Ganze Wirbelsäule	Untere Halswirbelsäule
Beugung/Streckung	240°	100°-110°
Seitneigung	75°-80°	35°
Rotation	90°	50°-55°

Die flexiblen Segmente der Halswirbelsäule liegen so in der Lordose, der nach vorne gebogenen Kurve, dass die oberen Flächen der Wirbelkörper eine Neigung nach vorne einnehmen. Das gilt für die Wirbelkörper C5 bis C7 am stärksten. Dadurch wird die Fähigkeit, senkrechte Kräfte zu tragen, vermindert. Die nach vorne ziehenden Kräfte des Gewichtes des Kopfes vergrößern sich und müssen getragen werden durch Bänder, Bandscheiben und Gelenkfortsätze.

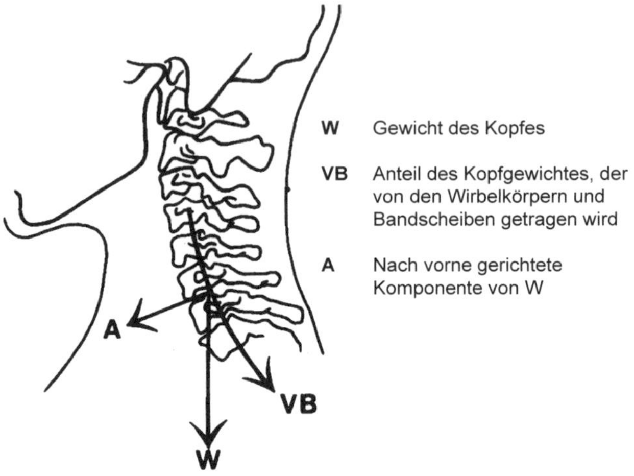

Abb. 13 Gewichtsverteilung des Kopfes

Diese Schwäche findet sich in einer Struktur, die einerseits ein Zehntel des Körpergewichts tragen muss, andererseits aber sehr flexibel sein soll und ist die Ursache dafür, dass die unteren Segmente der Halswirbel sehr anfällig für Verletzungen und degenerative Prozesse sind. Eine gewisse degenerative Veränderung der unteren Halswirbel ist sehr weit verbreitet und beginnt bei manchen Menschen schon im zweiten Lebensjahrzehnt. Im Laufe des Lebens wird sie häufiger und schwerer. Degenerative Veränderungen können in der ganzen unteren Halswirbelsäule stattfinden, besonders anfällig sind dafür aber die Wirbel C4-C6.

Chronische Muskelanspannung, schlechte Körperhaltung, schlechte Ernährung, Mangel an *qi* und Blut verschlimmern und beschleunigen die degenerativen Prozesse.

Die üblichen Veränderungen im Röntgenbild sieht man vor allem in den seitlichen und schrägen Aufnahmen der Halswirbelsäule. Es sind Verschmälerungen der Intervertebralräume, Osteophyten der Wirbelkörperränder, apophytisches Knochenwachstum an den Spinalgelenken.

Behandlung:

Wenn man die degenerativen Prozesse der unteren Halswirbelsäule für eine die Beschwerden mitbedingende Ursache hält, können die folgenden Schritte helfen:

- Tiefe und anregende **Massage**
- **Mobilisationen** besonders wiederholte Traktionen (Halsziehen, wenn der Patient ausatmet; den Zug nachlassen, wenn der Patient einatmet)
- **Übungen** tägliches leichtes Training
- **Akupunktur**
  - Lokale Punkte Extrapunkt *bailao*
  - Fernpunkte Dü 3 *houxi*, Gb 39 *xuanzhong*

Verspannungen: Übermäßige Spannung in den Muskeln, die Kopf und Hals bewegen und tragen

Sehr starke Anspannung der Muskulatur trägt ein Weiteres dazu bei, die mechanische Belastung der Strukturen des Halses zu erhöhen. Die wichtigsten Gründe für erhöhten Muskeltonus sind:

- Haltungsfehler: Eine verstärkte Kyphose der Brustwirbelsäule erfordert eine verstärkte Lordose der Halswirbelsäule, um die Beziehung zwischen den Augen und der äußeren Welt aufrecht zu erhalten. Dies führt zu einer Verspannung und Verkürzung der hinteren Halsmuskeln.
- Verstärkte Belastung: Jede lang anhaltende Tätigkeit, die das Anheben der Schultern erfordert, wie zum Beispiel Überkopfarbeit (Decken streichen) oder Maschineschreiben an einer zu hoch gelegenen Tastatur kann zu einer verstärkten Anspannung der Halsmuskulatur, besonders des M. trapezius und des M. sternocleidomastoideus, führen.
- Psychologische Ursachen: Der Hals ist eine Region des Körpers, die anfällig ist gegenüber körperlichen Angriffen. Wenn man bedroht wird, ist die übliche Reaktion des Menschen, die hinteren Nackenmuskeln anzuspannen. Damit wird die Nackenregion verkleinert und verstärkt. Wir Menschen reagieren auf Bedrohung immer so, als ob diese unmittelbar und physisch stattfindet, wie wenn ein Schlag von einem

Feind von hinten ausgeführt wird, auch wenn die Bedrohung eher potenziell als aktuell ist und eher auf das Selbstverständnis als auf das physische Selbst gerichtet ist. Die Antwort des Körpers kann chronisch werden, zu einer Verkürzung der hinteren Nackenmuskulatur und einer Kontraktion der dazugehörenden bindegewebigen Strukturen führen.

Ebenso wie die Entwicklung degenerativer Veränderungen kann auch die verstärkte Muskelspannung bei vielen Fällen von Schmerzen des Halses eine Rolle spielen. Massage und die Akupunktur von *ah shi*-Punkten bessern die Symptome in diesen Fällen, aber man muss vorrangig die Ursache der Spannung berücksichtigen.

Akuter steifer und schmerzhafter Hals (Tortikollis)

Ebenso wie bei anderen beschreibenden Begriffen wie „frozen shoulder" oder „gereizte Hüfte" bezeichnet Schiefhals oder Tortikollis eine Gruppe von Syndromen, die mit ähnlichen Zeichen und Symptomen auftreten. Diese sind:

- Schmerzen im Nacken, meistens in den Hinterkopf oder in die Schulter ausstrahlend.
- Bewegungseinschränkung von Hals und Kopf.
- Meistens schlimmer auf einer Seite.
- Akuter Beginn.

Ich werde die wichtigsten Arten dieser Erkrankung aus der Sicht der TCM und der westlichen Schulmedizin beschreiben. Man sollte beachten, dass es große Überschneidungen dieser Beschreibungen gibt. Die Behandlung nach TCM ist bei allen Formen ähnlich, aber die genaue Untersuchung und Austestung wird dazu beitragen, die Behandlung noch genauer und effektiver zu gestalten.

Eindringen von Wind und Kälte

Dies ist eine sehr gebräuchliche und allgemeine Beschreibung nach der TCM bei einem akuten Schiefhals und überschneidet sich natürlich mit den Erkrankungen, die in der Schulmedizin beschrieben werden. Ich neige dazu, bei einem akuten Schiefhals in diesen Begriffen zu denken, wenn die Vorgeschichte darauf hindeutet, dass jemand Wind und Kälte ausgesetzt gewesen ist, oder wenn die Symptome zeigen, dass die Stagnation *qi* mehr als Blut betrifft (sie reagiert gut auf Massage, die Symptome wechseln, usw.).

Zeichen und Symptome:

- Generalisierte Schmerzen und Steifheit des Halses, manchmal auf einer Seite verstärkt.
- Oberflächliche Druckempfindlichkeit.
- Die Symptome verschlimmern sich bei Kälte und Wind.
- Akuter Beginn. Häufig wacht der Patient damit auf.

In der Anamnese ist oft zu finden, dass der Patient kalter Zugluft ausgesetzt gewesen ist. Die Diagnose ist besonders klar, wenn man auch klaren Schnupfen findet, keine Schweißsekretion und einen oberflächlichen Puls. Diese Symptome fehlen aber häufig.

Ein schiefer Hals kann ohne einen zugrunde liegenden degenerativen Prozess auftreten. Wenn jedoch degenerative Veränderungen vorhanden sind, sind die auftretenden Symptome und Zeichen meistens schlimmer.

Behandlung:

- Wind und Kälte austreiben

- **Akupunktur**
  - Lokale Punkte Gb 20 *fengchi*
    Gb 21 *jianjing*
    Bl 12 *fengmen*
    LG 16 fengfu
    LG 14 dazhui
    Mit sedierenden Methoden auf den lokalen Punkten
  - Fernpunkte Lu 7 lieque und Di 4 hegu
    oder
    3E 4 *waiguan* und Gb 39 *xuanzhong*

- **Wärme** Bei Einwirkung von Kälte auf die Halsmuskeln finde ich die Anwendung einer heißen Packung besser als Moxibustion. Man kann den Patienten raten, stündlich eine Wärmflasche für jeweils 20 Minuten auf den Hals zu halten, bis die Schmerzen verschwinden und die Beweglichkeit wieder hergestellt ist.

Erkrankungen der Halswirbelsäule von C3-C7/ Muskuläre Triggerpunkte der hinteren Halswirbelsäule

Die unteren zervikalen Facettengelenke können infolge eines Traumas durch eine plötzliche unerwartete Bewegung oder durch Überlastungen geprellt werden und sich entzünden. Die Gelenkkapseln und die Haltebänder können anschwellen und sich verspannen und die kleinen Muskeln, die über dem Gelenk liegen, können sich anspannen und druckempfindlich werden. Ob dabei die Gelenke oder die Muskeln die primäre Ursache der Beschwerden sind, interessiert uns an dieser Stelle nicht.

Die Stagnation kann im Bereich des Gelenkes und in den kleinen Muskeln sehr leicht getastet werden. Am besten tastet man dabei in der Grube zwischen dem M. trapezius und dem M. sternocleidomastoideus. Bei genauer Palpation kann man das betroffene Segment herausfinden.

Die Störung der kleinen Gelenke ist eher zu erwarten und mit schwereren Symptomen, wenn gleichzeitig degenerative Veränderungen vorhanden sind.

Die *zang-fu* Leber und Gallenblase sollten auf zugrunde liegende Disharmonien untersucht werden.

Zeichen und Symptome:

- Schmerzen im Nacken, schlimmer auf einer Seite, im Allgemeinen stärker, wenn der Kopf auf die Gegenseite gedreht wird.
- Eingeschränkte passive Beweglichkeit, im Allgemeinen auf der dem Schmerz entgegengesetzten Seite.
- Die Schmerzen strahlen oftmals in die Schulter und manchmal in den Arm aus.
- Druckschmerzhaftigkeit über den betroffenen Gelenken.

Behandlung:

- Die lokale Stagnation zerstreuen und eine gesunde Zirkulation von *qi* und Blut in der Region wieder herstellen.

- **Akupunktur**

  Bei sehr akuten Zuständen, etwa innerhalb der ersten 48 Stunden nach einem Trauma, kann die Wahl von bestimmten Fernpunkten mit den besten bekannten Wirkungen angebracht sein. Die Besten sind dabei auf der Hand: nämlich der empfindlichste der Punkte entweder proximal des 2. und 3. *(luozhen)*, proximal des 3. und 4. oder proximal des 4. und 5. Metakarpophalangealgelenks auf der dorsalen Handfläche. Sie werden auf der betroffenen Seite mit starker Stimulation behandelt, während der Patient den Hals innerhalb des schmerzfreien Bewegungsmaßes bewegt. Nach ein bis zwei Tagen kann die folgende Behandlung zusätzlich oder an Stelle dieser Punkte angewendet werden:

Ah shi-Punkte/Lokale Punkte	*bailao* oder *xinshi* schräg in Richtung auf die Region der Stagnation zu akupunktiert
Benachbarte Punkte	auch am oberen Rücken, wenn indiziert
Fernpunkte	Gb 39 *xuanzhong*, Dü 3 *houxi*

- **Wärme** eine heiße Packung auf den hinteren und seitlichen Hals
- **Massage** tief und beruhigend
- **Mobilisation** und Manipulation ist meistens die beste Behandlung

Triggerpunkte des M. levator scapulae

Triggerpunkte in einem von den Levatoren kann ebenfalls einen akuten schmerzhaften und steifen Hals verursachen. In diesen Fällen findet man die Schmerzen auf derselben Seite wie die Dysfunktion. Triggerpunkte im M. splenius cervicis können zusätzlich vorhanden sein. Wenn man sie findet, kann man sie durch *ah shi*-Punkte behandeln.

Zeichen und Symptome:

- Schmerzen im Winkel des Halsansatzes, der in die Schulter ausstrahlt, der sich bei Streckung und Drehung des Halses auf dieselbe Seite (über die Schulter schauen) verschlimmert.
- Eingeschränkte und schmerzhafte Drehung zur gleichen Seite.

Behandlung:

- **Akupunktur**

Ah shi-Punkte	meistens sind auf beiden Seiten die Triggerpunkte in der Nähe des Ansatzes am oberen Winkel der Skapula (in der Nähe von Dü 14 *jianwaishu*) aktiv, sowie die am hinteren Hals in der Nähe von *bailao*, und müssen akupunktiert werden. *Bailao* sollte mehr horizontal akupunktiert werden, um mit der Nadel durch die angespannten Muskelbänder zu stechen, die man hier findet.
Fernpunkt	Dü 3 *houxi*

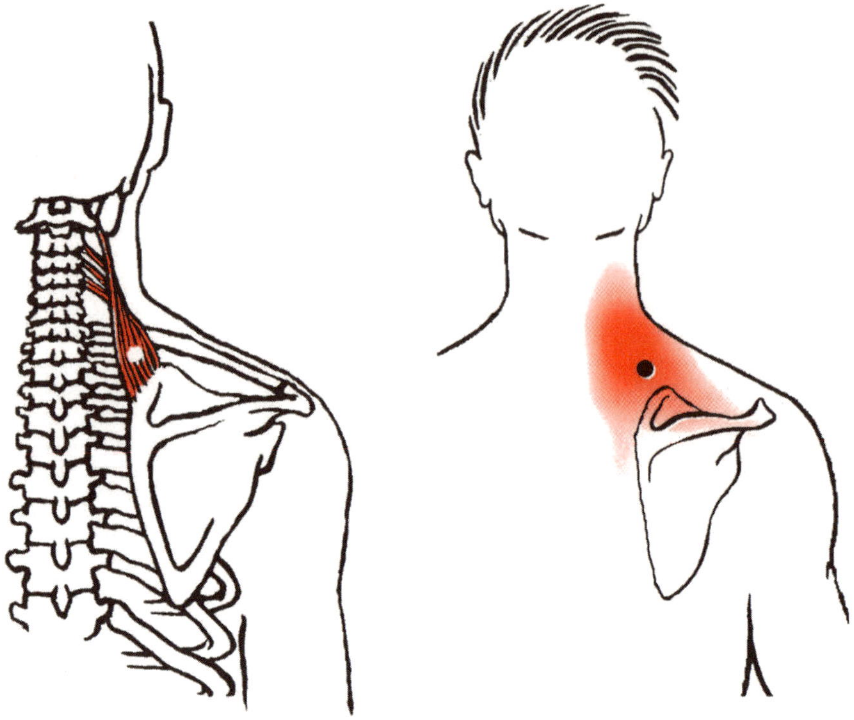

Abb. 14 Triggerpunkte des M. levator scapulae und ausstrahlende Schmerzen

Schleudertrauma

Schnell aufeinander folgende Beugung und Streckung des Halses bzw. Streckung und Beugung werden Schleudertrauma genannt. Die damit verbundenen Verletzungen, die Schleudertraumafolgen, sind besonders häufig nach Autounfällen zu finden.

Die Schäden sind meistens weit verbreitet und oft nur mikroskopisch erkennbar. Im Allgemeinen ist der M. sternocleidomastoideus betroffen, die spinalen Bänder und die Kapseln der Facettengelenke. Am meisten sind die Segmente C3-6 betroffen. Degenerative Veränderungen, die vorher schon da sind, können die Kräfte, die das Schleudertrauma verursachen, regelrecht anziehen und die Schäden vergrößern.

Zeichen und Symptome:

- Schmerzen an der Seite des Halses und im Nacken
  Verschlimmerung bei Bewegung
  Dauer der Beschwerden länger als bei den vorangegangenen Syndromen (Monate)
  Ausstrahlung in die Schulter, den Arm und in den oberen Rücken

- Steifheit
- Es gibt ein entsprechendes Trauma in der Anamnese, das zum Schleudertrauma passt

Behandlung:

Ein Schleudertrauma kann sehr schwierig zu behandeln sein, wahrscheinlich deshalb, weil die Verletzungen sich über ein großes Gebiet verteilen.

In der ersten Woche:

- **Eisauflagen** innerhalb der ersten 48 Stunden
- **Mobilisation** vorsichtige aktive Übungen oder passive Bewegungen
- **Akupunktur** die empfindlichsten Punkte proximal der Metacarpophalangealgelenke 2/3, 3/4, 4/5 auf der dorsalen Handfläche (*luozhen*). Dabei soll der Patient vorsichtig den Kopf in der schmerzfreien Zone bewegen.

Nach einer Woche:

- **Massagen** tief und stimulierend, vor allem, wenn die Situation schon chronisch ist (Wochen später)

- **Akupunktur**
  - *Ah shi*-Punkte Triggerpunkte in den Mm. sternocleidomastoideus und trapezius
  - Lokale Punkte *bailao* oder *xinshi*
  - Fernpunkte Dü 3 *houxi*, Bl 62 *shenmai*

- **Kräuter** um die zusätzlich vorhandenen Mängel zu behandeln. Das lohnt sich, weil ein Mangel von *qi* und Blut die Heilung bei dieser Erkrankung mehr behindert als bei anderen.

- Manipulationen sind nicht hilfreich.

Schmerzen und Versteifungen der oberen Halswirbelsäule

Die obersten zwei Halswirbel und das Hinterhaupt bilden eine sehr spezielle funktionelle Einheit. Die subokzipitalen Muskeln kontrollieren die feinen Bewegungen des Kopfes und die Bewegungen zum Haltungsausgleich, damit die Augen auf der Horizontalebene gehalten werden können. Sie sind in den meisten Fällen auch die Ursache für subokzipitale Schmerzen.

Behandlung:

- **Akupunktur**
  - *Ah shi*-Punkte — dazu muss man die subokzipitalen Muskeln untersuchen (s. auch den Abschnitt über die Erkrankungen der Wirbelgelenke).
  - Lokale Punkte — Gb 20 *fengchi* und *ah shi*-Punkte in der Subokzipitalregion, wenn Gb 20 nicht ausreicht.
  - Benachbarte Punkte — dazu untersucht man den ganzen M. trapezius auf Triggerpunkte.
  - Fernpunkte — Le 3 *taichong*, Gb 39 *xuanzhong*

Angespannte Halsmuskulatur ohne Versteifung

Angespannte Halsmuskeln entstehen oft durch Triggerpunkte im M. trapezius.

Zeichen und Symptome:

- Ein Gefühl der Spannung hinten und seitlich am Hals. Die Person hat das Bedürfnis, den Hals zu strecken. Bei der Untersuchung ist die passive Beweglichkeit nicht eingeschränkt. Unwohles Gefühl in der Subokzipitalregion und oft Druckempfindlichkeit in der Nähe des Punktes Bl 10.
- Häufig begleitet durch temporale Kopfschmerzen.

Behandlung:

- 3E 15 *tianliao* oder Gb 21 *jianjing* von vorne nach hinten oder von hinten nach vorne akupunktieren, sodass die Nadeln durch die dichtesten Bandanteile des oberen und vorderen und des oberen und hinteren Faseranteils des Muskels gehen. Niemals senkrecht akupunktieren, damit man nicht die Lunge punktiert.

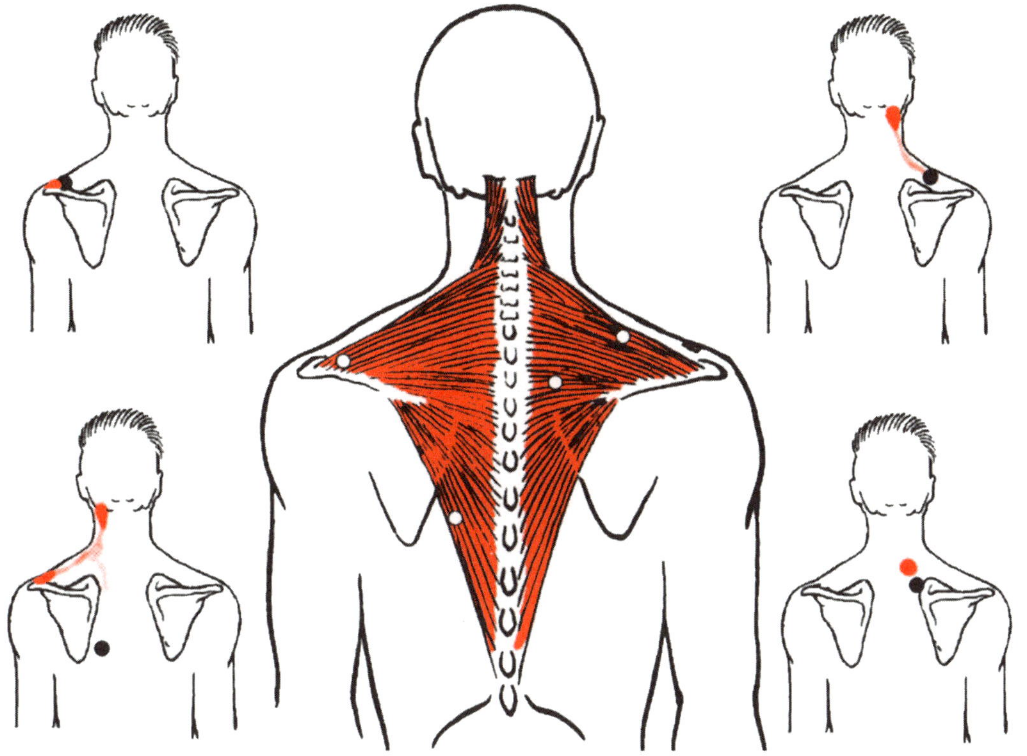

Abb. 15 Triggerpunkte im mittleren und unteren Bereich des M. trapezius und Schmerzausstrahlung

Chronische Schmerzen im Nacken

Jedes der beschriebenen Syndrome mit akuten Schmerzen im Nacken kann chronisch werden, entweder indem es über eine sehr lange Zeit besteht (Monate oder Jahre) oder indem es immer wieder zu akuten Attacken kommt. Bei chronischen Schmerzen im Nacken ist die Situation meistens komplizierter. Die Stagnation findet sich eher in verschiedenen Regionen. Eine gründliche Untersuchung ist in allen Fällen erforderlich. Anstatt jede Form einzeln zu behandeln, werde ich eine Anzahl von Behandlungsvorschlägen geben, die geeignet sind, als Modifikationen oder zusätzlich zu den Behandlungsvorschlägen bei akuten Schmerzen angewendet zu werden.

- Die persistierende Stagnation erfordert die ständige und manchmal auch kräftige zerstreuende Technik. Dies kann sowohl lokal geschehen als auch durch die Regulierung der Zirkulation des *qi* in den Leitbahnen über Fernpunkte.

- Der Anteil myofaszialer Schmerzen. Myofasziale Triggerpunkte sind meistens nicht die einzigen Ursachen von chronischen Nackenproblemen. Aber sie können eine wichtige Quelle von Schmerzen sein und sollten deshalb immer behandelt werden. Die wichtigsten liegen in den folgenden Muskeln:
  - M. levator scapulae
  - M. trapezius, die oberen Faserbündel
  - M. splenius cervicis
  - Die subokzipitale Muskelgruppe.
- Die Behandlung der oberen Thoraxwirbelsäule über die Punkte LG 13, Bl 12, Bl 13 und des unteren Rückens ist meistens erforderlich.
- Die *ah shi*-Punkte in der Nähe der Gelenke (besonders *bailao*) sollten tief und präzise akupunktiert werden, damit man die Stagnation so nahe wie möglich am Gelenk behandelt.
- Nützliche Fernpunkte zur Behandlung von chronischen Nackenschmerzen sind:
  - Le 3 *taichong*
  - Gb 39 *xuanzhong*
  - Dü 3 *houxi*, eventuell zusammen mit Bl 62 *shenmai*
- Wie bei allen chronischen Erkrankungen sucht man nach zugrunde liegenden Störungen, die begünstigende Faktoren darstellen, und behandelt sie. Die wichtigsten sind hier:

<u>Leber-*qi*-Stagnation.</u> Diese führt zu übermäßiger Anspannung der Halsmuskulatur und hat oft emotionale Ursachen. Sie stellt eine Grundlage für die Entwicklung myofaszialer Triggerpunkte dar und bewirkt eine exzessive Belastung der Halswirbelgelenke.

Behandlung:
  - Le 3 *taichong*
  - Gb 34 *yanglingquan*
  - *Xiao yao wan* (Umherstreifen Pulver) als Kräuterrezept

<u>Blutmangel (Blut *xu*)</u> Chronischer Mangel an Blut führt zur Übererregbarkeit im Hals und oberen Rücken. Der Zustand dieser Patienten verschlechtert sich mit tiefer Massagetechnik und Manipulation. Sie haben häufig Kopfschmerzen und fühlen sich meist sehr erschöpft. Im Allgemeinen handelt es sich um Frauen.

Behandlung:

Kräuterrezepte, z. B. *ba zhen wan* (Acht Schätze Pille) sind die wirksamste Behandlung für diese Erkrankung.

Neurologische Zeichen und Symptome, die von Störungen des Halses herrühren können

Einwirkung von Druck oder Zug auf einen Spinalnerven an der Stelle, an der er den Wirbelkanal durch das Foramen hindurch verlässt, beeinträchtigt die Funktion des Nerven. Der Druck kann durch eine sich vorwölbende Bandscheibe, durch Osteophyten, hypertrophierte Facettengelenke oder durch eine Schwellung infolge einer Entzündung irgendeiner angrenzenden Struktur ausgeübt werden. Das Hauptsymptom sind Veränderungen der Empfindungen, meistens als Kribbeln oder Taubheit, im zugehörigen Dermatom des Spinalnerven. In den vom betreffenden Spinalnerven versorgten Muskeln kann es zu Schwäche kommen. Die Lokalisation und das Ausmaß der Kompression bestimmen den Ort und die Stärke der Symptomatik.

Die Behandlung ist ähnlich wie bei den Erkrankungen der Zervikalgelenke, die lokale Therapie richtet sich auf das betroffene Segment. Kräuter, die erwärmen und die Blutstagnation bewegen, können auch hilfreich sein, z. B. *xiao huo luo dan* (Kleine besondere Pille zur Belebung der Kollateralen).

Einige andere neurologische Syndrome führen auch zur Kompression von Nerven in Arm und Schulter und können neurologische Symptome hervorrufen. Die häufigsten sind die Skalenusenge (Triggerpunkte) und das Karpaltunnelsyndrom.

Triggerpunkte der Skalenusmuskulatur

Triggerpunkte in den Skalenusmuskeln haben ein charakteristisches Muster der Schmerzausstrahlung: in den oberen Thoraxbereich, an die Hinterseite der Schulter, entlang der lateralen und radialen Seite des Armes. Angespannte Bänder von Triggerpunkten in den vorderen und medialen Skalenusmuskeln können den Plexus brachialis so stark komprimieren, dass neurologische Symptome an der Ulnarseite des Unterarmes und in der Hand hervorgerufen werden.

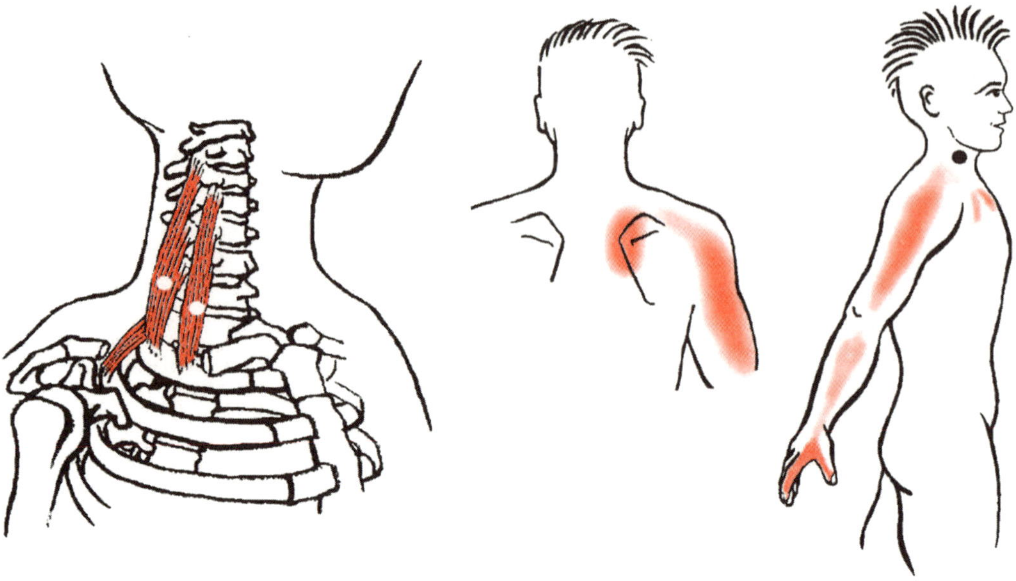

Abb. 16 Triggerpunkte der Skalenusmuskulatur und Schmerzausstrahlung

Dysfunktion der Kiefer

Es gibt in der Literatur viele Unstimmigkeiten bezüglich Art und Ursachen von Dysfunktionen des Kiefergelenkes, wobei sich oftmals die Prioritäten der unterschiedlichen Berufszweige widerspiegeln, die sich damit befassen.

Die wesentlichen Schmerzquellen sind die Gelenkstrukturen und die Muskeln, die das Gelenk bewegen. In den letzten Jahren bewegt sich die Meinung mehr vom Gelenk zu den myofaszialen Geweben als den Hauptschuldigen hin.

Die oberen Zervikalgelenke sind funktionell eng mit dem Kiefergelenk verbunden. Es ist daher immer sinnvoll, hier mit dem Punkt Gb 20 *fengchi* bei Kieferproblemen zu behandeln. Auch umgekehrt macht es Sinn, also die Behandlung des Kiefergelenkes bei Erkrankungen der oberen Zervikalsegmente.

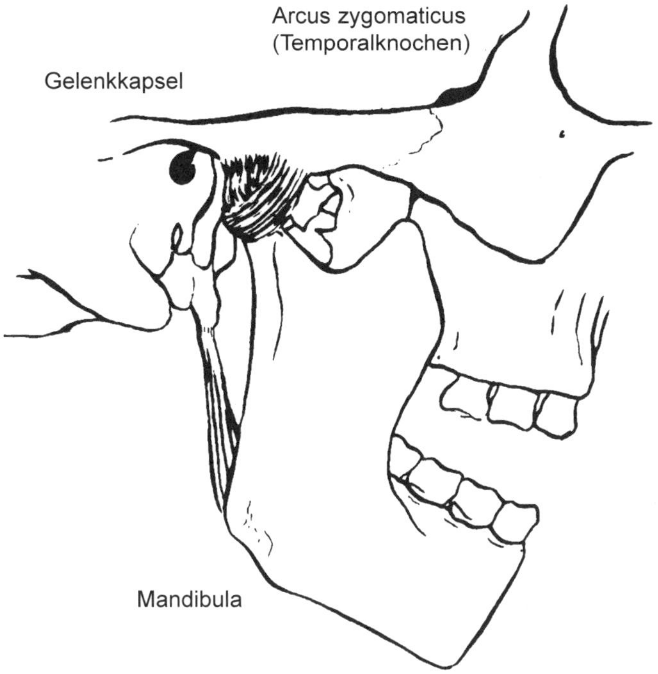

Abb. 17 Das Temporomandibulargelenk

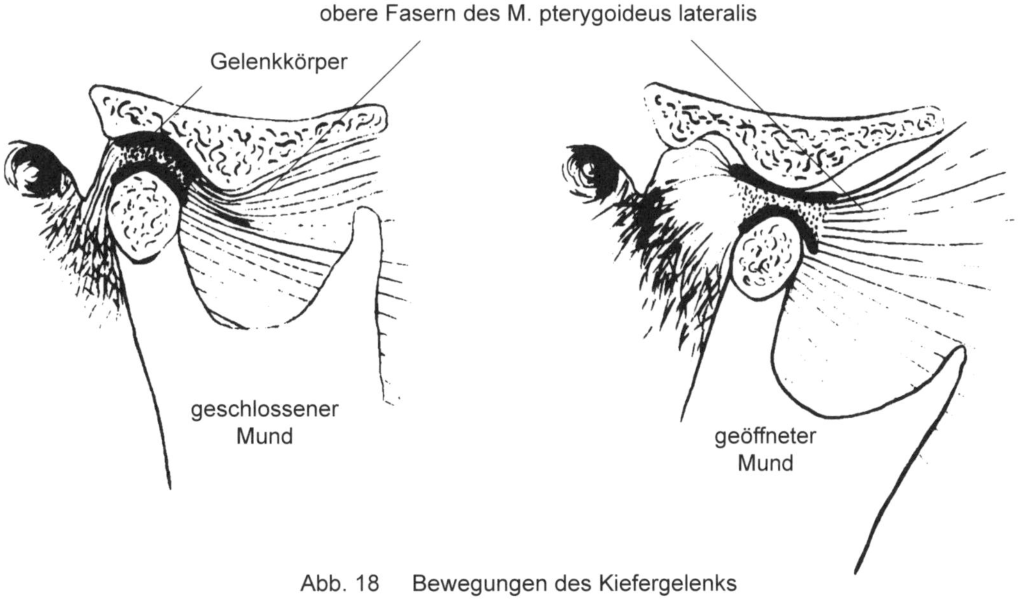

Abb. 18 Bewegungen des Kiefergelenks

Myofasziale Dysfunktion

Myofasziale Syndrome des Kiefergelenkes können folgende charakteristische Zeichen aufweisen:

- Einseitiger Schmerz vor dem Ohr oder im Ohr
- Druckempfindlichkeit der Kaumuskulatur
- Klicken im Kiefergelenk sowie Schmerzen und Druckschmerzhaftigkeit
- Vermindertes Bewegungsausmaß des Kiefergelenkes

Die wesentliche myofasziale Komponente bei einer Kiefergelenkdysfunktion betrifft die oberen Fasern des M. pterygoideus lateralis. Diese Fasern sind dafür verantwortlich, dass der Gelenkkörper nach vorne gezogen wird, wenn der Kiefer geöffnet wird, damit der Gelenkkörper immer zwischen der Mandibularkondyle und dem Gelenkfortsatz des Temporalknochens liegt. Wenn der Kiefer sich schließt, lassen diese Muskelfasern den Gelenkkörper langsam wieder nach hinten mit den Kondylen gleiten.

Eine Anspannung dieses Muskels hindert den Gelenkkörper daran, wieder vollständig in seine Ausgangsstellung zurückzugleiten, wenn der Mund sich schließt. Wenn der Mund sich öffnet, gibt es ein Klickgeräusch, wenn die Kondyle des Unterkiefers auf den zurückgezogenen Gelenkkörper hinaufgleitet. In schweren Fällen kann die Kondyle nicht auf den Gelenkkörper gleiten und der Kiefer ist blockiert. Die Akupunktur des Punktes Ma 7 *xiaguan* penetriert diesen Muskel und löst die Aktivität des Triggerpunktes. Damit wird oft eine Schmerzerleichterung im Kiefergelenk erreicht und ein Nachlassen der Klickgeräusche.

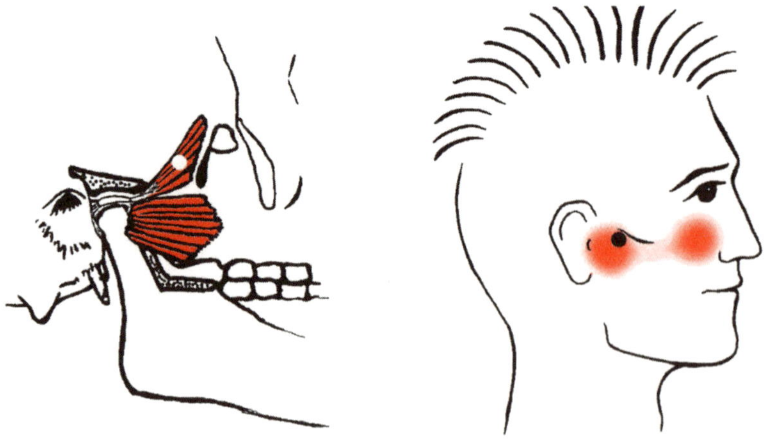

Abb. 19 Triggerpunkte des M. pterygoideus lateralis und Schmerzausstrahlung

Probleme mit Gebiss und Biss spielen eine gewisse Rolle bei der Entwicklung von myofaszialen Schmerzen am Kiefergelenk, aber auch psychologische Faktoren sind sehr wichtig und müssen immer berücksichtigt werden. Knirschen mit den Zähnen und das Zusammenbeißen der Kiefer sind ganz gebräuchliche Stressreaktionen. Allein diese können schon Symptome erzeugen. Besonders der M. masseter ist bei dieser Aktivität beteiligt. Ma 6 *jiache* ist der Punkt mit der größten Wirkung auf diesen Muskel und an dieser Stelle finden sich auch oft Triggerpunkte.

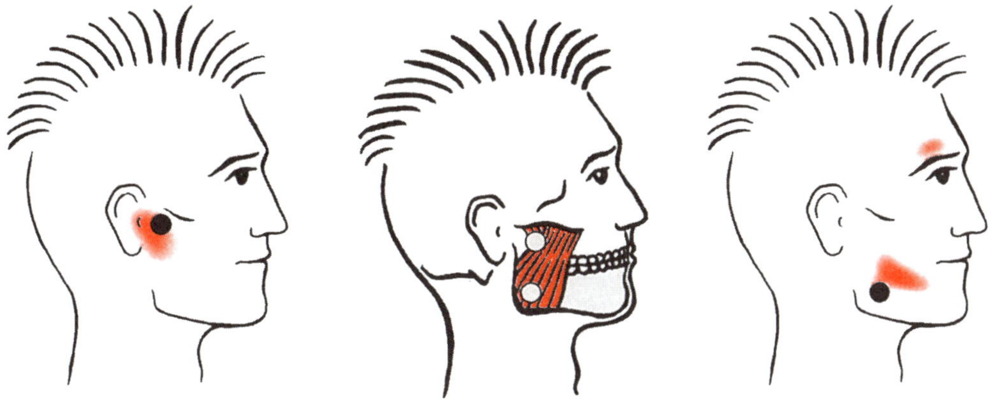

Abb. 20 Triggerpunkte des M. masseter und Schmerzausstrahlung

Auch der M. temporalis *(um taiyang)* sollte auf starke Spannung und Druckschmerzhaftigkeit hin untersucht werden.

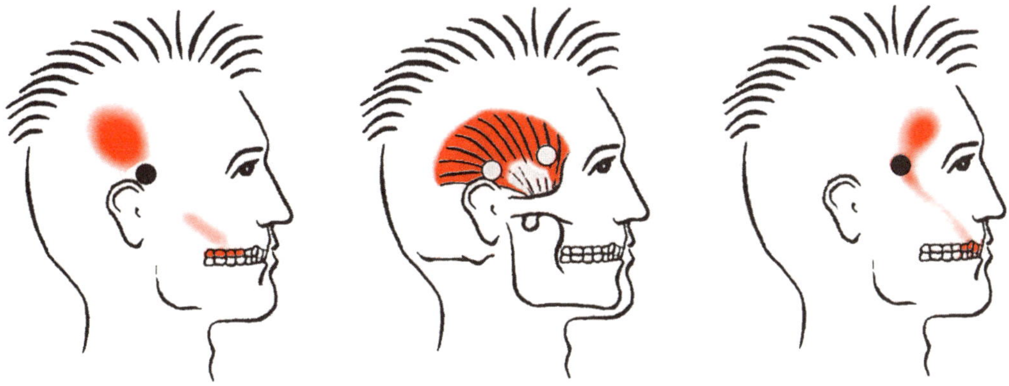

Abb. 21 Triggerpunkte des M. temporalis und Schmerzausstrahlung

Dysfunktion des Temporomandibulargelenkes

Das Gelenk ist wie alle anderen Gelenke auch degenerativen Veränderungen ausgesetzt, die Symptome produzieren können. Die Symptome entstehen dann oft nach Traumen (Schleudertrauma oder Traktion) oder nach myofaszialer Zerrung.

Es gibt drei Punkte, die sehr nah am Gelenk liegen und eine direkte Wirkung darauf haben. Sie sind lokalisierbar durch ihre Beziehung zum Tragus:

3E 21 *ermen*	vor dem oberen Knoten des Tragus
Dü 19 *tinggong*	vor dem Tragus, wahrscheinlich der wirkungsvollste Punkt von den Dreien
Gb 2 *tinghui*	vor dem unteren Knoten des Tragus

Fernpunkte, die einen Einfluss auf das Kiefergelenk ausüben, sind die folgenden:

Ma 41 *jiexi*
Ma 36 *zusanli*
Di 4 *hegu*
Le 3 *taichong*

Kopfschmerzen aufgrund von myofaszialen Störungen

Spannungskopfschmerz ist die häufigste Kopfschmerzform. Diese Schmerzen werden mit Akupunktur am besten so behandelt, indem man als lokale Punkte die Triggerpunkte in den entsprechenden Muskeln akupunktiert und als Fernpunkte die zugrunde liegende Disharmonie (z. B. häufig Leber-*qi*-Stagnation) behandelt.

Triggerpunkte in den folgenden Muskeln können **Kopfschmerzen im Hinterkopf** produzieren:

- Die hinteren zervikalen Muskeln um den Wirbel C3 herum
- Die subokzipitalen Muskeln in der Nähe von Gb 20 *fengchi*
- Der M. splenius cervicis

Triggerpunkte in den folgenden Muskeln können **Schmerzen in der Schläfe** (temporale Kopfschmerzen) hervorrufen:

- Die oberen Fasern des M. trapezius in der Nähe von Gb 21 *jiangjing*
- Der M. temporalis in der Nähe von Extrapunkt *taiyang*

Triggerpunkte in den folgenden Muskeln können **Stirnkopfschmerzen** hervorrufen:

- Jeder der beiden Köpfe des M. sternocleidomastoideus
- Der M. masseter

Ich habe herausgefunden, dass manche Arten von anhaltenden parietalen Kopfschmerzen sehr gut auf die direkte Nadelung der schmerzempfindlichsten Punkte in der Faszie unter der Kopfhaut in der betroffenen Region reagieren.

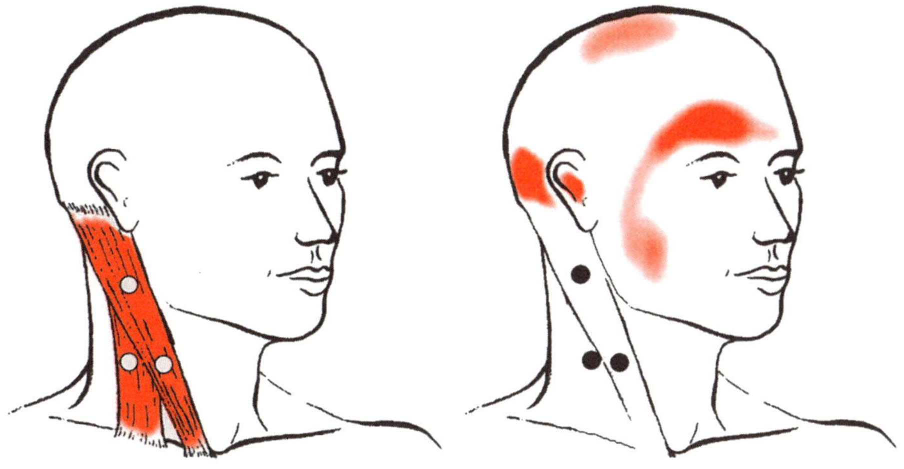

Abb. 22 Triggerpunkte des M. sternocleidomastoideus und Schmerzausstrahlung

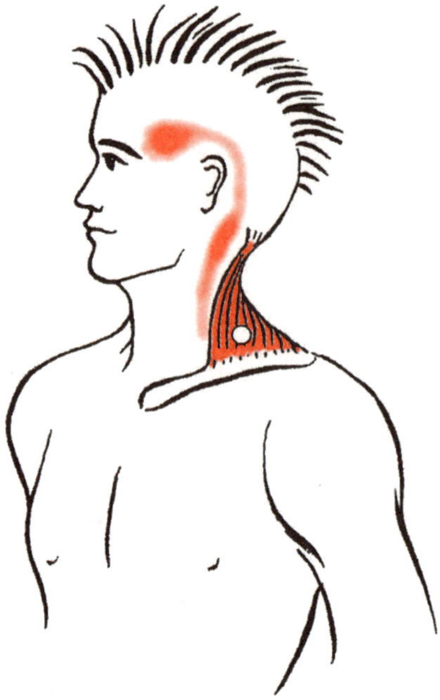

Triggerpunkte des oberen M. trapezius und Schmerzausstrahlung

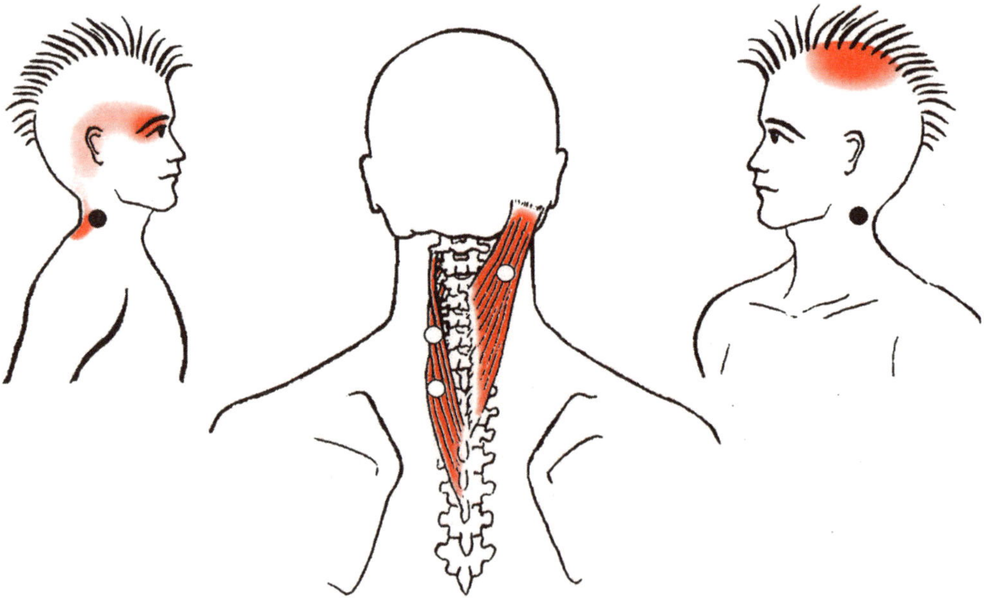

M. splenius cervicis

M. splenius capitis

Abb. 23 Triggerpunkte des M. trapezius, M. splenius cervicis und M. splenius capitis und Schmerzausstrahlung

Brustwirbelsäule und Brustkorb

Die Brustwirbelsäule ist der Anteil der Wirbelsäule, der die Rippen trägt. Die Brustwirbelsäule, die Rippen, das Sternum (Brustbein) und assoziierte Strukturen bilden den Brustkorb, der Herz und Lungen schützt und das Atmen ermöglicht.

Es gibt 12 Brustwirbel mit den folgenden Besonderheiten:

- Die Wirbelkörper sind herzförmig und schmaler als die lumbalen Wirbelkörper, aber wiederum größer als die zervikalen Wirbelkörper.
- Die Querfortsätze sind besonders breit; die Querfortsätze der Brustwirbel 1-10 haben auf ihrer Vorderseite eine flache Aushöhlung (Fassette), an der jeweils eine Rippe mit einem Gelenk ansetzt.
- Die Dornfortsätze zeigen mehr nach unten als bei der Halswirbelsäule oder der Lendenwirbelsäule.

Die Brustwirbel sind so gestaltet, dass sie hauptsächlich die Beugung und Streckung der Wirbelsäule gestatten, nur eine sehr geringe Rotation und Seitneigung ist möglich.

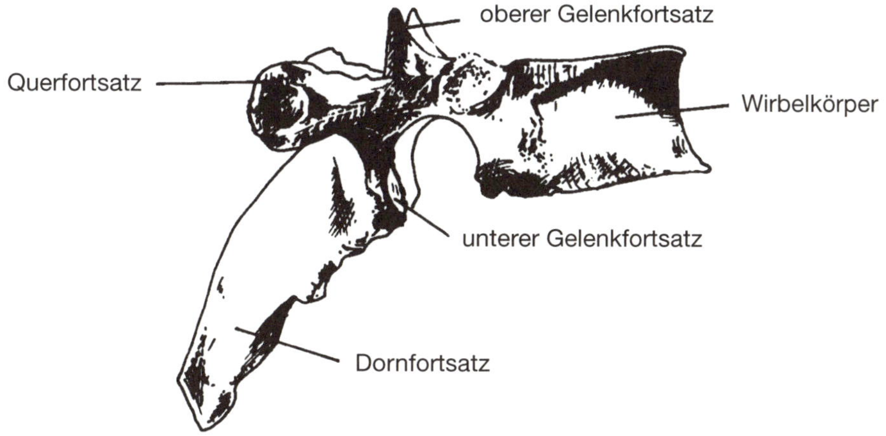

Abb. 24 Ein typischer Brustwirbel

Der Mensch besitzt 12 Rippenpaare

- Die Rippen 1-7 verbinden sich mit dem Sternum über den Rippenknorpel.
- Die Rippen 8-10 besitzen ebenfalls Rippenknorpel, die sich untereinander verbinden und mit dem siebten Rippenknorpel zusammenfließen.
- Die 11. und 12. Rippen haben freie Rippenenden, die nicht mit dem Sternum verbunden sind.

Jede Rippe besitzt:

- Ein Rippenköpfchen, das sich mit dem Wirbelkörper verbindet.
- Einen Rippenhals, das ist der schmale Abschnitt, der auf das Köpfchen folgt.
- Einen flachen und gebogenen Schaft.
- Einen Rippenwinkel an der Stelle der größten Biegung der Rippe, darüber liegen die Punkte der äußeren Blasenleitbahn (Bl 41-50).

Jede Rippe verbindet sich gelenkig mit jeweils zwei benachbarten Wirbelkörpern. Diese Gelenke sind durch ein dazwischenliegendes Band von einander getrennt und wiederum durch eine Kapsel verbunden, die das Ganze zu einem einzigen Gelenk macht. Außerdem gibt es ein weiteres auch synoviales Gelenk zwischen Rippe und Querfortsatz. Die Rippen besitzen zu den Brustwirbelkörpern hin sehr kräftige Bänder.

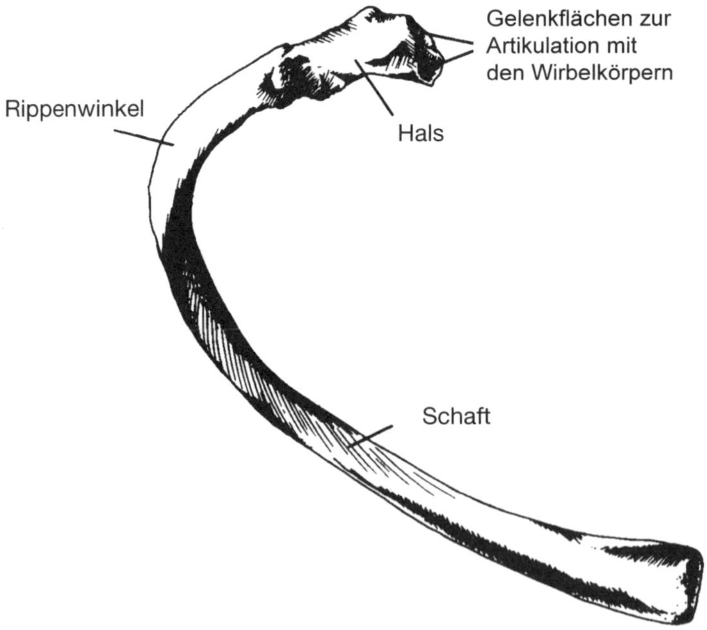

Abb. 25 Eine typische Rippe

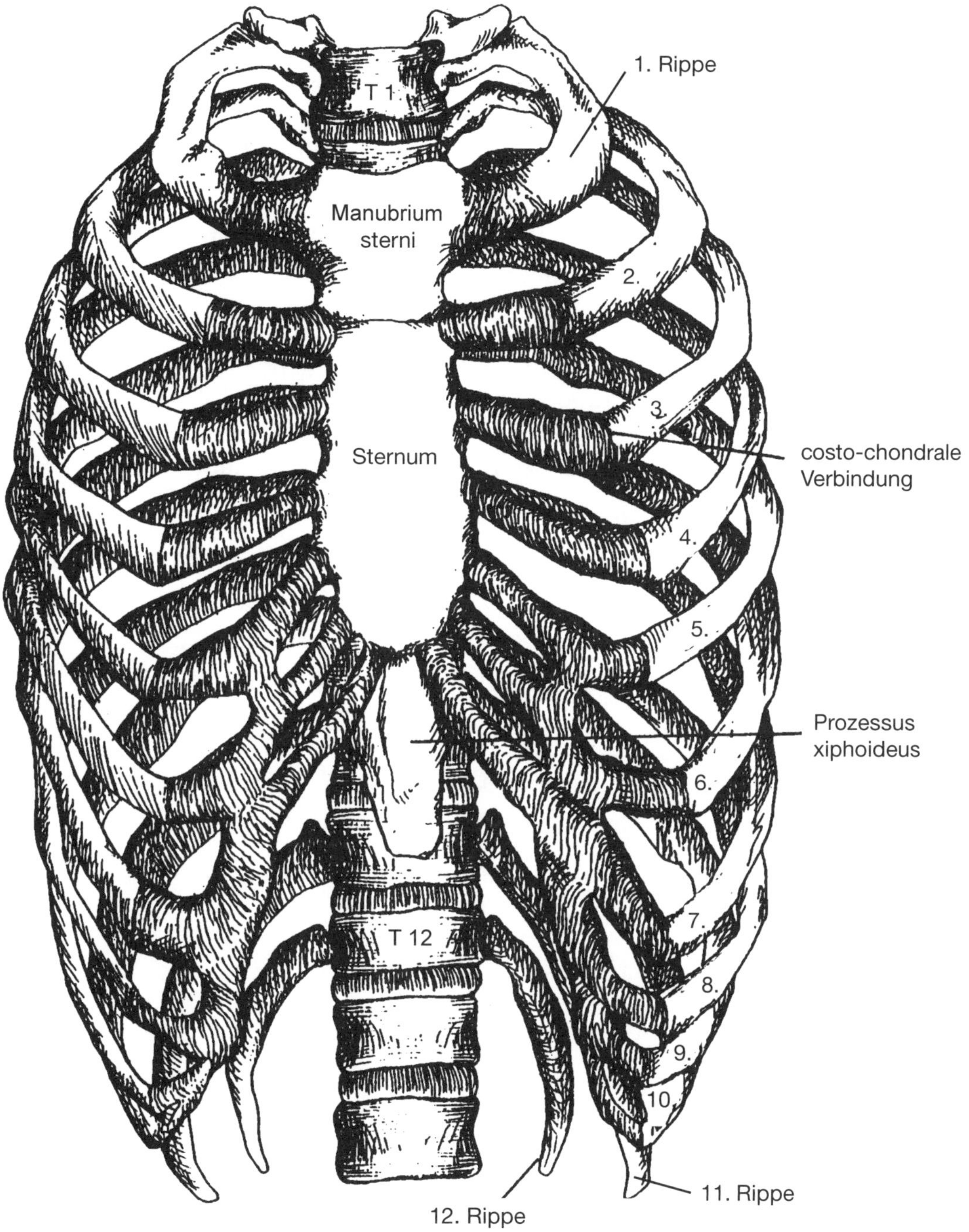

Abb. 26 Der Brustkorb von vorne

Aus der Sicht der TCM

Die Brustwirbelsäule wird – wie der untere Rücken – durch darüber verlaufende Äste der Blasenleitbahn und vom Lenkergefäß dominiert. Die Lunge beeinflusst den oberen Rücken und die Rippen. Leber und Gallenblase beeinflussen die seitlichen und unteren Abschnitte des Brustkorbs sowie den unteren Teil der Brustwirbelsäule.

Punkte, die auf Brustwirbelsäule und Brustkorb einwirken

Lokale Punkte:

Jedes thorakale Segment mit den dazugehörigen Rippen besitzt eine Reihe von Punkten, die auf der Höhe des Unterrandes des Dornfortsatzes liegen.

In der Mittellinie finden sich Punkte des Lenkergefäßes der Extrapunkte:	LG 4-LG 14
½ *cun* lateral der Mittellinie sind die	*huato jiaji*-Punkte
1½ *cun* lateral der Mittellinie liegen die inneren Blasenleitbahnpunkte	Bl 11-Bl 21
3 *cun* lateral der Mittellinie liegen die äußeren Blasenleitbahnpunke	Bl 41-Bl 50

Diese Vielzahl von Punkten genügen als lokale Punkte für den Bereich der Brustwirbelsäule.

Einige andere Punkte sind noch geeignet zur Therapie bei Schmerzen, die von den Rippen und Interkostalmuskeln ausgehen:

Vorderseite des Blutkorbs	Seitlicher Brustkorb	Rückseite des Brustkorbs
Ma 12	Mi 21	Bl 41-Bl 50 (äußere Reihe)
Ni 22-Ni 27	Pe 1	
	Gb 24-Gb 25	

Fernpunkte:

Für den oberen Rücken:

Bl 10 *tianzhu*	Steifheit und Schmerzen in der Brustwirbelsäule
Dü 3 *houxi*	Öffnungspunkt des Lenkergefäßes, Schmerzen im oberen Rücken
3E 5 *waiguan*	*luo*-Passagepunkt, bei Schmerzen im Rücken
3E 6 *zhigou*	Schmerzen im oberen Rücken und in der Schulter
Lu 9 *taiyuan*	*yuan*-Quellpunkt, bei Schmerzen im oberen Rücken

Für den seitlichen und unteren Bereich des Thorax und die Rippen:

Bl 40 *weizhong*	Schmerzen und Steifheit im unteren Brustkorb
Gb 34 *yanglingquan*	Schmerzen der Rippen
Gb 40 *qiuxu*	*yuan*-Quellpunkt, bei Schmerzen im lateralen Rippenanteil
Gb 41 *zulinqi*	Öffnungspunkt des Gürtelgefäßes, bei Schmerzen im unteren Rippenbereich und in der Taille
Ma 39 *xiajuxu*	interkostale Schmerzen
Bl 60 *kunlun*	Rückenschmerzen

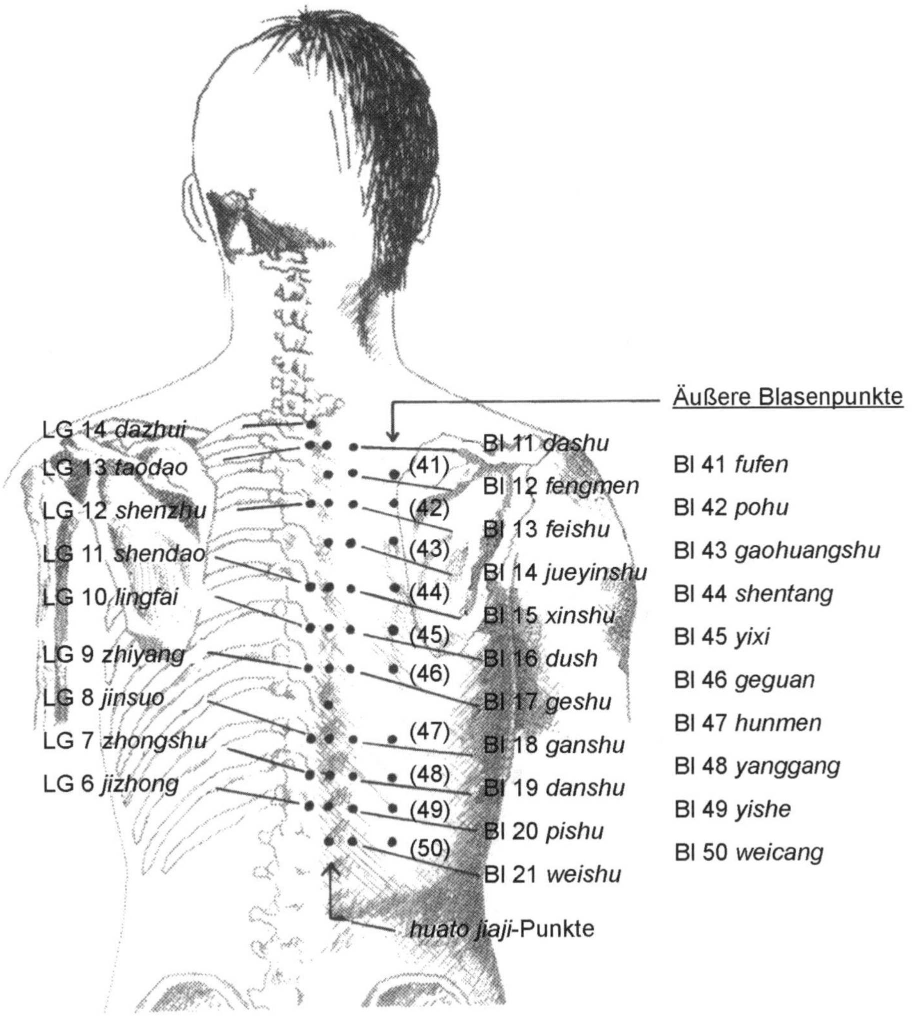

Abb. 27 Punkte am hinteren Thorax

Untersuchung der Brustwirbelsäule und des Brustkorbs

Der Patient sitzt

Betrachten Asymmetrien, Unterbrechungen des gleichmäßigen Verlaufs der Kurvatur der Wirbelsäule im Brustbereich.

Betasten mit leichtem Druck

Bewegen Die Rippen während des Atemzyklus beobachten und abtasten. Rippen, die sich nicht gut bewegen, genau palpieren, besonders an den Rippenwinkeln und am Ansatz an die Wirbelsäule.
Untersuchung des Halses als mögliche Quelle für Schmerzen im oberen Rücken.

Der Patient liegt mit dem Gesicht nach unten

Abtasten mit kräftiger Palpation, um Druckschmerzhaftigkeit und Gewebeverhärtungen zu erfassen:

- Die Interspinalräume mit den Punkten des Lenkergefäßes.
- Oberhalb der Spinalgelenke, im Bereich der *huato jiaji*-Punkte und den Punkten der inneren Reihe der Blasenleitbahn.
  Mit den Fingern über die langen Muskeln rollen.
- Die Rippenwinkel, entlang der äußeren Reihe der Blasenleitbahnpunkte.
- Entlang der Rippen, um Prellungen, Hämatome oder Frakturen zu entdecken, soweit erforderlich.
- Die Mm. latissimus dorsi, serratus anterior, serratus posterior superior, scalenus posterior.

Bei Problemen des oberen Rückens muss man auch die Lungenfunktion untersuchen, bei Problemen in der rechten Thoraxseite und im Bereich der Taille sollte man auch Gallenblase und Leber untersuchen.

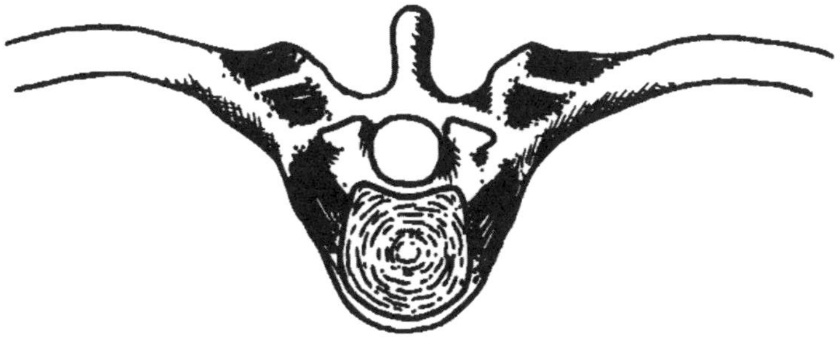

Abb. 28 Die kostovertebralen Gelenke und die dazugehörigen Haltebänder

Erkrankungen der Brustwirbelsäule und des Brustkorbs

Die Brustwirbelsäule ist die einzige Region des Körpers, in der die Einteilung in Segmente sehr deutlich wird. Daher kann man auch leicht herausfinden, welche Segmente hauptsächlich betroffen sind, und diese wirksam behandeln.

Allerdings gibt es mehrere Faktoren, die das erschweren.

Die Anforderungen, die durch die Haltung, Bewegung des Halses und der Schultern, den Gebrauch des Armes und die Funktion der Atmung an den Körper gestellt werden, überlagern sich im oberen Rücken. Eingefahrene Muster falscher Bewegungsabläufe können mit Akupunktur allein schwer zu beheben sein und erfordern physikalische Anwendungen sowie Trainingsmethoden wie z. B. bestimmte krankengymnastische Übungen, Yoga oder Feldenkrais.

Innerliche Erkrankungen ziehen häufig die Brustwirbelsäule in Mitleidenschaft. Schmerzen können von den Organen des Thorax oder des Bauches in den Rücken ausstrahlen, besonders von Leber, Gallenblase, Lunge und Bauchspeicheldrüse. Reflektorische Änderungen in den Geweben des Bewegungsapparates können sich genauso anfühlen wie bei mehr mechanischen Läsionen und daher übersieht man leicht eventuelle innerliche Ursachen dieser Krankheitsbilder.

Schmerzausstrahlung vom Hals

Schmerzen in Hals und Nacken können entlang der Mitte der Brustwirbelsäule nach unten in die Gegend zwischen die Schulterblätter ausstrahlen. Das findet man sehr häufig. Die Quelle dieser Probleme liegt oft in den Muskeln (M. levator scapulae (s. S. 151 f.), Mm. scaleni (s. S. 157 f.)), in den Gelenken, vor allem C6 / 7, oder in Nervenwurzeln (s. S. 154 f.).

Man muss immer an fortgeleitete Schmerzen denken, wenn Schmerzen der Brustwirbelsäule durch Bewegungen des Halses reproduziert werden.

Myofasziale Schmerzmuster

Außer der paraspinalen Muskulatur, die wir im nächsten Abschnitt behandeln, können noch andere Muskeln spezifische Schmerzmuster hervorrufen. Die verantwortlichen Triggerpunkte können direkt akupunktiert werden. Dabei muss man aber besonders vorsichtig sein, um nicht die Lunge zu gefährden.

M. latissimus dorsi. Schmerzen, die von diesem Muskel ausgehen, sind oft dumpfe Schmerzen an der Thoraxseite, die sich anfühlen wie Rippenschmerzen oder Schmerzen ausgehend von inneren Organen. Geht der Schmerz vom Muskel aus, fühlt sich dieser angespannt und ledrig an, wenn man ihn zwischen den Fingern rollt. Die Triggerpunkte können sicher akupunktiert werden, indem man den Muskel von den Rippen abhebt und dann akupunktiert.

M. serratus anterior. Auch hier sind die Schmerzen auf der Seite des Brustkorbs. Die Triggerpunkte sollten in spitzem Winkel akupunktiert werden, damit man nicht in den Interkostalraum eindringt.

M. serratus posterior superior. Schmerzen von diesem Muskel erscheinen als dumpfe Schmerzen unter dem Schulterblatt, die oft den Arm entlang ausstrahlen. Das Schulterblatt muss nach vorne gezogen werden, um die Triggerpunkte zu finden. Ich benutze hier oft drei Nadeln, die schräg auf den Punkt der maximalen Stagnation hin eingestochen werden. Dieser Muskel ist ein Atemhilfsmuskel, der bei Asthma überlastet werden kann. Er sollte auch bei Asthma mitbehandelt werden.

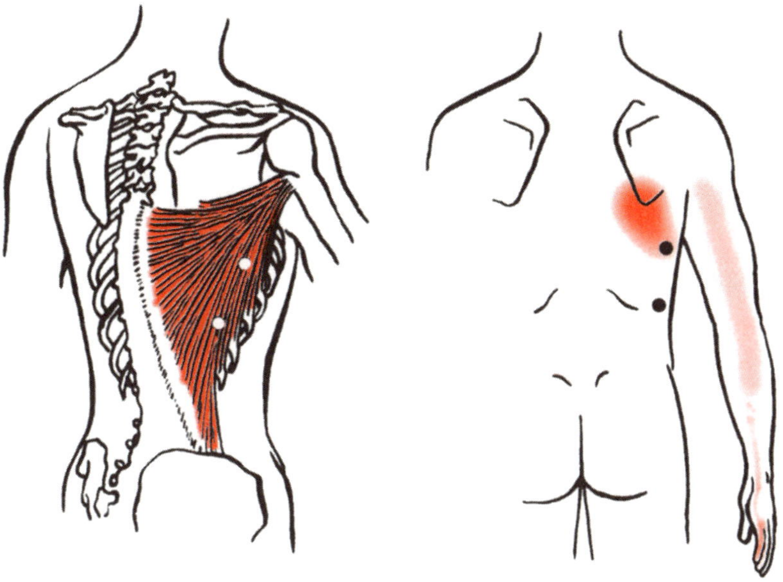

Abb. 29 Triggerpunkte des M. latissimus dorsi und Schmerzausstrahlung

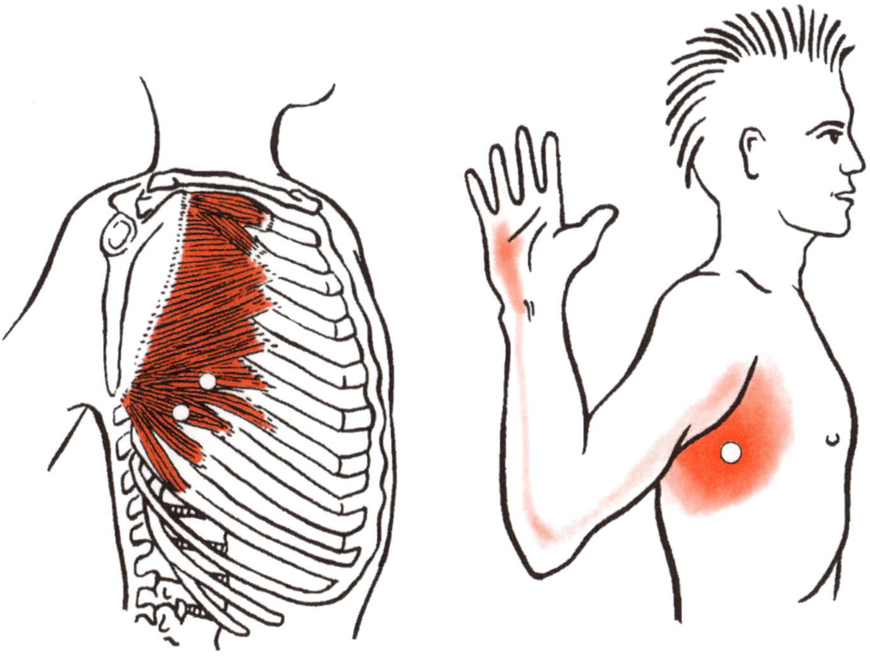

Abb. 30 Triggerpunkte des M. serratus anterior und Schmerzausstrahlung

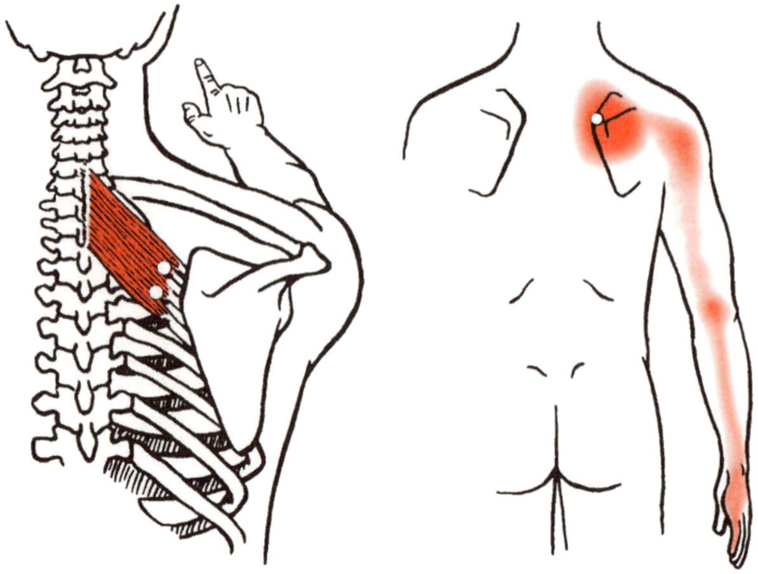

Abb. 31 Triggerpunkte des M. serratus posterior superior und Schmerzausstrahlung

Wirbelsäulensyndrome und paraspinale muskuläre Triggerpunkte

Schmerzen, Druckschmerz, Verspannungen und verminderte Beweglichkeit in einem oder mehreren Segmenten sind die häufigen Symptome bei Problemen im Bereich der Brustwirbelsäule. Diese Symptome können nach einem Trauma, bei degenerativen Veränderungen oder Haltungsfehlern auftreten und chronisch werden. Unter den vielen Experten besteht keine Einigkeit über den auslösenden Faktor dieser Erkrankungen. Ist es die Bandscheibe, der Muskel, die Nervenwurzel oder das Gelenk an der Apophyse, das für diese Symptome verantwortlich ist?

Wenn man das betroffene Segment identifiziert und behandelt, kann man im Allgemeinen ein befriedigendes Ergebnis erzielen, denn Punkte in dieser Region beeinflussen alle spinalen Gewebe. Die Diagnose beruht auf Palpation der Stagnation. Meistens findet man ganz eindeutig ein oder mehrere Segmente, die beteiligt sind. Manchmal ist das Muster nicht so eindeutig. Man behandelt das, was man findet.

Behandlung:

- Die Stagnation zerstreuen, die Mobilität wieder herstellen
- **Massagen** tiefgehend und verteilend

- **Akupunktur**
  - Lokale Punkte — man wählt zwei oder drei Punkte auf der inneren Blasenleitbahn, dem Lenkergefäß oder *huato jiaji*-Punkte über dem betroffenen Segment. Druckempfindlichkeit und Mobilitätsprobleme werden als Leitsymptome genommen.
  - Fernpunkte — 3E 5 *waiguan* oder Dü 3 *houxi* bei Symptomen am oberen Thorax, Bl 40 *weizhong* oder Gb 41 *zulinqi* bei Symptomen am unteren Thorax.

Die Symptome reagieren sehr gut auf Massage und Akupunktur.

Außer diesen einfachen Syndromen gibt es noch einige kompliziertere Pathologien.

Scheuermann'sche Krankheit / jugendliche Kyphose / thorakale Osteochondritis

Hier handelt es sich um eine Wachstumsstörung der thorakalen Wirbelkörper, bei der die vorderen Anteile der Wirbelkörper schmäler werden, sodass eine übertriebene Kyphose der Brustwirbelsäule entsteht. Im Allgemeinen findet man begleitend eine kompensatorische lumbale Lordose. Der Nucleus pulposus von einem oder mehreren Bandscheiben kann in einen angrenzenden Wirbelkörper hinein eine Hernie bilden, das ist die Grundlage für die charakteristischen radiologischen Zeichen der Schmorl' schen Knötchen.

In der akuten Phase in der Jugend ist diese Erkrankung nicht so ein großes Problem, auch wenn dadurch zeitweilig Schmerzen hervorgerufen werden. Aber die darauf folgenden degenerativen Prozesse bilden die Grundlage für später entstehende größere Probleme.

Anmerkung: Die Scheuermann'sche Krankheit ist ein wichtiger mitverursachender Faktor für chronische Schmerzen der unteren Wirbelsäule, besonders wenn sie sich um die thorakolumbale Gegend herum abspielen. Findet man Veränderungen mehr in der Brustwirbelsäule, sollte man, auch wenn sie asymptomatisch sind, immer die am meisten betroffenen Segmente behandeln.

Behandlung:

Die Behandlung der schmerzhaften Segmente beim gegenwärtigen oder abgelaufenen Morbus Scheuermann ist nicht viel anders als bei einer simplen Erkrankung der

Wirbelsäule. Nach dem Röntgenbild kann man die am meisten betroffenen Segmente herausfinden.

- **Massage**
- **Mobilisation**
- **Übungen**

- **Akupunktur**
  - Man wählt drei oder mehr Punkte auf der äußeren oder inneren Blasenleitbahn, *huato jiaji*-Punkte oder Punkte auf dem Lenkergefäß quer über das betroffene Segment.
  - Man stimuliert neutral.
  - Jeder Mangelzustand der Nieren oder vorhandene Nässe muss behandelt werden.

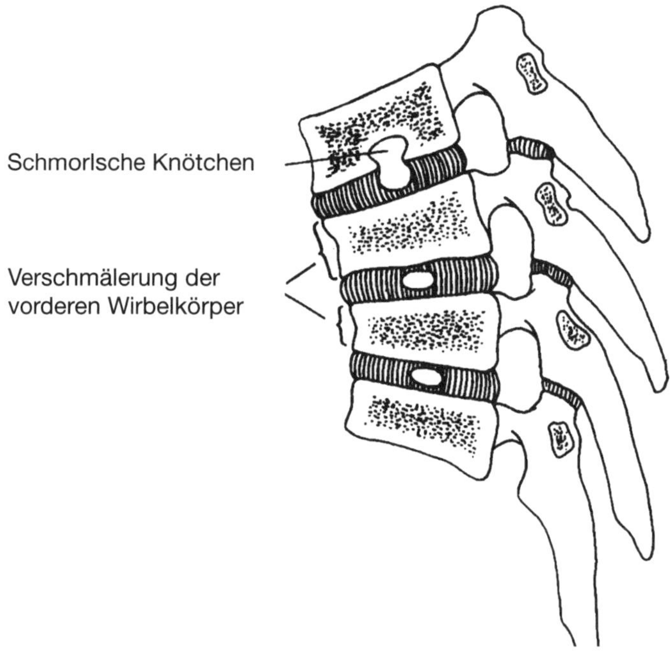

Abb. 32 Typische Veränderungen durch Morbus Scheuermann

Ankylosierende Spondylitis / Morbus Bechterew

Diese Erkrankung ist eine chronische Entzündung der Wirbelsäule aufgrund einer Autoimmunerkrankung, die zu einer progredienten Verknöcherung der Wirbelsäule führt. Meistens sind Männer betroffen im Alter zwischen 20 und 40 Jahren. Es gibt eine starke familiäre Häufung. Ein besonderer Antikörper (HLA B 27) findet sich bei 90% der Patienten mit ankylosierender Spondylitis, aber nur bei 10% der allgemeinen Bevölkerung.

Der Prozess beginnt häufig am thorakolumbalen Übergang und breitet sich dann nach oben über die Brustwirbel und die kostovertebralen Gelenke aus sowie nach unten bis zu den untersten Lendenwirbeln, dem Sakroiliakalgelenk, den Hüften und sogar bis zu den Knien.

Die Patienten präsentieren sich mit Schmerzen, die mit den Entzündungen wandern, kommen und gehen, begleitet von zunehmender Einsteifung. Häufig gibt es eine Familiengeschichte mit dieser Erkrankung. Viele haben beschleunigte Blutsenkungsgeschwindigkeit, sind anämisch und verlieren Gewicht. Im Röntgenbild sieht man die Verknöcherung der Gelenke und Bänder und die Dichtevermehrung der Wirbelkörper. Diese Veränderungen verleihen der Wirbelsäule ein Aussehen wie ein Bambusstab.

Beschreibung nach der TCM:

In den Begriffen der TCM ist die ankylosierende Spondylitis ein *bi*-Syndrom. Das chronische Eindringen von Wind in Kombination mit Kälte und Nässe verursacht Blutstagnation über lange Zeit und auf diesem Wege entstehen Deformierungen. Man nennt es auch Knochen-*bi*.

Behandlung:

Man muss da auffüllen, wo Mangel ist, und Stagnationen zerstreuen.

1. Krankengymnastische **Übungsprogramme und Mobilisierungen**, um die Mobilität so weit wie möglich zu erhalten.

2. **Akupunktur**

• Lokale Punkte	Punkte auf dem Lenkergefäß, *huato jiaji*-Punkte und Punkte der Blasenleitbahn auf den aktiven Segmenten.
• Fernpunkte	je nach der Symptomatik. Meistens liegt ein Mangel im Nierenfunktionskreis vor (s. S. 81 f.).

- Zusätzliche Punkte — Bl 11 spezieller Punkt zur Beeinflussung der Knochen, Bl 17 einflussreicher Punkt für das Blut, Dü 13 als Öffnungspunkt des Lenkergefäßes.
- Ohrpunkte — Wirbelsäulepunkte je nach den Symptomen und der lokalen Empfindlichkeit. *Shenmen*, Asthma, Hormone, Endokrinium, Gehirn, alle diese Punkte haben bekanntermaßen eine antirheumatische Wirkung.

3. **Kräuter** z. B. *kang gu zheng sheng pian*

Rippenfrakturen

Rippenfrakturen verursachen Schmerzen und sehr starken Druckschmerz über der Bruchstelle, die durch Druck oder Drehung des Rumpfes verstärkt werden. Die Schmerzen können entlang den Rippen nach vorne oder nach hinten ziehen. Im Allgemeinen gibt es ein Trauma in der Anamnese.

Behandlung:

Die Schmerzen vermindern und die Heilung fördern.

- **Akupunktur**
  - Punkte der inneren und äußeren Blasenleitbahn im betroffenen Segment.
  - Kontralaterale Punkte oder zwei benachbarte Punkte mit Elektrostimulation.
  - Gb 41 *zulinqi, wenn die unteren Rippen betroffen sind.*
  - Gb 34 *yanglingquan, wenn die laterale Thoraxwand betroffen ist.*
  - Ma 39 *xiajuxu* bei Brüchen an der vorderen Thoraxwand.
  - Ohrpunkte
- **Kräuter** eine Verletzungspille, z. B. *jin gu die shang wan*
- **Einreibungen** *zheng gu shui*

Subluxationen der Rippengelenke

Rippen können angehoben (in der Inspirationsphase) oder abgesenkt (in der Expirationsphase) stecken bleiben. An den gelenkigen Verbindungen zur Wirbelsäule können sie nach vorne oder nach hinten verschoben werden. Das kann jeweils bei einer oder bei mehreren Rippen geschehen.

Zeichen und Symptome:

- Schmerzen an der Seite der Wirbelsäule, die möglicherweise entlang der Rippen zur Vorderseite des Körpers ziehen und sich bei Drehung des Rumpfes verschlimmern.
- Druckschmerz über den Rippenwinkeln der betroffenen Rippen, das heißt über den Punkten der äußeren Blasenleitbahn und/oder über der mittleren Axillarlinie. Geringerer Druckschmerz über den Punkten der inneren Blasenleitbahn.

Behandlung:

- **Mobilisierung**
- **Akupunktur**

• Lokale Punkte	die äußeren Blasenpunkte als wichtigste lokale Punkte, die inneren Blasenpunkte als sekundäre lokale Punkte. Bl 11 *dashu*.
• Fernpunkte	3E 5 *waiguan*, Gb 34 *yanglingquan*, Gb 41 *zulinqi*
• Bei chronischem Verlauf	zusätzlich *huato jiaji*-Punkte, Mi 21 *dabao*.

Die Schulter

Der Schultergürtel verbindet den Arm mit der zentralen Achse – der Wirbelsäule und dem Brustkorb. Zu jeder Schulter gehört ein Schulterblatt (Scapula), das Schlüsselbein (Clavicula) und das ganze Paket von Weichteilgeweben, das mit diesen Knochen verbunden ist. Ich rechne auch den oberen Teil des Oberarmes (Humerus) dazu, an dem viele der Schultermuskeln ansetzen.

Der Humerus ist lose mit dem Schulterblatt durch das flache glenohumerale Gelenk verbunden, und er wird durch eine Gruppe von kräftigen Muskeln getragen und bewegt. Die meisten dieser Muskeln entspringen am Schulterblatt. Die Scapula wiederum kann sich frei über dem hinteren Anteil des Brustkorbs bewegen. Sie wird von kräftigen Muskeln bewegt und stabilisiert, die ihren Ursprung an der Wirbelsäule (M. trapezius, Mm. rhomboidei, M. levator scapulae) oder am Brustkorb (M. pectoralis minor und M. serratus) haben.

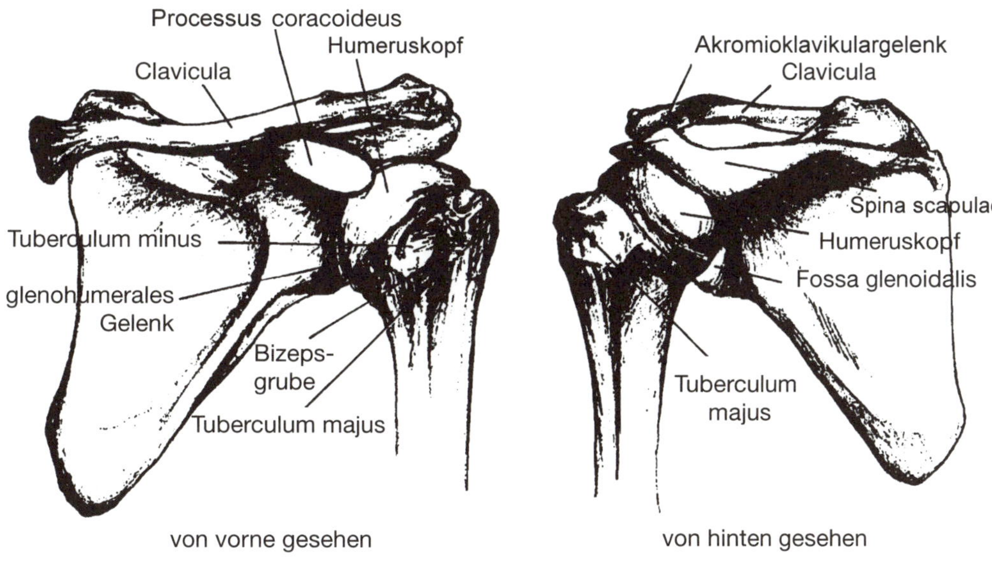

Abb. 33 Orientierungspunkte am Schultergürtel

Die Kombination aus einem mobilen Schultergelenk mit einem Schulterblatt, das sich frei über dem Thorax in die optimale Position bewegen kann, verleiht dem Oberarm eine enorme Flexibilität gegenüber der Wirbelsäule. Diese Tatsache hilft uns dabei, die Hände dorthin zu bekommen, wo wir wollen, sodass wir fühlen, mit den Händen agieren und auf andere Weise mit der Welt kommunizieren können.

Das Schlüsselbein fungiert als eine wesentliche Stütze dabei und hilft, die Schulter in einem sinnvollen Abstand zur Mittellinie zu halten. Es verbindet sich mit dem Schulterblatt am Akromioklavikulargelenk und mit dem Sternum am Sternoklavikulargelenk.

Aus der Sicht der TCM

Alle Leitbahnen am Arm laufen über die Schulter. Jedoch sind die meisten wichtigen Strukturen des Armes an der Seite und hinten zu finden und werden daher beherrscht von den *yang*-Leitbahnen des Armes: Dickdarm, Dreifacher Erwärmer und Dünndarm.

Von den *yin*-Leitbahnen spielt nur die oberflächlichste (und damit am wenigsten *yin*-Eigenschaften aufweisende) Lungenleitbahn eine wichtige Rolle an der Schulter. Man sollte seinen eigenen Arm einmal an der Stelle abtasten, an der die Leitbahnen des Herzens und Perikards verlaufen, um festzustellen, wie wenig Substanz dort liegt. Auch ist der Abstand zwischen der Leitbahn des Herzens und der Lunge viel kleiner als der zwischen der Dünndarmleitbahn und der Dickdarmleitbahn.

Daher sind die Leitbahnen von Dickdarm, Dreifachem Erwärmer, Dünndarm und zu einem geringeren Ausmaß der Lunge am meisten bei Problemen der Schulter beteiligt.

Diese Leitbahnen mit *yang*-Charakter am Arm scheinen keine direkte Verbindung mit den Organen zu haben, deren Namen sie tragen. Die Punkte, die die Organe direkt beeinflussen, liegen auf anderen Leitbahnen, im Wesentlichen sind es die Rücken-*shu*-Punkte der Blasenleitbahn und die unteren einflussreichen Punkte auf der Magenleitbahn. Man stellt sich die *yang*-Leitbahnen des Armes besser so vor, dass sie den *yang*-Aspekt des dazugehörigen *zang*-Organs verkörpern.

Also:

- Die Leitbahn Dickdarm bezieht sich auf den *yang*-Aspekt der Lunge.
- Die Leitbahn Dreifacher Erwärmer bezieht sich auf den *yang*-Aspekt des Perikard.
- Die Leitbahn Dünndarm bezieht sich auf den *yang*-Aspekt des Herzens.

Wenn man also im Rahmen der Pathologie nach Verbindungen zwischen innen und außen sucht, sollte man eher die dazu passenden *zang*-Organe als die *fu*-Organe untersuchen, um Beziehungen zu finden.

Punkte, die auf die Schulter einwirken

Lokale Punkte

Punkte der ersten Wahl:

Di 15 *jianyu*	Glenohumeralgelenk und Sehne des M. supraspinatus
Di 16 *jugu*	Akromioklavikulargelenk und Sehne des M. supraspinatus
3E 14 *jianliao*	Sehnen der M. infraspinatus und M. supraspinatus
Dü 10 *naoshu*	M. infraspinatus
Extrapunkt *jianqian*	1 *cun* oberhalb der vorderen Axillarlinie wirkt aufs Glenohumeralgelenk
Extrapunkt *jianneiling*	Wenn der Arm locker an der Seite hängt, ist er in der Mitte zwischen dem Ende der vorderen Axillarfalte und dem Punkt Di 15 *jianyu* Vorderer Anteil des M. deltoideus, kurzer Kopf des M. biceps
Extrapunkt *jubei*	3,5 *cun* vor und unterhalb des Akromion ODER: 3 *cun* oberhalb der vorderen Axillarfalte (Gelegentlich werden die drei letzten Punkte alle als *jianneiling* bezeichnet.)

Punkte der zweiten Wahl:

Lu 2 *yunmen*	M. pectoralis major und minor
Dü 9 *jianzhen*	M. teres major
Dü 11 *tianzong*	M. infraspinatus
Dü 12 *bingfeng*	M. supraspinatus
Dü 14 *jianweishu*	M. levator scapulae
Dü 15 *jianzhongshu*	M. splenius cervicis
3E 13 *naohui*	M. triceps
3E 15 *tianliao*	M. trapezius
Bl 41 *pohu*	M. serratus posterior superior

Bl 43 *gaohuangshu*	Dieser Punkt ist oft bei chronischen Schmerzen in Schulter und Arm sehr druckempfindlich. In diesen Fällen liegt oft eine schwere Erschöpfung (*qi*-Mangel) vor. Bl 43 ist bekannt als ein sehr wichtiger Punkt zur Tonisierung von *qi*. Moxa ist oftmals der Akupunktur vorzuziehen. Außerdem Wirkung auf den M. serratus posterior superior

Fernpunkte:

Di 10 *shousanli*	
Di 11 *quchi*	
Ma 38 *tiaokou*	Auch sehr nützlich mit starker Stimulation, während der Patient die Schulter bewegt
Lu 5 *chize*	besonders bei Schmerzen in der vorderen Schulter und *qi*-Stagnation
Lu 9 *taiyuan*	wenn beide Schultern schmerzen
Dü 6 *yanglao*	*xi*-Grenzpunkt
Bl 62 *shenmai*	Passagepunkt des *yang*-Fersengefäßes
Schulterschmerzpunkt	An der radialen Seite des Zeigefingers über dem Metakarpophalangealgelenk, an der Grenze zwischen weißer und roter Haut

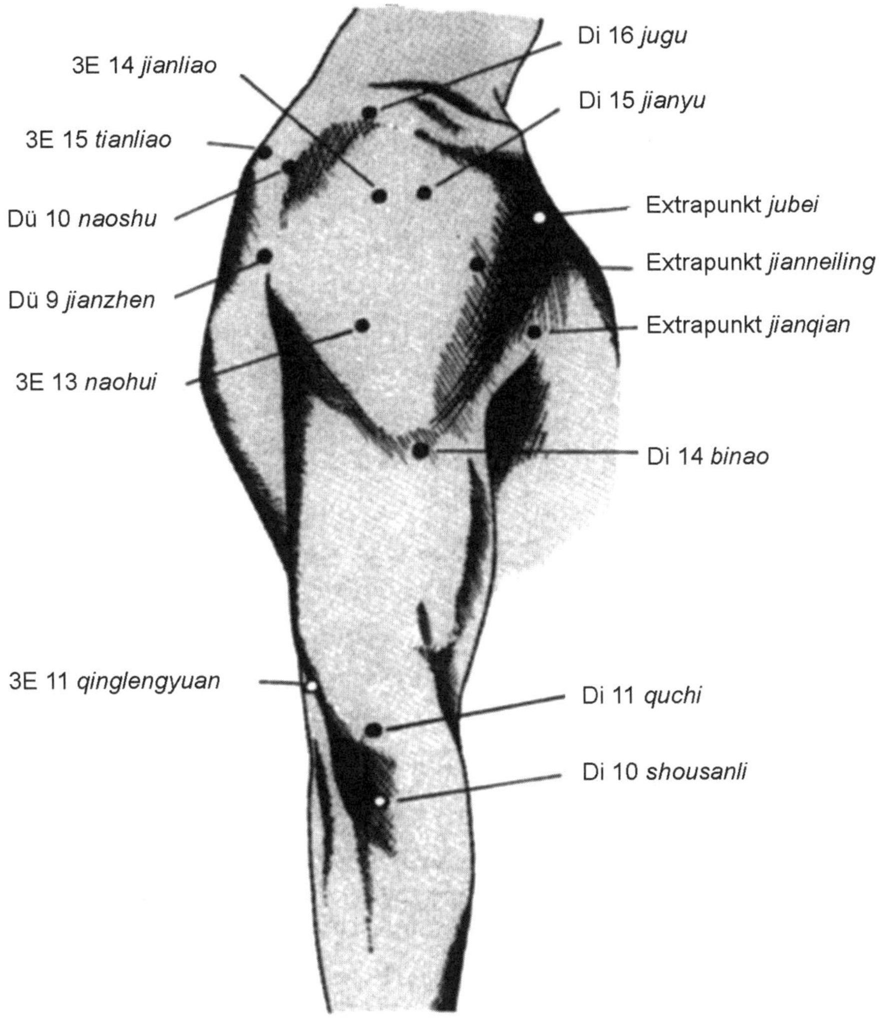

Abb. 34 Punkte an der Schulter

Untersuchung der Schulter

Der Patient sitzt

Betrachten von vorne, um Asymmetrien oder Schwellungen zu erkennen

Tasten mit leichtem Druck

Bewegen Bewegungsuntersuchungen:

Passive Bewegungen:
Diese untersuchen die Qualität der Bewegungen und das Bewegungsausmaß. Man bewertet:

- Unterschiede zwischen dem Bewegungsausmaß beider Schultern. Eingeschränkte Schulterbeweglichkeit kann durch angespannte Muskeln, kontrakte Bänder oder Kapseln oder durch knöcherne Deformierungen verursacht werden.
- Eine veränderte Qualität am Ende der passiven Bewegung, die man als Untersucher spüren kann, und Schmerzen am Ende der passiven Bewegung. Im Allgemeinen produzieren angespannte Muskeln einen leichten Schmerz am Ende der passiven Bewegung und ein federndes Gefühl des Untersuchers am Ende der Bewegung. Kontrakte Gelenkkapseln und Bänder erzeugen am Ende der Bewegung meistens Schmerzen und die Beweglichkeit endet plötzlich.

Mit zwei Kombinationen aktiver Bewegung kann man die Schulter in den sechs wichtigsten Bewegungen untersuchen. Wenn zwischen beiden Seiten eine Differenz zu Tage tritt, muss man jede einzelne Bewegung passiv auf der eingeschränkten Seite untersuchen.

a) „Den oberen Rücken berühren, indem man die Hand hinter dem Kopf entlangzieht."

Diese Bewegung enthält: Beugung
Abduktion
Außenrotation
Wenn eine Asymmetrie auffällt, sollte man das Bewegungsausmaß jeder einzelnen Bewegung passiv untersuchen.

b) „Von unten soweit wie möglich mit der Hand den Rücken hinaufreichen.“

Diese Bewegung untersucht: Extension
Adduktion
Innenrotation

Bei einer Asymmetrie sollte man auch hier jede einzelne dieser Bewegungen passiv untersuchen.

Aktive Bewegungen gegen Widerstand:

Diese testen die Unversehrtheit eines Muskels und seine Kraft. Treten dabei Schmerzen auf, weist das auf etwaige Entzündung oder einen strukturellen Schaden von Muskel oder Sehnen hin. Eine Schwäche ist schwieriger zu interpretieren; sie kann durch neurologische Erkrankungen verursacht werden oder aber auch durch Übungsmangel. Man steht dabei hinter dem Patienten und hält eine Hand auf seiner - Schulter und bewegt den Arm mit der anderen Hand bzw. gibt damit Widerstand.

Damit untersucht man:

Beugung und Streckung
Abduktion und Adduktion
Innen- und Außenrotation

Abtasten

Die Diagnostik von Schulterdysfunktionen wird stark erleichtert durch die gute Zugänglichkeit aller wichtigen Strukturen. Indem man diese durch genaue Palpation untersucht, kann man die Verdachtsdiagnosen, die durch die Bewegungstests aufgekommen sind, erhärten, und andere Regionen mit Fehlfunktionen, die keine Störungen der Bewegungen verursachten, können auch aufgedeckt werden.

Bei dieser palpatorischen Untersuchung tastet man jede Struktur mit dem erforderlichen Druck ab und der Patient soll jeden Druckschmerz angeben. Der Untersucher versucht, die Dysfunktion zu fühlen.

Man steht dabei hinter dem Patienten und untersucht beide Seiten gleichzeitig.

- Das Sternoklavikulargelenk
- Die Schlüsselbeine auf Zeichen von abgelaufenen Frakturen
- Den Processus coracoideus als einen wichtigen Orientierungspunkt

- Die coracoclaviculären Bänder (Ligamentum conoideum und Ligamentum trapezoideum)
- M. pectoralis minor am Muskelbauch auf Triggerpunkte
- M. pectoralis major am Muskelbauch auf Triggerpunkte
- M. coracobrachialis am Muskelbauch auf Triggerpunkte
- M. deltoideus im vorderen Anteil am Muskelbauch auf Triggerpunkte
- Das Akromion, das Akromioklavikulargelenk
- Den Humeruskopf auf Druckschmerz, vermehrte Kapselspannung, Entzündungen
- Die Bizepsgrube als Orientierungspunkt und um die Sehne des M. biceps zu tasten
- Die Sehne des M. supraspinatus auf Entzündung
- Die Sehnen der Mm. infraspinatus und teres minor auf Entzündungen
- Die Mm. infraspinatus und teres minor am Muskelbauch auf Triggerpunkte
- Von der Mittellinie bis zum medialen Rand des Schulterblatts, um die oberen Rippen zu tasten und den M. serratus posterior superior
- Den M. levator scapulae und den oberen Teil des M. trapezius am Muskelbauch auf Triggerpunkte
- Den M. subscapularis am Muskelbauch auf Triggerpunkte

Anmerkung: Wenn man keinen Schmerz in der Schulterregion auslösen kann, indem man die aktiven und passiven Bewegungen der Schulter untersucht, dann ist die wahrscheinlichste Ursache der Schmerzen ein fortgeleiteter Schmerz von Hals und oberem Rücken. Das muss dann durch Bewegungen des Halses untersucht werden.

Die Schultermuskulatur

Bewegung	Primäre Muskeln	Sekundäre Muskeln
Beugung	Vorderer Teil des M. deltoideus M. coracobrachialis	M. pectoralis major M. biceps brachii
Extension	M. latissimus dorsi M. teres major Hinterer Anteil des M. deltoideus	M. teres minor Langer Kopf des M. triceps

Abduktion	Mittlerer Teil des M. deltoideus M. supraspinatus	Vorderer und hinterer Anteil des M. deltoideus M. serratus anterior
Adduktion	M. pectoralis major M. latissimus dorsi	M. teres major
Außenrotation	M. infraspinatus M. teres minor	Hinterer Anteil des M. deltoideus
Innenrotation	M. subscapularis M. pectoralis major M. latissimus dorsi M. teres major	Vorderer Teil des M. deltoideus
Heben des Schulterblatts	M. trapezius M. levator scapulae	Mm. rhomboidei
Senken des Schulterblatts	M. latissimus dorsi M. pectoralis minor	
Zurückziehen des Schulterblatts	Mm. rhomboidei	M. trapezius
Vorziehen des Schulterblatts	M. serratus anterior	

Erkrankungen der Schulter

Unser sehr mobiler Schultergürtel verleiht unseren Armen enorme Flexibilität gegenüber der Wirbelsäule. Wie so oft wird diese Flexibilität auf Kosten von Kraft und Stabilität erkauft. Während beim Becken eine kräftige knöcherne Verbindung mit der Wirbelsäule über das Sakroiliakalgelenk existiert, ist der Schultergürtel mit der zentralen Achse hauptsächlich über Weichteilgewebe verbunden. Daher hängt der Arm zu großen Teilen am Schulterblatt, wobei das flache glenohumerale Gelenk nur wenig knöchernen Halt gibt.

Da die Weichteilgewebe der Schulter dort eben mit größeren mechanischen Belastungen fertig werden müssen, als wenn sie an einer stabileren festeren Struktur wie dem Hüftgelenk befestigt wären, sind sie anfällig für eine große Anzahl von Problemen mit degenerativen Veränderungen und Verletzungen.

Ein anderer komplizierender Faktor ist die Haltung der Menschen. In unserer Gesellschaft konzentriert sich besonders in den letzten einhundert Jahren sehr viel Aktivität und Aufmerksamkeit auf die Region vor dem Kopf und den Schultern. In diesem Raum finden Essen, Sprechen, Lesen, Schreiben, Fahren und vieles andere statt, und die Hände und damit auch die Schultern sind intensiv daran mitbeteiligt. Wir betreiben sehr wenige Aktivitäten hinter und über uns, wie zum Beispiel Holz hacken, Tiere führen, Dinge auf dem Kopf oder auf den Schultern tragen, und unsere Haltung begünstigt auch die Region vor Kopf und Schultern.

Die Schultern tendieren dazu, sich nach vorne einzurollen, die Arme werden nach innen rotiert gehalten. Häufig kommt es zu einer nach vorne geneigten Haltung des Halses, was zu größerer Spannung in den Nackenmuskeln führt, damit der Kopf weiterhin aufrecht gehalten werden kann. Diese Haltung weicht stark von der mechanischen Idealkurve ab. Dies addiert sich noch zu den vielen Belastungen und Zerrungen, denen Schulter und oberer Rücken ausgesetzt sind, und trägt damit zu vielen Problemen von Schulter, Armen und Hals bei, derentwegen die Patienten zur Behandlung kommen.

Die häufigsten Schulterprobleme sind Schmerzen, besonders bei Bewegung, sowie eingeschränkte Beweglichkeit. Die Bewegung, die den Schmerz auslöst, und der Ort, an dem man Druckschmerzen findet, liefern die wichtigsten Hinweise, um betroffene Gewebe herauszufinden. Die gründliche Untersuchung ist wichtig, um eine präzise Behandlung zu ermöglichen.

Verschiedene Pathologien sind oft zur selben Zeit vorhanden, besonders dann, wenn das Problem schon chronisch geworden ist. Gelenkprobleme in der Halswirbelsäule und oberen Brustwirbelsäule, Störungen der Rippen, myofasziale Triggerpunkte, entzündete und geschädigte Gewebe sowie degenerative Veränderungen können alle gleichzeitig bei ein und demselben Patienten gefunden werden.

Myofasziale Triggerpunkte

Die einfachste Form einer muskuloskelettalen Dysfunktion an der Schulter ist die Ausprägung von Triggerpunkten. Alle Muskeln an der Schulter können durch plötzliche und ungewohnte Bewegungen ebenso wie durch chronische übermäßige Arbeit und Haltungsfehler überlastet werden und die Ausbildung von Triggerpunkten ist die übliche Folge davon.

Alle, ob sie nun aktiv oder latent sind, werden das Bewegungsausmaß einschränken und können damit zu jedem einzelnen der Syndrome beitragen, die in den folgenden

Abschnitten beschrieben werden. Wichtige latente Triggerpunkte müssen gefunden und behandelt werden.

Aktive Triggerpunkte werden charakteristische Schmerzmuster hervorrufen, die man erkennen kann. Wenn der Punkt lokalisiert und erfolgreich behandelt werden konnte, ist die Diagnose bestätigt.

Auch wenn die Ausbildung von Triggerpunkten eher als eine leichte pathologische Veränderung gilt, so können Triggerpunkte ebenso unangenehm erscheinen wie ein ernsthaftes Problem. Außerdem können sie auch bei schwereren Erkrankungen sekundär auftreten und damit eine wichtige Quelle von Symptomen sein.

Die am meisten verbreiteten Stellen für aktive Triggerpunkte sind:

- am M. infraspinatus — der Schmerz wird tief in der Vorderseite der Schulter gefühlt
- am M. supraspinatus — er tritt meist zusammen mit einer Sehnenentzündung auf
- am M. deltoideus — hier besonders im vorderen Anteil
- am M. subscapularis — bei Fällen mit „frozen shoulder“

Zusätzlich zu den an Schulterblatt und Oberarm ansetzenden Muskeln können auch einige Muskeln, die mehr am Rumpf liegen, Schmerzen hervorrufen, die in Schulter und Arm ausstrahlen. Die wichtigsten hiervon sind der M. serratus posterior superior (s. S. 172, 174) und die Mm. scaleni (s. S. 157 f.).

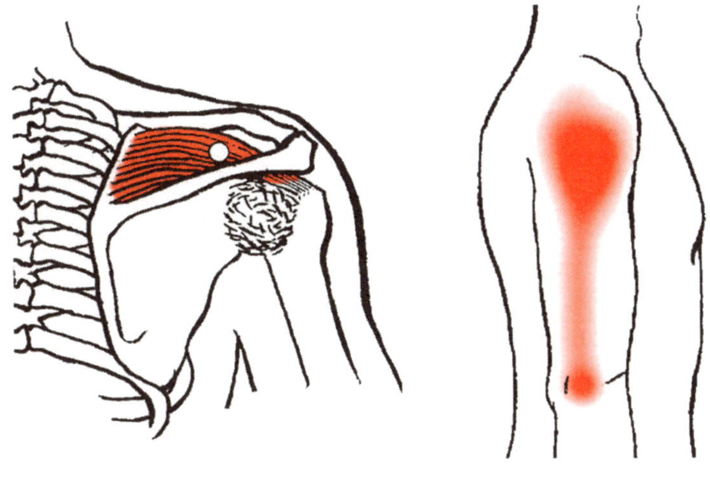

Abb. 35 Triggerpunkte des M. supraspinatus und Schmerzausstrahlung

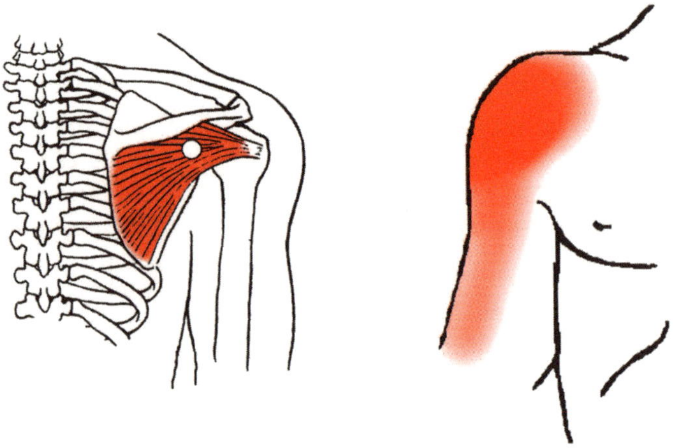

Abb. 36 Triggerpunkte des M. infraspinatus und Schmerzausstrahlung

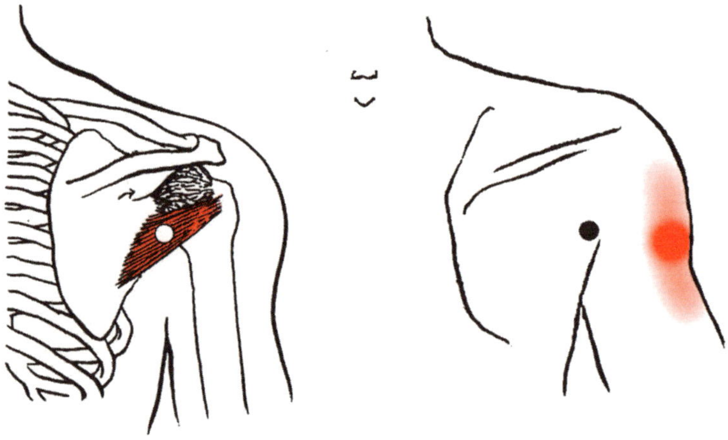

Abb. 37 Triggerpunkte des M. teres minor und Schmerzausstrahlung

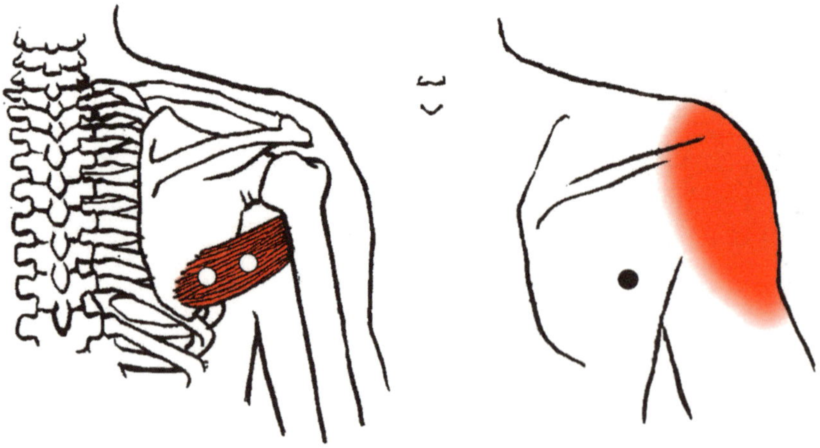

Abb. 38 Triggerpunkte des M. teres major und Schmerzausstrahlung

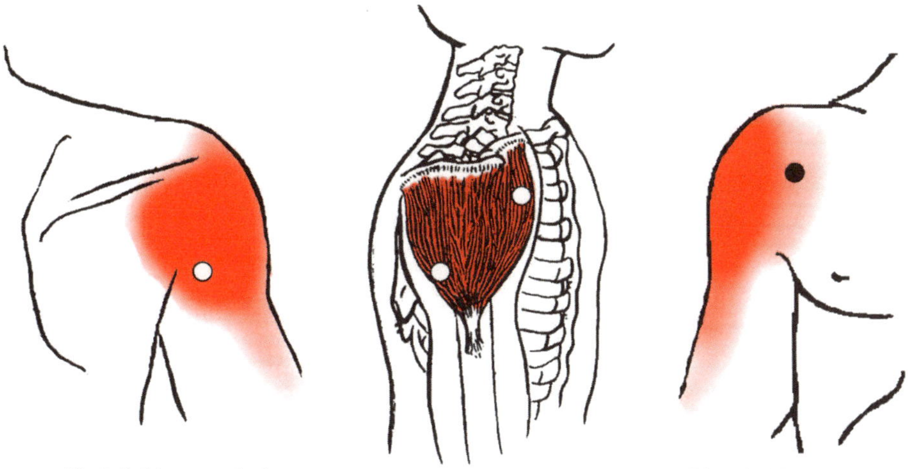

Abb. 39 Triggerpunkte des M. deltoideus und Schmerzausstrahlung

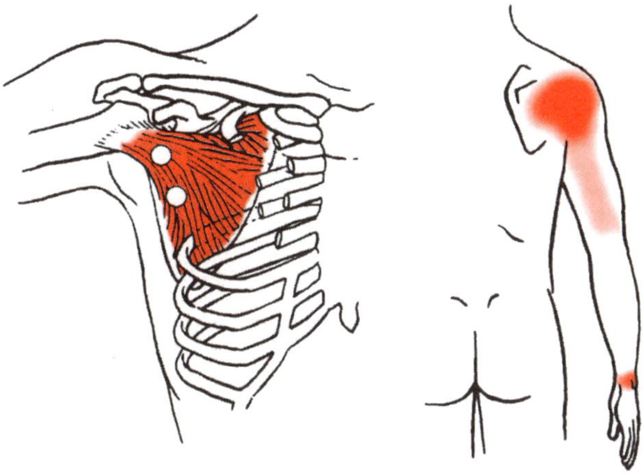

Abb. 40 Triggerpunkte des M. subscapularis und Schmerzausstrahlung

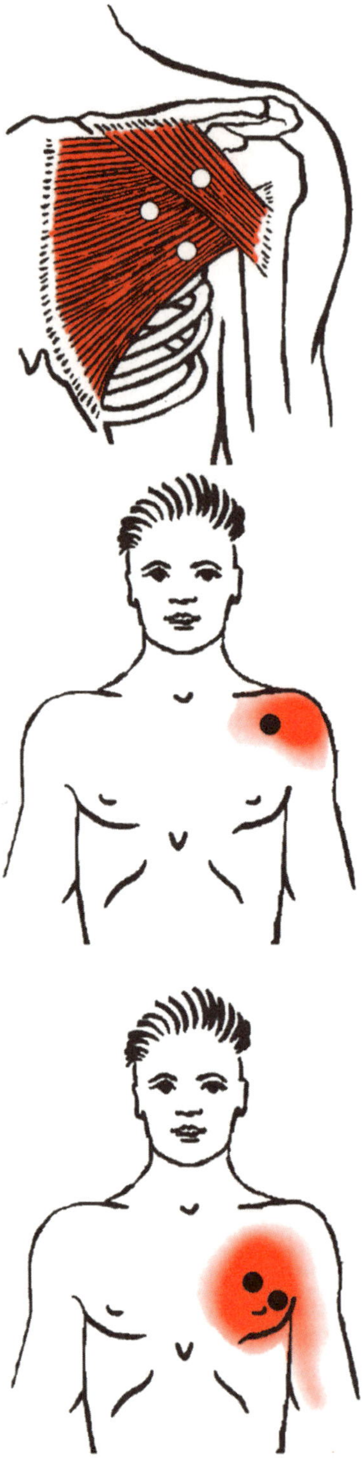

Abb. 41 Triggerpunkte des M. pectoralis major und Schmerzausstrahlung

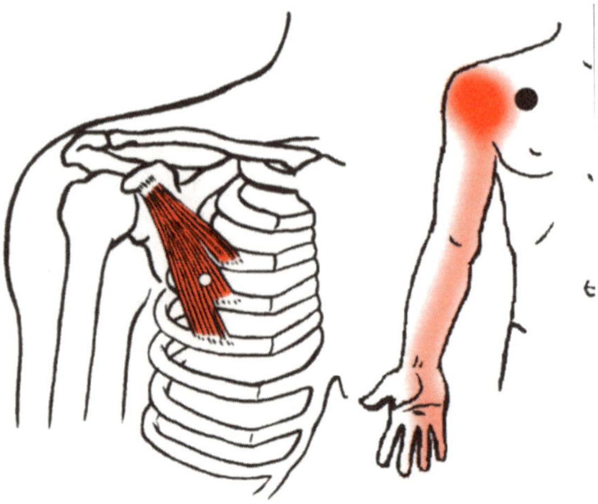

Abb. 42 Triggerpunkte des M. pectoralis minor und Schmerzausstrahlung

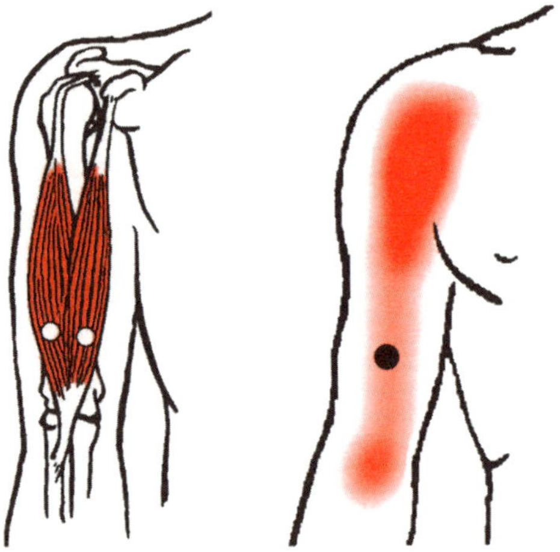

Abb. 43 Triggerpunkte des M. bizeps brachii und Schmerzausstrahlung

Erkrankungen der Rotatorenmanschette

Die Rotatorenmanschette wird durch die Sehnen der Mm. supraspinatus, infraspinatus, teres minor und subscapularis gebildet, die dort zusammenlaufen, wo sie am Humeruskopf ansetzen. Dieser aus Sehnen gebildete Schutzgürtel schützt das glenohumerale Gelenk und die Spannung in den Muskeln hilft aktiv mit, die zwei Knochen zusammenzuhalten. Diese unterstützende Struktur kompensiert teilweise die flache und instabile Struktur des glenohumeralen Gelenks.

Die Rotatorenmanschette kann direkt durch Belastungen beschädigt werden, die entweder durch zu häufigen Gebrauch oder infolge von ungewohnten und schnellen Bewegungen entstehen. Beides passiert bei Sportarten, die häufiges Werfen erfordern. Besonders die Sehnen der M. infraspinatus und subscapularis sind für derartige Verletzungen empfindlich.

Die häufigste und problematischste Erkrankung der Rotatorenmanschette sind aber degenerative Veränderungen in den Sehnengeweben, bevor noch irgendwelche Symptome auftreten.

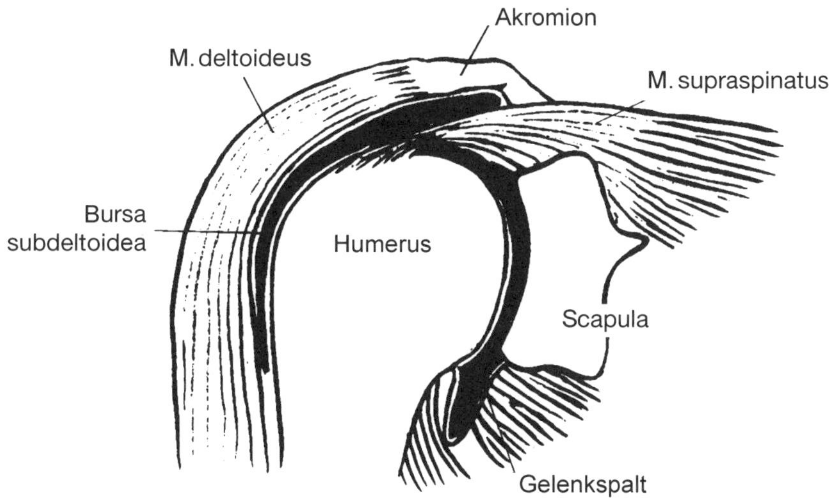

Abb. 44 Beziehungen der Sehne des M. supraspinatus

Die Sehne des M. supraspinatus läuft zwischen Humeruskopf und Akromion entlang, bevor sie am Tuberculum majus ansetzt. Sie ist auch in Ruhe oft unter Spannung und wird komprimiert zwischen dem Oberarm und dem Akromion, wenn der Arm abduziert wird. Damit wird auch die Blutversorgung eingeschränkt, was die Sehne empfindlicher macht gegenüber degenerativen Prozessen. Deshalb ist diese Sehne häufig bei Erkrankungen der Rotatorenmanschette beteiligt.

Degenerative Veränderungen treten im Allgemeinen im mittleren Lebensalter oder später auf. Folgende Faktoren können, wenn sie zusammen auftreten, kleine Mikrotraumen in der Sehne hervorrufen, die zu reduzierter Zirkulation, der Bildung von Narbengewebe und der Ablagerung von Kalziumsalzen führen:

- Schlechte Haltung, die mechanische Bewegungsabläufe der Schulter beeinträchtigt.
- Anatomische Varianten, wie z. B. ein hakenförmiges Akromion.
- Starke Überlastung in der Vorgeschichte.
- Reflektorische Kreislaufstörungen, die vom Herzen ausgehen.
- Klimakterische Veränderungen.

Eine Anzahl unterschiedlicher Phänomene, die meistens ihre Ursache in degenerativen Veränderungen der Rotatorenmanschette haben, können zu Schmerzen bei der Bewegung der Schultern führen. Diese Probleme sind auch die häufigsten Schulterprobleme überhaupt. Manchmal ist die Ablagerung von Kalziumsalzen die wesentliche Ursache, ein anderes Mal ist es eine Verletzung, die zu einer Zerreißung geführt hat. Manchmal ist die Sehne des M. supraspinatus allein betroffen, ein anderes Mal ist auch die Sehne des M. infraspinatus oder die Bursa unter dem Akromion beteiligt.

Das hauptsächliche Trauma ist jedoch immer die Einklemmung (Impingement) der Sehne zwischen dem Humeruskopf und dem coracoacromialen Bogen. Je mehr degenerative Veränderungen bereits vorhanden sind, desto weniger ausgeprägt muss die Einklemmung sein, bis die Sehne reißt. Die Einklemmung wird weiterhin verstärkt durch Faktoren, die die Größe der Öffnung für den Muskel reduzieren, d. h. eine veränderte Form des Akromion, appositionelles Knochenwachstum an der Unterseite des Akromion, Schwäche der Stabilisatoren für das Schulterblatt u. a. Das führt dazu, dass der Humeruskopf nach vorne und oben gezogen wird.

Die komplette Ruptur der Sehne des M. supraspinatus stellt ein besonderes Bild dar und erfordert chirurgische Therapie. Meistens sind die auftretenden Symptome aber die einer Entzündung der Sehne des M. supraspinatus. Das Symptombild hängt ab vom Ausmaß und der Lokalisation des Schadens und von der individuellen Antwort der Person.

Schmerzen, die von der Sehne des M. supraspinatus ausgehen, ziehen meistens in die Gegend des M. deltoideus, besonders in die Nähe der Stelle, an der dieser Muskel am

Humerus ansetzt. Der schmerzhafteste Punkt wird meist in der Nähe der Ansatzstelle der Sehne am Trochanter major des Oberarmes liegen.

Ein schmerzhafter Bogen ist ein Schmerz, der bei einer Abduktion von 80-100 ° auftritt. Dieser schmerzhafte Bogen tritt dann auf, wenn das entzündete Gewebe zwischen Humeruskopf und Akromion eingeklemmt wird. Das Symptom ist charakteristisch für die Einklemmung der entzündeten Sehne des M. supraspinatus.

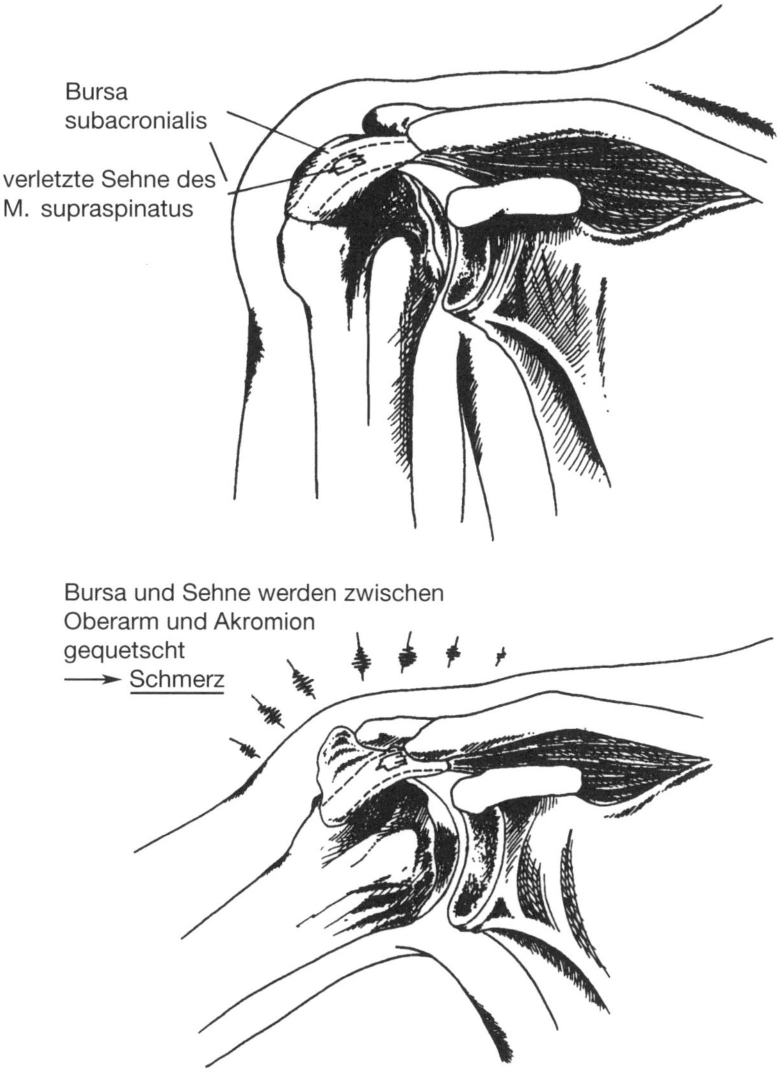

Abb. 45 Impingementsyndrom oder schmerzhafter Bogen

Die einfache Behandlung in dieser Situation ist die Akupunktur an den beiden Punkten auf beiden Seiten der Sehne: Di 15 *jianyu* und 3E 14 *jianliao*. Da die Ruheposition des Oberarmkopfes in Beziehung zum Akromion und zum M. deltoideus zwischen den Patienten unterschiedlich ist, muss man die Lokalisation dieser beiden Punkte je nach dem Patienten definieren und nicht nur von den „Augen des Deltoids" ausgehen. Die Nadeln können nach oben gerichtet schräg eingestochen werden, sodass sie entlang dem beschädigten Gewebe liegen, dieses aber nicht perforieren.

Sedierende Manipulationstechniken und passende Fernpunkte werden je nach den Besonderheiten des einzelnen Patienten ausgesucht.

Akute Entzündung der Supraspinatussehne

Verschiedene Abläufe können zu einer akuten Entzündung der Supraspinatussehne führen. Die Ablagerung von Kalziumsalzen in der Sehne im Rahmen degenerativer Veränderungen kann eine Entzündung durch chronische Irritation verursachen. Die Sehne kann infolge eines Traumas reißen, und dies passiert im Allgemeinen dort, wo bereits degenerative Veränderungen stattgefunden haben. Je schwerwiegender die degenerativen Veränderungen sind, desto geringer kann das Trauma bemessen sein, das zum Reißen der Sehne führt. Wenn die Person gesund genug ist und die Gewebe eine starke und wirksame Antwort auf diese Zerreißung produzieren, dauert das Problem nicht länger als ein paar Wochen.

Wenn aber ein Mangelzustand vorliegt oder die Sehne bereits häufiger durch wiederholte Einklemmungen traumatisiert wurde, dann wird die Situation leicht chronisch. Die Entzündung breitet sich leicht in die umgebenden Gewebe aus, besonders in die Bursa zwischen der Sehne, dem M. deltoideus und dem Akromion.

Zeichen und Symptome:

- Eine Anamnese mit einem passenden Trauma und plötzlicher Schmerzbeginn weisen auf eine akute Zerreißung hin
- Schmerzen über dem Bereich des M. deltoideus, die bei Abduktion gegen Widerstand zunehmen
- Eventuell ein schmerzhafter Bogen
- Im Allgemeinen bei passiver Bewegung keine Einschränkung
- Eventuell eine Schwäche bei Abduktion des Armes
- Schmerzempfindlichkeit über dem Sehnenansatz am Tuberculum majus des Oberarmes

Behandlung:

- Die lokale Stagnation zerstreuen, die lokale Zirkulation regulieren.
- **Ruhe** und **Eisauflagen** innerhalb der ersten 24-48 Stunden nach der Verletzung.
- **Akupunktur**
  - Lokale Punkte Di 15 *jianyu*, 3E 14 *jianliao*
  - Fernpunkte 3E 5 *waiguan*, Di 11 *quchi*
  - Ohrpunkt Schulter
- Ein kleiner **Schröpfkopf** über der Sehne kann nützlich sein.
- **Übungen** sollten die Mobilität erhalten.

Chronische Entzündung der Supraspinatussehne

Wenn eine akute Sehnenentzündung nicht vollständig abheilen kann, oder wenn die gleichen Ereignisse über längere Zeit immer wieder passieren, dann kann die Sehne sich chronisch entzünden. Die Bursa unter dem M. deltoideus wird dann ebenfalls in Mitleidenschaft gezogen und im Lauf der Zeit auch die Kapsel des Schultergelenkes. Der Patient empfindet stechende Schmerzen bei einem bestimmten Abduktionswinkel, einen schmerzhaften Bogen zwischen 80° und 100° Abduktion oder einen dumpfen Schmerz im Oberarm. Die Art der Symptome, die sich hierbei entwickeln, hängt mehr von der individuellen Struktur der Schulter des Patienten ab als von der ursprünglichen Quelle der Entzündung, sei es ein Trauma, Überlastung oder degenerative Veränderungen.

Die chronische Entzündung findet man im Allgemeinen bei älteren Patienten. Man sollte immer nach zugrunde liegenden Mängeln in Lunge, Milz oder Herz suchen.

Zeichen und Symptome:

- Schmerzen über der Gegend des M. deltoideus, besonders bei Abduktion des Armes
- Schmerzen in der Nacht
- Druckschmerzhaftigkeit über dem Ansatz der Supraspinatussehne
- Eventuell ein schmerzhafter Bogen

Behandlung:

- **Massage** tief und eindringlich über der Sehne
- **Akupunktur**
    - *Ah shi*-Punkte Triggerpunkte des M. supraspinatus sofern vorhanden
    - Lokale Punkte wie bei der akuten Entzündung, aber neutral stimuliert
    - Fernpunkte Ma 38 *tiaokou* mit sedierender Manipulation,
      Di 11 *quchi*,
      Extrapunkt *bailao*, s. Abb. 12
- **Moxibustion** indirekt über den *ah shi*-Punkten und lokalen Punkten
- **Schröpfen** über längere Zeit, wenn der Patient allgemein kräftig ist, eher intermittierend, wenn es sich um einen schwachen Patienten handelt
- **Übungen** um die Mobilität zu erhalten und eine fehlerhafte Schulterfunktion zu korrigieren. Wenn die Schulterblätter nach lateral abweichen und die Schultern sich nach vorne einrollen, sollten die Muskeln, die die Schulter stabilisieren, gekräftigt werden, besonders die Mm. rhomboidei und der M. serratus anterior.

Wenn das Befinden des Patienten sich nach drei Behandlungen nicht gebessert hat, sollte er zu einer Ultraschalluntersuchung geschickt werden, damit man die Größe des Schadens besser abschätzen kann. Eine umfangreiche Zerreißung wird mit konservativer Behandlung nicht sehr gut werden. Auch können die Entzündung und Reibungen die Gelenkkapsel angreifen.

Entzündung oder Zerrung der Infraspinatussehne

Die Infraspinatussehne bildet einen Teil der Rotatorenmanschette und liegt hinter der Supraspinatussehne. Sie wird weniger oft verletzt als die Supraspinatussehne. Es passiert gelegentlich infolge sportlicher Aktivitäten oder als eine Ausweitung einer Verletzung der Supraspinatussehne.

Zeichen und Symptome:

- Schmerzen über dem M. deltoideus und manchmal über der Vorderseite der Schulter, die bei aktiver Rotation gegen Widerstand schlimmer werden
- Druckschmerz über der Sehne (auf der dorsalen Seite des Schultergelenks)

Behandlung:

- **Ruhe** und **Eisauflagen** innerhalb der ersten 24–48 Stunden nach der Verletzung
- **Akupunktur**
  - Lokale Punkte 3E 14 *jianliao*, Dü 10 *naoshu*, jeder Triggerpunkt im M. infraspinatus
  - Fernpunkte 3E 6 *zhigou*
  - Ohrpunkt Schulter

Entzündung der langen Bizepssehne

Die lange Bizepssehne kann sich als Komplikation einer Entzündung in der benachbarten Rotatorenmanschette oder im Schultergelenk entzünden.

Zeichen und Symptome:

- Schmerzen in der Nähe des Akromioklavikulargelenkes, die bei Abduktion und Beugung gegen Widerstand schlimmer werden
- Schmerzempfindlichkeit über der Sehne in der Bizepsgrube

Behandlung:

- **Ruhe**
- **Akupunktur**
  - Lokale Punkte Extrapunkt *jubei*, Di 15 *jianyu*, Extrapunkt *jianqian*
  - Fernpunkte Lu 5 *chize*, Di 11 *quchi*

Zerrung und Entzündung des Akromioklavikulargelenkes

Das Gelenk wird dadurch verletzt, dass man auf den ausgestreckten Arm fällt, wodurch der Processus acromialis nach oben und vom Schlüsselbein weggedrückt wird. Die Bänder zwischen Akromion und Schlüsselbein sowie die Gelenkkapsel reißen dabei und rufen damit eine akute Entzündung hervor. Wenn die Zerrung schlimmer ist, werden auch die Bänder zwischen dem Schlüsselbein und dem Processus coracoideus verletzt (die Ligamenta conoideum und trapezoideum).

Schwere Überlastung wie ständiges Tragen von Lasten auf der Schulter oder schlecht verheilte frühere Verletzungen können degenerative und entzündliche Veränderungen und Arthrose verursachen. Solche findet man auch häufig bei älteren Frauen ohne eine offensichtliche Ursache. Die Symptome sind die gleichen wie bei einer leichten akuten Verletzung und die Behandlung ist ebenfalls ähnlich.

Zeichen und Symptome:

- Schmerzen über dem distalen Ende des Schlüsselbeins, die bei passiver Anhebung der Schulter schlimmer werden
- Extremer Druckschmerz über dem Akromioklavikulargelenk
- Druckschmerz über dem Processus coracoideus, wenn die Ligamenta coracoclaviculares verletzt sind

Behandlung:

- **Tapeverband** oder **Bandagen**, um die Beweglichkeit einzuschränken, besonders die Anhebung des Armes (dies nur bei akuter Verletzung)

- **Akupunktur**
  - *Ah shi*-Punkte an der Vorderseite des Gelenkes, wenn die Verletzung nicht allzu akut ist.
  - Lokale Punkte Di 16 *jugu*, Di 15 *jianyu*
  - Fernpunkte Di 11 *quchi*, Lu 5 *chize*

- **Moxibustion** indirekt, wenn die Verletzung subakut oder chronisch ist.

- Erwärmende **Einreibungen** gut ins Gelenk einmassiert.

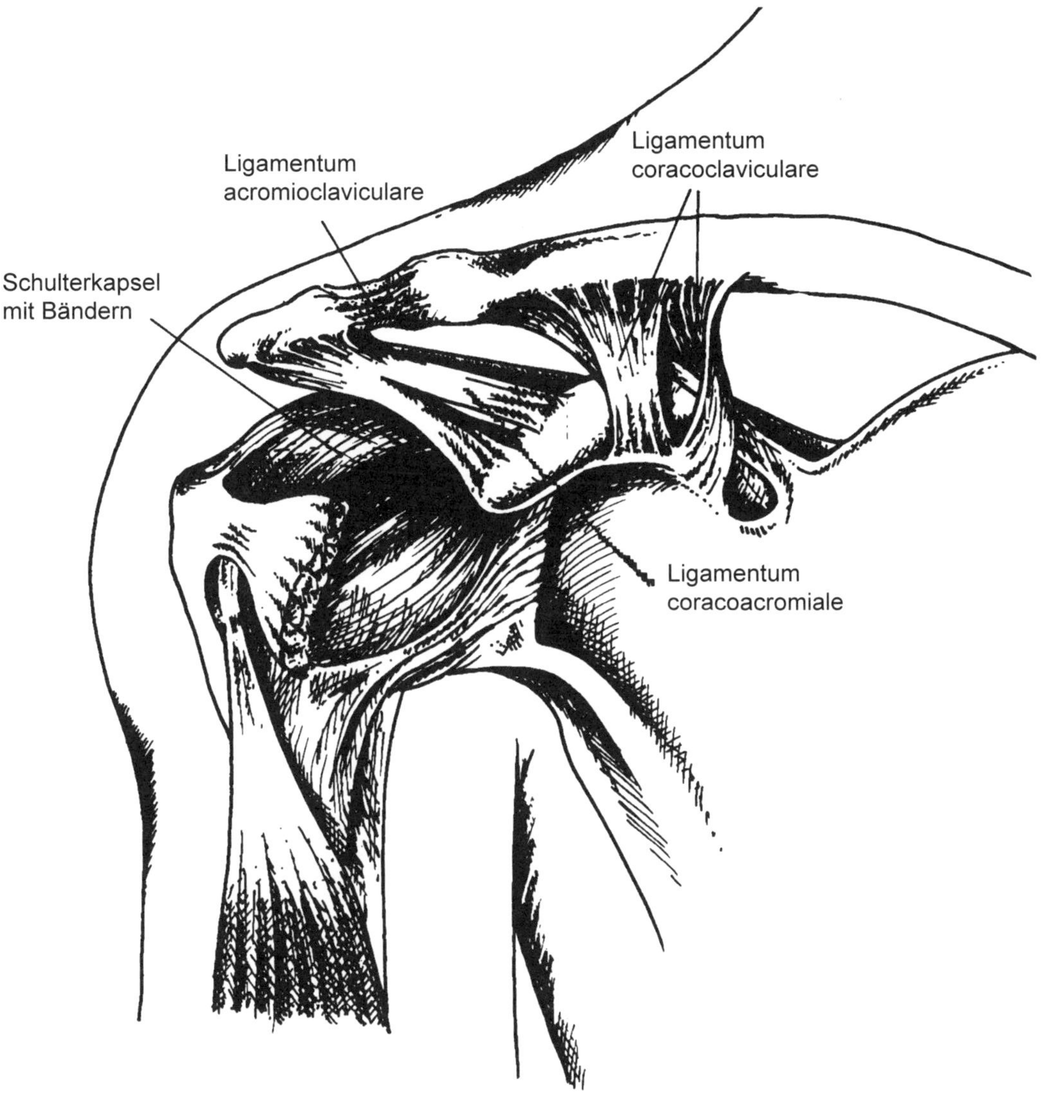

Abb. 46 Bänder der Schulter

Verstauchung des Schultergelenkes

Die Muskeln und Sehnen in der Umgebung des Schultergelenkes sind anscheinend häufiger betroffen als das Schultergelenk und die unmittelbar benachbarten Bänder. Allerdings können das Gelenk und die schmalen Verstärkungsbänder durch einen Sturz auf den außen rotierten Arm verstaucht werden oder auch durch einen starken Zug am Arm nach außen und hinten. Bei starker Gewalteinwirkung kann der Arm auskugeln.

Zeichen und Symptome:

- Schmerzen im Schultergelenk, die am schlimmsten sind am Ende mehrerer passiver Bewegungen gegen Widerstand. Das Bewegungsausmaß ist dabei reduziert.
- Deutliche Deformierung des Schultergelenkes, sofern es disloziert ist
- Starker Druckschmerz über dem Schultergelenk
- Eingeschränkte Beweglichkeit besonders bei Abduktion und Außenrotation

Behandlung:

- **Ruhe** und Immobilisierung bei akuter Verletzung

- **Akupunktur**
  - Lokale Punkte — Extrapunkte *jianneiling* und *jianqian*, Di 15 *jianyu*, 3E 14 *jianliao*
  - Fernpunkte — Di 11 *quchi*, Ma 38 *tiaokou*
  - Handpunkt — Schulter
  - Ohrpunkt — Schulter

Eingesteiftes Schultergelenk „Frozen shoulder" / Adhäsive Kapselentzündung

Eine Entzündung des Schultergelenkes infolge Verstauchung kann eine ganze Menge von Veränderungen hervorrufen, die mit starker Einschränkung der Schulterbeweglichkeit enden. Dabei können sich Adhäsionen zwischen Humeruskopf und der Gelenkkapsel einstellen. Die Beweglichkeit ist weiterhin durch vermehrte Spannung der umgebenden Muskeln, insbesondere des M. subscapularis eingeschränkt.

Diese Konstellation ist sehr schwierig zu behandeln. Akupunktur kann oft eine gewisse Besserung erzielen und konsequente Behandlung wird die Dauer der Erkrankung verkürzen. Aber die meisten Fälle heilen spontan innerhalb von etwa 12 Monaten. Wenn Verbesserungen so langsam eintreten, entscheiden sich Patienten oft eher abzuwarten als ein langes Behandlungsprogramm einzugehen.

Zeichen und Symptome:

- Stark eingeschränkte Schulterbeweglichkeit. Der Patient hält den Arm in Innenrotation und Adduktion. Die Außenrotation und Abduktion sind am meisten eingeschränkt.
- Schmerzen entstehen, wenn der Oberarm gegen Widerstand gestreckt wird
- Nächtliche Schmerzen

Behandlung:

- **Akupunktur**
  - Man akupunktiert den M. subscapularis mit einer langen Nadel durch die hintere Achselhöhle hindurch in den Muskelbauch. Dies ist die einzige gute Methode, die Schmerzen zu vermindern und ein wenig mehr Beweglichkeit zu erreichen.
  - Lokale Punkte Di 15 *jianyu*,
Extrapunkt *jianqian*
  - Fernpunkte Di 11 *quchi*,
Lu 5 *chize*,
Gb 34 *yanglingquan*
- **Massage** und **Mobilisierungsübungen**

Arthritis

Das Schultergelenk kann selten einmal auch von rheumatoider Arthritis und Arthrose angegriffen werden.

Der Ellenbogen

Das Ellenbogengelenk verbindet den Oberarm mit dem Unterarm. Es ist im Wesentlichen ein Scharniergelenk und erlaubt uns, die Hand zum Körper zu bringen (Beugestellung) oder vom Körper wegzubewegen (Streckstellung). Mit der Beugung des Ellenbogengelenkes können wir Nahrung zum Mund bringen. Das Ellenbogengelenk erleichtert auch die Supination und Pronation der Hand.

Anatomisch handelt es sich nur um ein einzelnes Gelenk mit nur einer Gelenkkapsel und einem einheitlichen Gelenkinnenraum. Innerhalb dieses Gelenkes haben wir aber drei unterschiedliche Artikulationen mit jeweils unterschiedlichen Funktionen:

- Das humeroulnare Gelenk
- Das humeroradiale Gelenk
- Das radioulnare Gelenk

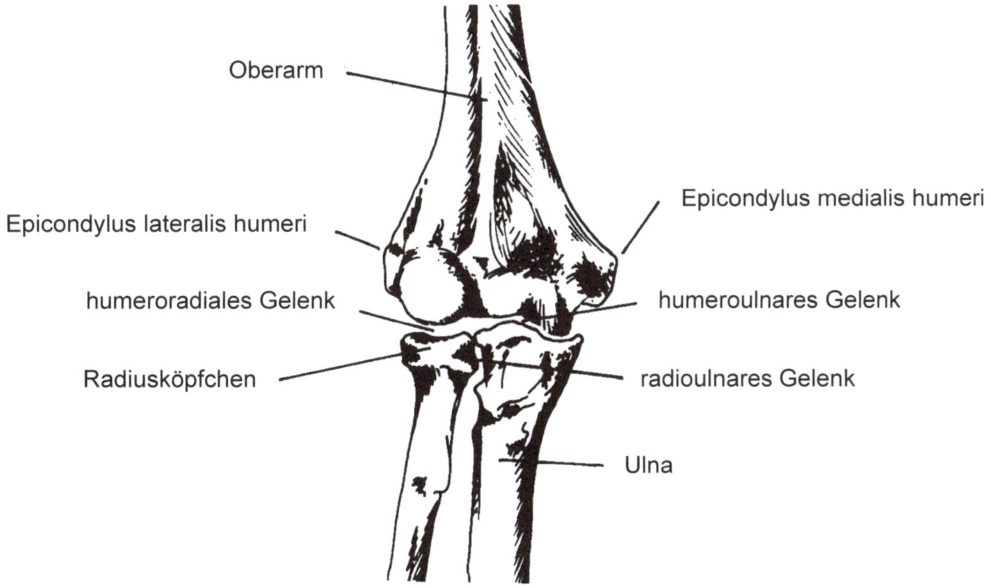

Abb. 47 Orientierungspunkte an der Vorderseite des Ellenbogens

Am Ellenbogen finden sich zwei besonders gestaltete Muskelansätze. Folgende Muskeln haben einen gemeinsamen Ursprung am Epicondylus lateralis des Oberarmknochens:

- M. extensor carpi radialis brevis
- M. extensor digitorum
- M. extensor carpi ulnari
- M. supinator

Folgende Muskeln haben einen gemeinsamen Ursprung am Epicondylus medialis des Oberarmknochens:

- M. pronator teres
- M. flexor carpi radialis
- M. palmaris longus
- M. flexor digitorum superficialis teilweise
- M. flexor carpi ulnaris

Aus der Sicht der TCM

Struktur und Funktion des Ellenbogens werden beherrscht durch die Leitbahnen des Armes. Der vordere Aspekt des Armes hat *yin*-Charakter und ist weich, blass und haarlos, und die vorherrschenden Leitbahnen sind die *yin*-Leitbahnen des Armes, Herz, Perikard und Lunge. Der hintere Aspekt des Armes hat *yang*-Charakter und ist rauer und mehr nach außen gewendet. Die beherrschenden Leitbahnen sind die *yang*-Leitbahnen des Armes, Dickdarm, Dreifacher Erwärmer und Dünndarm.

Punkte, die auf den Ellenbogen einwirken

Lokale Punkte:

Di 10 *shousanli*
Di 11 *quchi*
Di 12 *zhouliao*
He 3 *shaohai*
Lu 5 *chize*
Dü 8 *xiaohai*
Pe 3 *quze*
3E 10 *tianjing*

Fernpunkte:

Lu 6 *kongzui* *xi*-Grenzpunkt
Di 5 *yangxi*
Di 8 *xialian*
Dü 6 *yanglao*
3E 5 *waiguan*

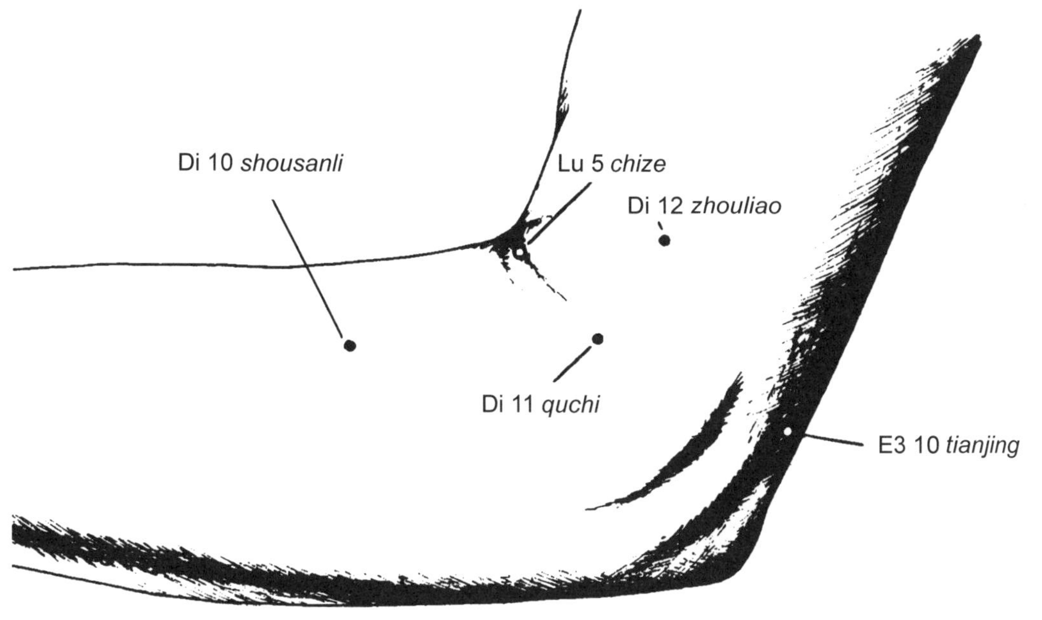

Abb. 48 Punkte am lateralen Ellenbogen

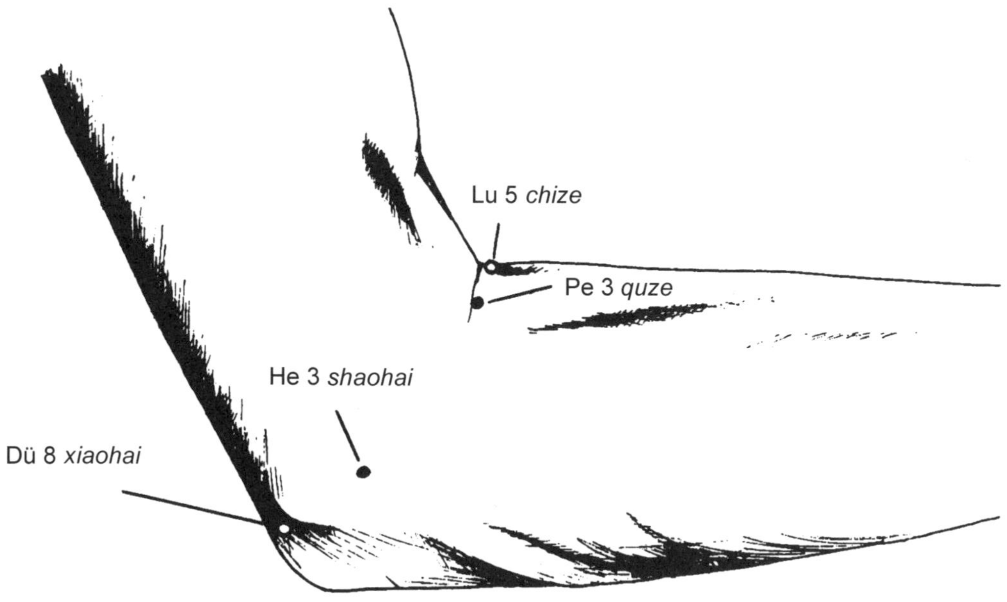

Abb. 49 Punkte am medialen Ellenbogen

Untersuchung des Ellenbogens

Betrachten

Betasten mit sanftem Druck

Bewegen Untersuche das Bewegungsausmaß bei passiver Bewegung in

- Flexion
- Extension, dabei sollte man am Ende der Bewegung deutlich einen knöchernen Widerstand spüren
- Pronation und Supination der Hand. Dies untersucht man gleichzeitig auf beiden Seiten, damit man besser vergleichen kann.
  Untersuchung auf Beschwerden wie beim Tennisellenbogen: den Ellenbogen und den Oberarm beugen, die Hand in Pronation und die Hand im Handgelenk gegen Widerstand strecken.

Abtasten mit tiefgehender Palpation:

- den Processus olecrani und die dazugehörige Bursa
- der Gelenklinie lateral des Olecranon folgend um das Radiusköpfchen herum bis zur Vorderseite des Unterarms
- über dem M. extensor carpi radialis brevis über dem Radiusköpfchen
- der Gelenklinie medial des Olecranon folgend um den Arm herum bis auf die Vorderseite des Gelenks
- am lateralen Epikondylus und dem gemeinsamen Ansatz der Extensoren
- Untersuchung aller in Frage kommenden Triggerpunkte im M. triceps in allen Köpfen, M. brachioradialis, M. extensor carpi radialis longus, in allen Muskeln, die vom gemeinsamen Extensoransatz entspringen, einschließlich des M. supinator in einem Punkt in Höhe etwa von Lu 5
- am medialen Epikondylus und dem gemeinsamen Ursprung der Flexoren
- Untersuchung aller möglichen Triggerpunkte im M. biceps, M. brachialis und allen Muskeln, die am gemeinsamen Flexorenansatz entspringen

Erkrankungen des Ellenbogens

Der Ellenbogen hat eine kräftige knöcherne Stütze, die ihm Kraft und Stabilität verleiht. Er kann vollständig in die Beugung gehen, ohne Verletzungen hervorzurufen, denn die Muskelmasse des Armes puffert Stöße weich ab. Die Streckung wird durch den knöchernen Kontakt zwischen dem Processus olecrani der Ulna und dem Oberarmknochen begrenzt.

Die Weichteile sind Verletzungen gegenüber nicht so anfällig wie an der Schulter. Chronische Irritationen aufgrund von Überlastungen betreffen sie häufiger.

Tennisellenbogen

Schmerzen am lateralen Epikondylus ist das Problem des Ellenbogens, das man am häufigsten antrifft. Es scheint verschiedene Störungen zu geben, die allein oder in Kombination miteinander zu Schmerzen in dieser Region führen. Bei allen findet man immer eine Komponente Überbeanspruchung, die zu der Funktionsstörung beiträgt. Die Diagnose wird im Allgemeinen nach den am meisten druckschmerzhaften Gebieten gestellt, eine genaue Anamnese ist aber ebenfalls wichtig.

- Triggerpunkte im M. supinator, im lateralen Teil des medialen Kopfes des M. triceps und im M. extensor carpi radialis longus leiten den Schmerz in den lateralen Epikondylus fort. Diese Muskeln müssen immer untersucht werden und bei der Symptomatik „Tennisellenbogen“ müssen sie, sofern vorhanden, behandelt werden.

- Es kann sich um eine chronische Entzündung handeln, die aufgrund degenerativer Veränderungen des Muskel-Sehnen-Übergangs im M. extensor carpi radialis brevis entstanden ist. Diese Region liegt über dem seitlichen Kopf, in der Nähe des Punktes Di 10 *shousanli* und ist sehr schmerzhaft, wenn sie beteiligt ist. Eine Überlastung wird dabei mikroskopisch kleine Zerreißungen in dieser geschwächten Stelle des Muskels hervorrufen. Die Beschwerden beginnen langsam. Die Schmerzen sind schlimmer bei Streckung des Handgelenks gegen Widerstand.
  In diesem Fall muss die wichtigste Nadel durch die Muskelfaser hindurchgestochen werden am Punkt Di 10 *shousanli* oder in seiner Nähe. Die Triggerpunkte im M. extensor carpi radialis brevis sollten zusätzlich akupunktiert werden, ebenso alle anderen, die man in den oben erwähnten Muskeln findet.

- Es kann zu einer Entzündung und oft zu Zerreißungen des gemeinsamen Ursprungs der Strecker kommen, an der Stelle, an der die Sehnen am Periost des lateralen

Epikondylus ansetzen. Diese Beschwerden nennt man Epicondylitis lateralis. Wenn die Zerreißung größeren Ausmaßes ist, findet man in der Anamnese den akuten Beginn nach einer Verletzung oder einer kürzlich erfolgten starken Belastung des Ellenbogens. Der Epicondylus lateralis ist dabei sehr druckschmerzhaft und die Schmerzen verschlimmern sich bei Streckung des Handgelenks gegen Widerstand.
In diesem Fall ist die beste Therapie die Akupunktur mit zwei Nadeln, mit denen der gemeinsame Ansatz der Extensoren von beiden Seiten so nah wie möglich am Epikondylus aufgefädelt wird. Die beiden *ah shi*-Punkte können außerdem auch mit Elektrostimulation sediert werden.

Zeichen und Symptome:

- Schmerzen — an der lateralen Seite des Ellenbogens
  Verschlimmern sich bei Bewegung und nach Bewegung
  Treten vor allem auf, wenn Dinge in Armlänge vor dem Körper gehalten werden: beim Öffnen von Schubladen, Tee Einschenken, Fenster Öffnen etc.
- Druckschmerz am lateralen Epikondylus und in dessen Umgebung
- Keine Einschränkung des Bewegungsausmaßes
- Auftreten im Alter zwischen 35 und 50 Jahren

Anmerkung: Man sollte immer die unteren Abschnitte der Halswirbelsäule untersuchen und wenn notwendig behandeln, insbesondere dann, wenn der Tennisellenbogen beidseitig auftritt. Nach einem darunter verborgenen Mangelzustand im Element Lunge sollte ebenfalls gesucht werden.

Behandlung:

- **Massagen** — tief und penetrierend, um die Narben und Adhäsionen am gemeinsamen Extensorenansatz zu lösen und auch am Sehnenübergang des M. extensor carpi radialis brevis.

- **Akupunktur**
  - *Ah shi*-Punkte — mehrere je nach der Diagnose, s. auch die oben angeführten Vorschläge
  - Lokale Punkte — Di 10 *shousanli*,
    Di 11 *quchi*

- Fernpunkte Di 4 *hegu*,
  Di 5 *yangxi*

- **Moxibustion** bei chronischem Tennisellenbogen

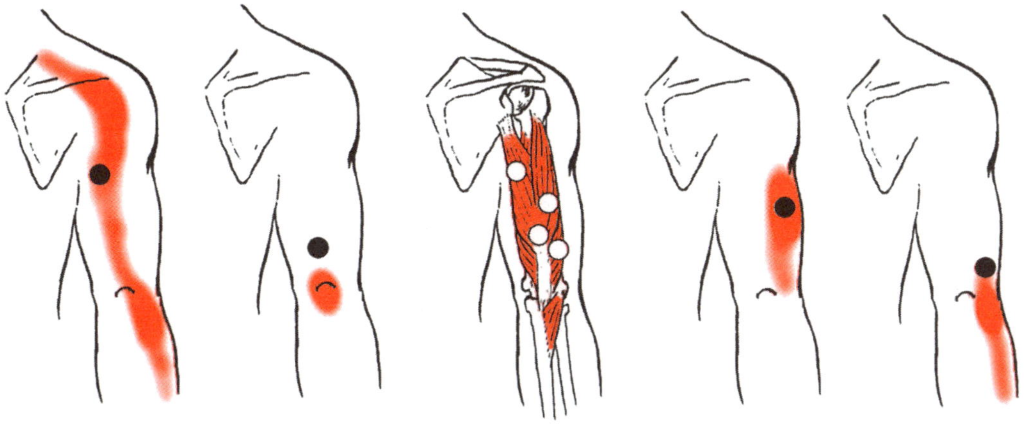

Abb. 50 Triggerpunkte des M. triceps und Schmerzausstrahlung

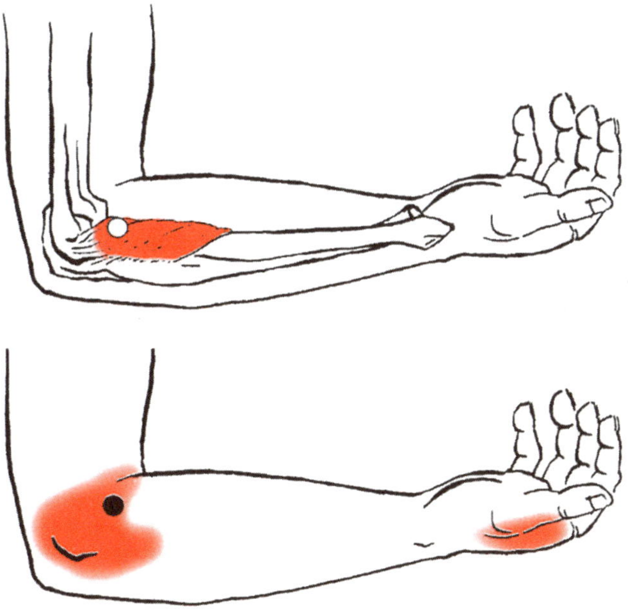

Abb. 51 Triggerpunkte des M. supinator und Schmerzausstrahlung

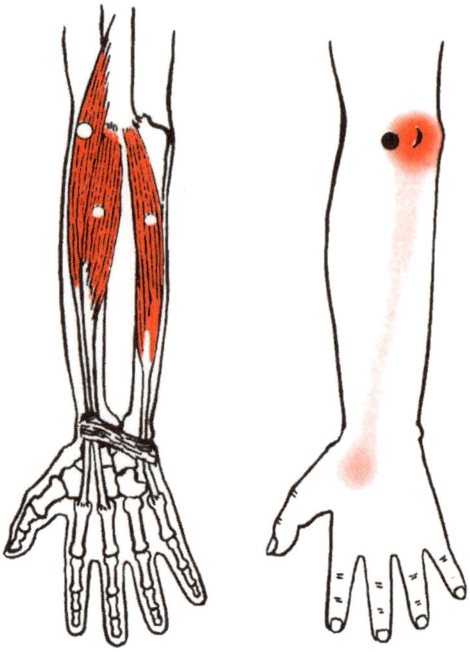

Abb. 52 Triggerpunkte des M. extensor carpi radialis longus und Schmerzausstrahlung

Golfarm

Die Mechanismen sind ähnlich wie beim Tennisellenbogen, jedoch ist der gemeinsame Ansatz der Flexoren betroffen.

Zeichen und Symptome:

- Schmerzen an der Medialseite des Ellenbogens, die sich bei Beugung des Handgelenks gegen Widerstand verschlimmern
- Druckschmerz über der Sehnen-Periost-Verbindung am medialen Epikondylus des Oberarms oder über den wichtigen Triggerpunkten im M. biceps oder dem medialen Kopf des M. triceps oder dem M. pronator teres.

Behandlung:

- Tiefe **Massage**

- **Akupunktur**
  - *Ah shi*-Punkte — am Epikondylus oder eher Triggerpunkte in den umgebenden Muskeln
  - Lokale Punkte — Dü 8 *xiaohai*, He 3 *shaohai*
  - Fernpunkte — Dü 3 *houxi*, Dü 5 *yanggu*

Arthritis

Traumatische Verletzungen des Ellenbogens, die meistens eine Bandstruktur mit betreffen, können die Kapsel schädigen und zu einer akuten Gelenkentzündung führen. Eine lange Anamnese mit Überlastung und hämmernder Aktivität wie beispielsweise bei Kesselmachern oder beim Boxen oder die Schädigung nach einer akuten Verletzung kann die Entzündung des Gelenkes und des Knochens hervorrufen.

Zeichen und Symptome:

- Schmerzen im Ellenbogen, die sich bei passiver Beugung und Streckung verschlimmern. Nach Belastung nach längerer Ruhe werden sie ebenfalls schlimmer
- Eingeschränkte passive Beugung und Streckung
- Druckschmerz über dem Gelenkspalt, besonders auf der Medialseite

Behandlung:

- Kälte und lokale Stagnation zerstreuen. Die lokale Zirkulation anregen.
- **Massage**, tiefgehend, mit anhaltendem Druck über den kleinen schmerzhaften Faserbündeln in der Linie des Gelenkspalts
- **Mobilisationen** und Stretching, aber nicht im sehr akuten Fall

- **Akupunktur**
  - *Ah shi*-Punkte — kleine Schmerzpunkte in der Linie des Gelenkspalts
  - Lokale Punkte — Di 11 *quchi*, Di 10 *shousanli*
  - Fernpunkte — Di 4 *hegu*

- **Moxibustion** indirekt, bei chronischen Fällen

Unterarm, Handgelenk und Hand

Das Handgelenk ist die Verbindung zwischen dem langen Hebelarm des Unterarms und der kräftigen und unglaublich vielseitigen Struktur der Hand. Wichtige Bewegungen werden mit dem Handgelenk ausgeführt, sodass die Hand sich für die wichtigen Aufgaben, die sie zu bewältigen hat, immer in der optimalen Position befindet.

Die Muskeln im oberen Teil des Unterarms sind verantwortlich für Bewegungen des Handgelenks und auch für viele Bewegungen der Finger und des Daumens. Sie überkreuzen das Handgelenk in Form von Sehnenbündeln, die im Allgemeinen in einer Scheide mit Synovialüberzug eingefasst sind.

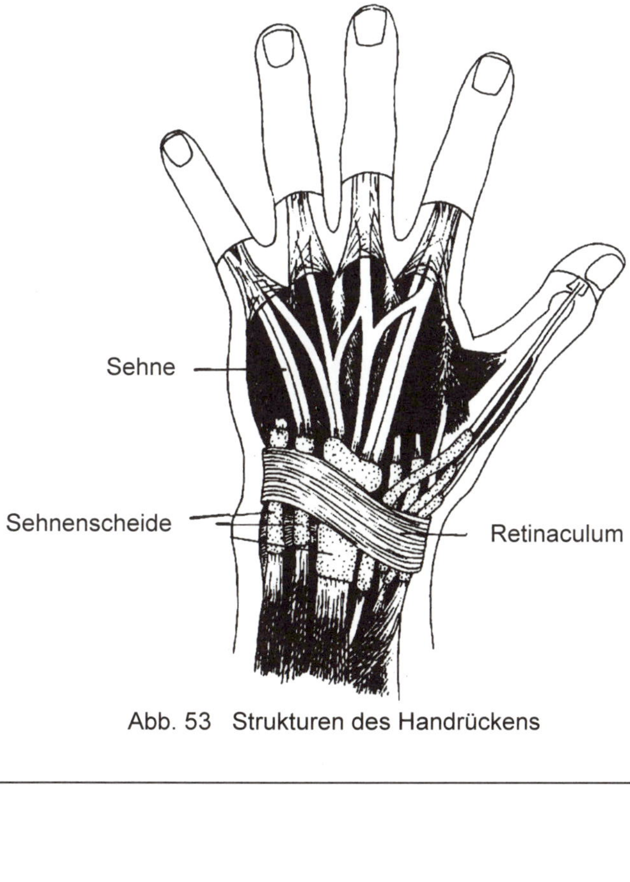

Abb. 53 Strukturen des Handrückens

Im Handgelenk befinden sich acht kleine Knochen. Drei davon, das Os triquetrum, Os lunatum und Os scaphoideum haben eine gelenkige Verbindung mit dem Radius und der knorpeligen Platte, die das radiokarpale Gelenk bis zum distalen Ende der Ulna verlängert.

Wir können mit den Händen eine unglaubliche Zahl unterschiedlicher Aktivitäten durchführen, angefangen von den komplizierten Bewegungen, die man beim Schreiben, bei Zärtlichkeiten, beim Nähen usw. benötigt, bis zu den kraftvollen Tätigkeiten bei Schwerarbeit und beim Sport. Schäden oder Krankheiten der Hände beeinträchtigen uns in einem Maß, das in keinem Verhältnis zur Größe der Schädigung zu stehen scheint. Glücklicherweise sind unsere Hände in der Lage, die oftmals gegensätzlichen Anforderungen an Kraft und Beweglichkeit so gut zu bewältigen, dass Erkrankungen der Gelenke, Muskeln, Sehnen, Bänder und anderer Strukturen der Hand seltener sind, als man erwarten könnte.

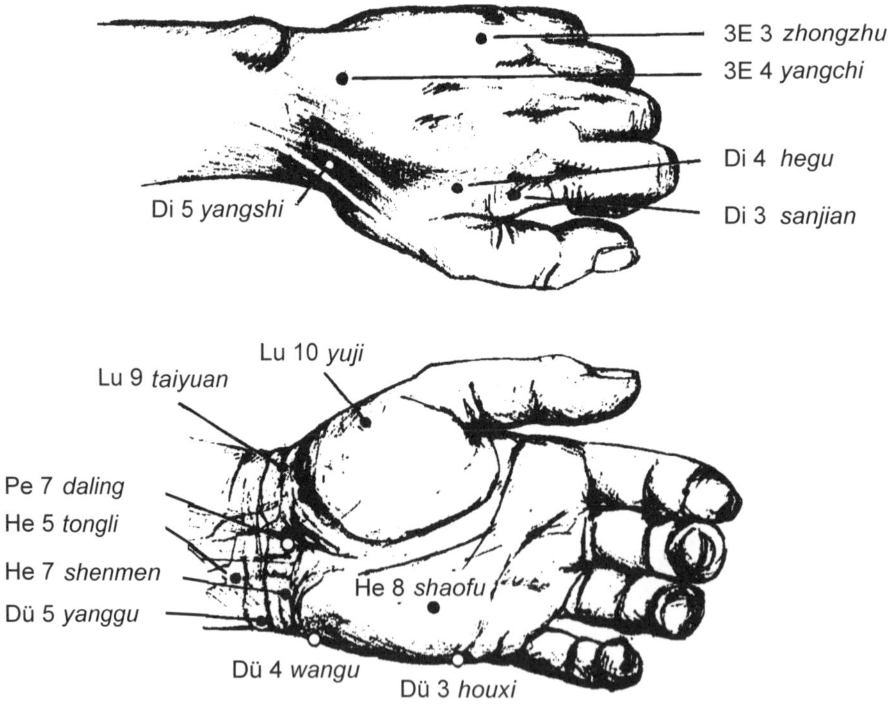

Abb. 54 Punkte an der Hand

Aus der Sicht der TCM

Alle sechs Leitbahnen des Armes laufen über das Handgelenk und haben allesamt wichtige Punkte auf dem Handgelenk. Da diese Region nicht sehr viel Muskelfleisch enthält, ist die Akupunktur am Handgelenk schwieriger und erfordert größere Präzision als anderen Ortes.

An der Hand ändert sich die Polarität der Leitbahnen des Armes. Die drei *yin*-Leitbahnen des Armes bekommen allmählich mehr *yang*-Eigenschaften, bis an den Fingerspitzen das *yang* dominiert und die Leitbahn auf dem Handrücken als *yang*-Leitbahn zurückläuft. Viele Punkte an der Hand können zur Behandlung von akuten Problemen und geistig-seelischen Erkrankungen benutzt werden, wahrscheinlich deshalb, weil sie den Kreislauf des *qi* in dieser Region, in der die Polarität sich ändert, besonders gut beeinflussen.

Punkte, die auf Handgelenk und Hand einwirken

Lokale Punkte:

Lu 9 *taiyuan*	Daumen und radiale Seite des Handgelenks
Lu 10 *yuji*	Daumen
Di 5 *yangxi*	Handgelenk, besonders am ersten Karpometakarpalgelenk
Di 4 *hegu*	Daumen und Handgelenk
Di 3 *sanjian*	Finger und Handrücken
3E 4 *yangchi*	Handgelenk und mittlere Finger
3E 3 *zhongzhu*	laterale drei Finger
Dü 5 *yanggu*	Handgelenk
Dü 4 *wangu*	Handgelenk und fünfter Finger
Dü 3 *houxi*	alle Finger
He 5 *tongli*	Handgelenk
He 7 *shenmen*	ulnare Seite des Handgelenks
He 8 *shaofu*	fünfter Finger und Handinnenfläche
Pe 7 *daling*	Handgelenk, Mitte der Handfläche und Finger

Extrapunkt *shangbaxie*	proximal nahe den Metakarpophalangealgelenken auf der dorsalen Handfläche (4 Punkte). Anwendung bei Arthritis der Metakarpophalangealgelenke

Extrapunkte *baxie*	distal unmittelbar an den Metakarpophalangealgelenken auf der dorsalen Handfläche (4 Punkte). Anwendung bei Arthritis der Metakarpophalangealgelenke
Extrapunkt *sifeng*	Auf der Handinnenfläche des zweiten, dritten und vierten Fingers auf der Mitte der Querfalte des proximalen interpahalangealen Gelenkes. Bei Arthritis der Finger

Fernpunkte:

Di 10 *shousanli*	für das Karpometakarpalgelenk des Daumens
Di 6 *pianli*	für Handgelenk, Daumen und Hand
Lu 7 *lieque*	

Die Qualität von einigen lokalen Punkten kann die Anwendung von Fernpunkten überflüssig machen.

Untersuchung von Unterarm, Handgelenk und Hand

Betrachten Schwellungen, Deformierungen

Tasten mit leichtem Druck

Bewegen Passive Beweglichkeit und aktive Beweglichkeit gegen Widerstand:

Abduktion und Adduktion im Handgelenk
Pronation und Supination
Streckung und Beugung des Daumens
Abduktion und Adduktion des Daumens
Beugung und Streckung der Finger
Abduktion und Adduktion der Finger

Abtasten mit tiefer Palpation

- Allseitig entlang dem Unterarm vom Radius zur Ulna bis zu dem jeweiligen Processus styloideus. Man tastet nach angespannten bandförmigen Strukturen, indem man die Muskeln unter den Fingern hin- und herrollt.
- Quer über das Handgelenk auf der dorsalen und der palmaren Seite. Dabei palpiert man die einzelnen Sehnenbündel, identifiziert die einzelnen Handgelenksknochen.
  Jeden einzelnen Mittelhandknochen bis zur Fingerspitze hin

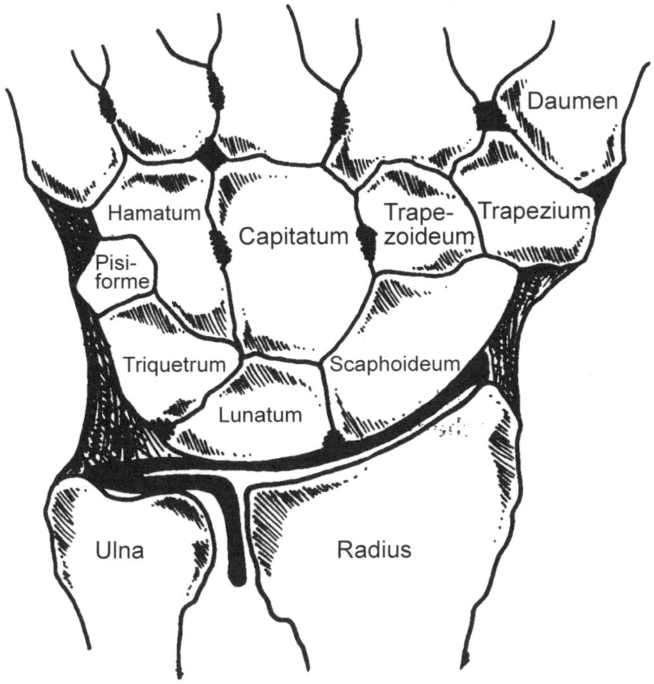

Abb. 55 Die Knochen des Handgelenks

Erkrankungen des Unterarms, des Handgelenks und der Hand

Erkrankungen der Muskeln, Sehnen und Sehnenscheiden

Der Unterarm ist mit allen Muskeln ausgestattet, die das Handgelenk und die langen Finger sowie den Daumen bewegen. Die Hand selbst besitzt eine Anzahl kürzerer Muskeln, die Finger und Daumen bewegen.

Zwar sind diese Muskeln und ihre Sehnen im Allgemeinen weniger häufig Gegenstand akuter Zerrungen, häufig werden sie jedoch durch Überlastung oder Überbeanspruchung verletzt. Ungewohnte oder allzu oft wiederholte Bewegungsabläufe können akute oder chronische Störungen hervorrufen.

Ausbildung von Triggerpunkten

Diese Störungen spielen sich sehr häufig am Unterarm ab. Triggerpunkte am Unterarm fühlen sich wie feste und druckempfindliche Bänder an, wobei man an irgendeiner Stelle in diesem Band eine besonders empfindliche Stelle tasten kann. Sind sie aktiv, so strahlen sie schmerzhaft aus nach einem charakteristischen Muster. Jede Art von Schmerzen in fast jeder Region des Handgelenks und der Hand kann ein ausstrahlender Schmerz sein, der von einem aktiven Triggerpunkt am Unterarm ausgeht und oft eine ernsthafte Erkrankung vortäuscht.

Aber auch asymptomatische Triggerpunkte erhöhen die Belastung, die auf anhängende Strukturen ausgeübt wird. Schmerzen in den Fingergelenken sind oft das Ergebnis von übermäßigem Zug durch ein ansonsten asymptomatisches Band von Triggerpunkten im M. extensor digitorum; ein Triggerpunkt im M. palmaris longus verschlimmert ein Karpaltunnelsyndrom.

Die Suche nach Triggerpunkten am Unterarm ist ein wichtiger Teil der Untersuchung bei allen Erkrankungen der Hand und des Handgelenkes, weil diese Triggerpunkte so häufig vorkommen. Jeder Triggerpunkt, den man in einem Muskel findet, der Schmerzen in die betroffene Region ausstrahlen kann, sollte behandelt werden.

Behandlung:

- **Akupunktur**
  - *Ah shi*-Punkte: direkte Akupunktur der druckschmerzhaftesten Punkte in den relevanten Muskeln. Dabei muss man sehr präzise akupunktieren, weil man sie oft verfehlt.
  - Lokale Punkte: Di 11 *quchi* ist der nützlichste, besonders wenn eine deutliche *qi*-Stagnation vorhanden ist.

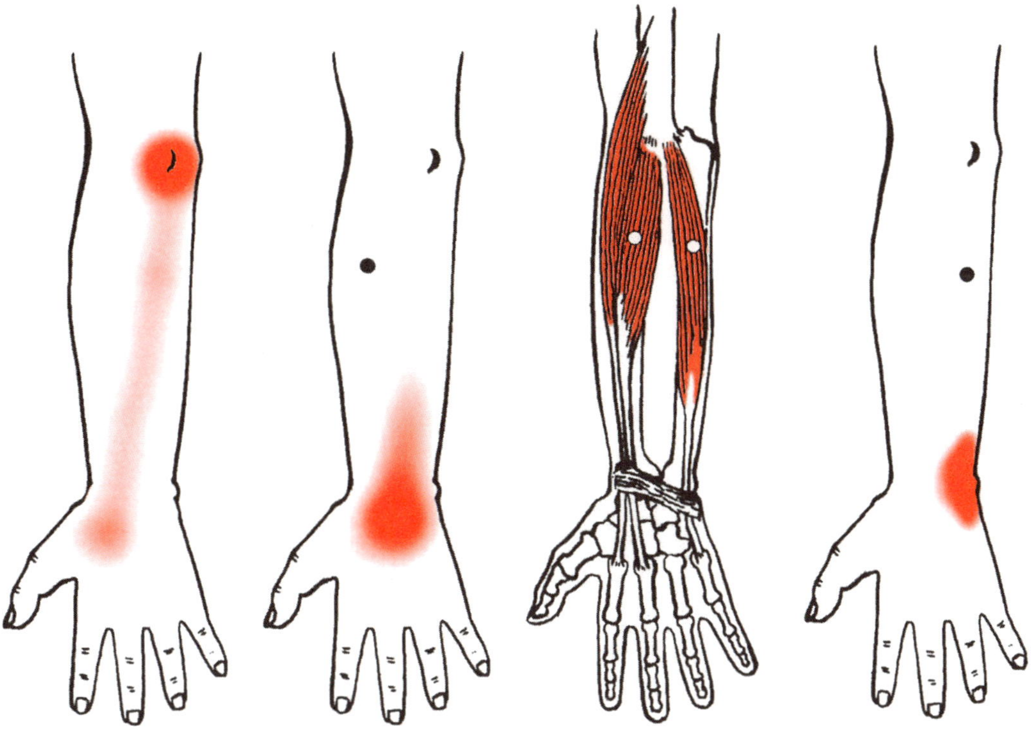

Abb. 56 M. extensor carpi radialis brevis und M. ulnaris: Muskeln, Triggerpunkte und Schmerzausstrahlung

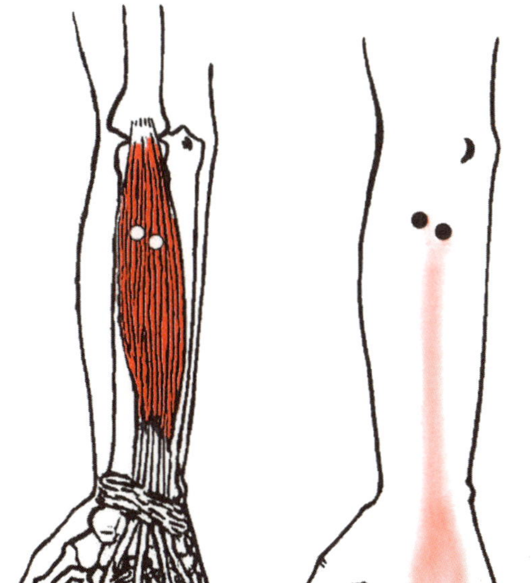

Abb. 57 M. extensor digitorum

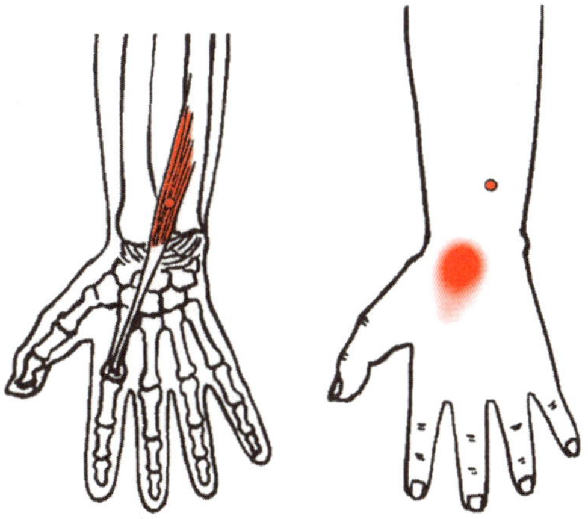

Abb. 58 M. extensor indicis

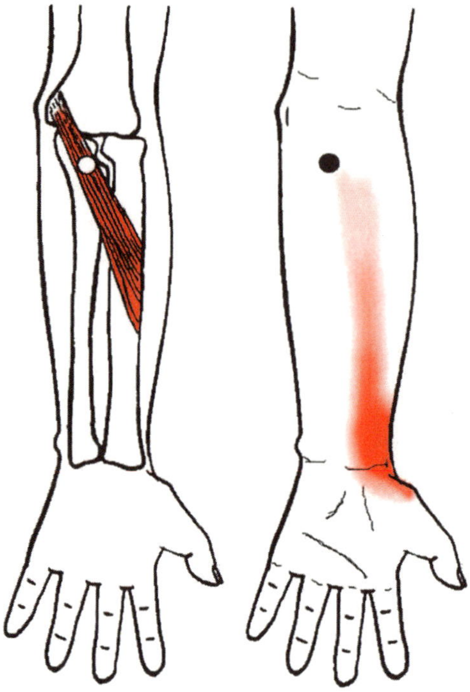

Abb. 59 M. pronator teres

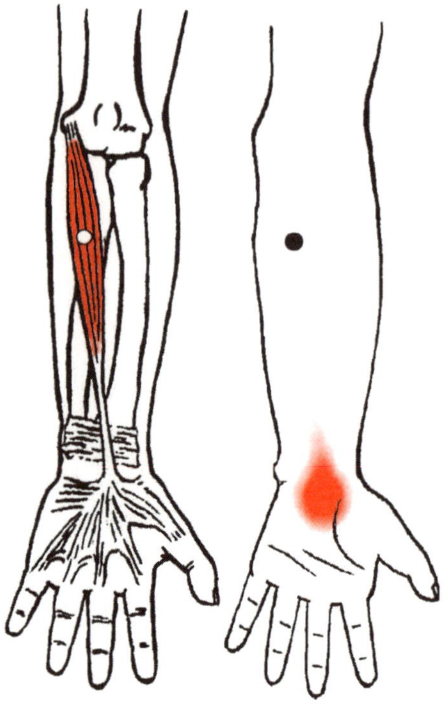

Abb. 60 M. palmaris longus

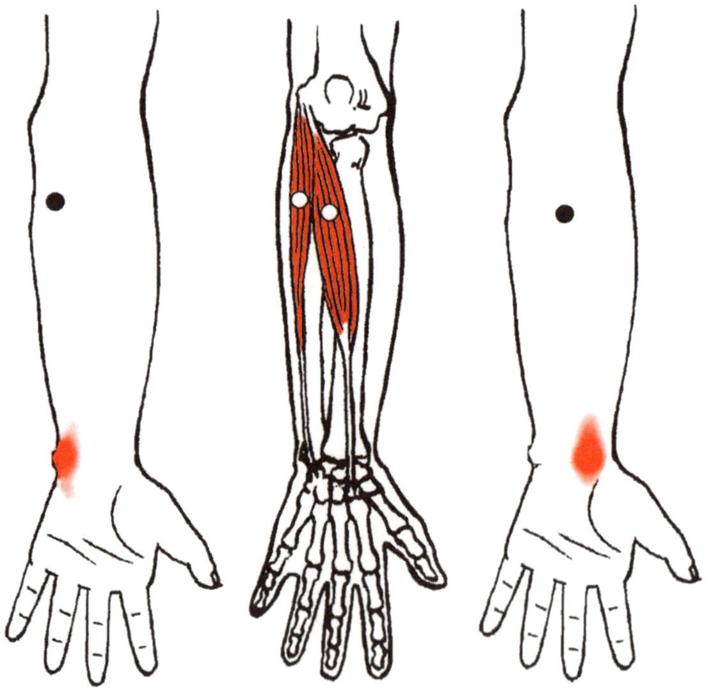

Abb. 61 Mm. flexor carpi radialis und ulnaris

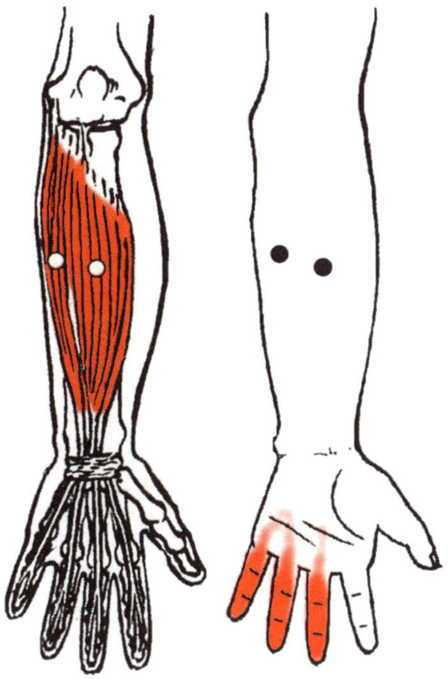

Abb. 62 M. flexor digitorum

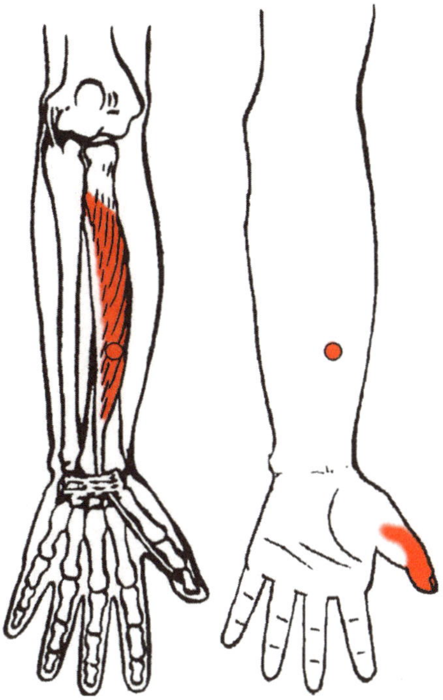

Abb. 63 M. flexor pollicis longus

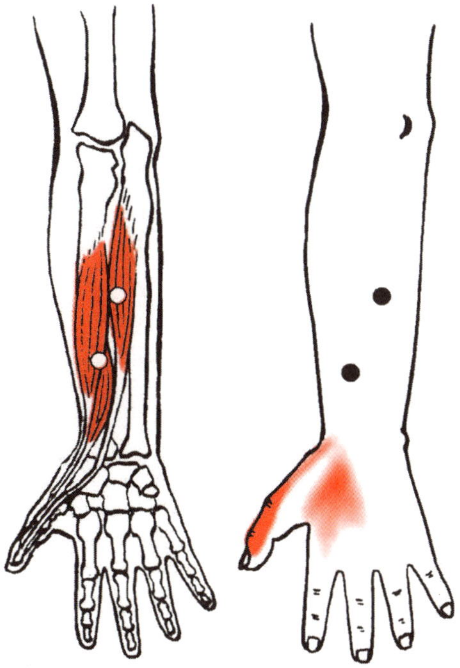

Abb. 64
Die Muskeln der Tabatière:
M. extensor pollicis longus,
M. extensor pollicis brevis und
M. abductor pollicis longus

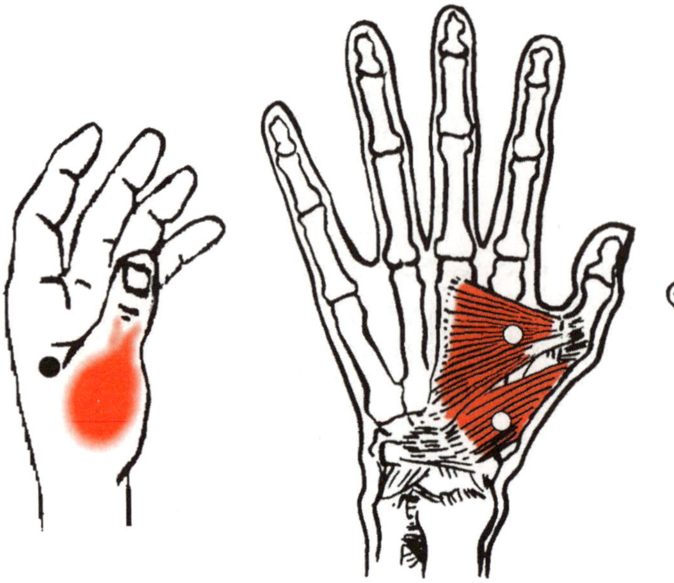

Abb. 65 Die Muskeln des Thenar

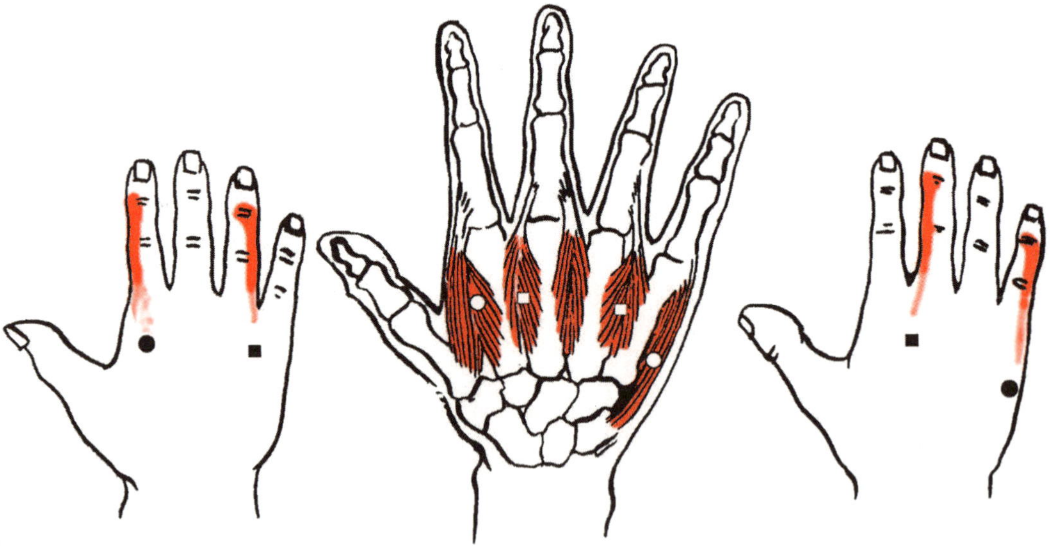

Abb. 66 Die Mm. interossei

Chronische Entzündung der Sehnen und Sehnenscheiden

Überbeanspruchung der Muskulatur des Unterarms durch sportliche oder berufliche Aktivitäten kann zu chronischer Entzündung der Muskeln, der Muskel-Sehnen-Übergänge, der Sehnen oder der Sehnenscheiden führen. Die Begriffe Überlastungstrauma oder RSI (repetitive strain injury) werden für diese Situationen benutzt. Manchmal ist nur eine Struktur betroffen, aber wenn die Überlastung erheblich ist, kann sich die Entzündung weit ausbreiten. Dadurch hervorgerufene strukturelle Veränderungen in Muskeln, Nerven und Sehnenscheiden machen chronische Entzündungen der Sehnen und Sehnenscheiden zu schwer zu behandelnden Krankheiten.

Tenosynovitis
(stenosierende Tendovaginitis, Morbus DeQuervain)

Hier handelt es sich um die Entzündung einer Sehnenscheide, im Allgemeinen der Scheide mit der Sehne des M. abductor pollicis longus und des M. extensor pollicis brevis an der Stelle, an der sie sich um den radialen Processus styloideus herumschlingt.

Die Sehnenscheide ist mit Synovialmembran ausgekleidet. Die Synovialflüssigkeit befeuchtet die Sehnen und macht sie an der Stelle gleitfähiger, wo sie um Biegungen herumgleiten und Reibung entsteht. Eine Tenosynovitis entsteht, wenn diese Anordnung zur Verminderung der Reibung durch übermäßige Beanspruchung überlastet wird. Die Membran wird dadurch geschädigt und die Entzündung, die dabei entsteht, wird durch die Irritation infolge wiederholter Reibungen aufrechterhalten.

Zeichen und Symptome:

- Schmerzen in der Nähe des radialseitigen Processus styloideus am Handgelenk. Besonders bei Bewegungen des Daumens und des Handgelenks, auch bei einigen passiven Bewegungen
- Die Schmerzen verschlimmern sich bei Abduktion und Extension des Daumens gegen Widerstand
- Verschlimmerung bei Belastung
- Schmerzempfindlichkeit der Sehnen in der Nähe des radialen Processus styloideus
- Schwellung der Region bei schwerer Störung
- Krepitation bei chronischem Zustand

Test Der Patient soll den Daumen in die Faust einschließen und das Handgelenk abduzieren und adduzieren. Wenn dieses Manöver Schmerzen in der Nähe des radialen Processus styloideus hervorruft, ist der Test ein positiver Beweis für das Vorliegen einer Tenosynovitis.

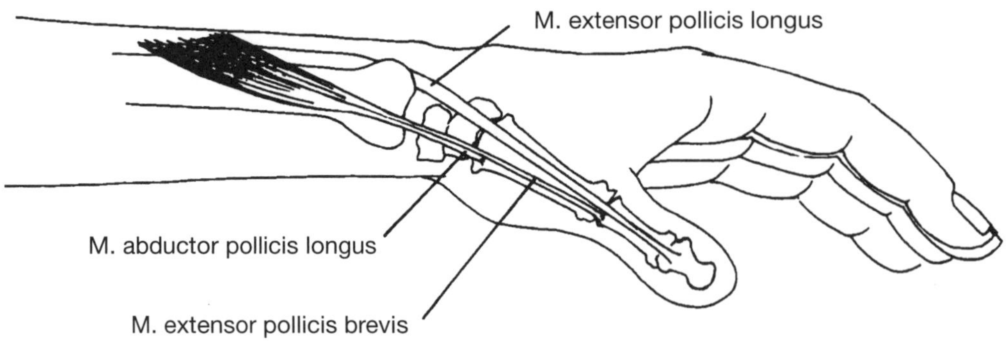

Abb. 67 Die Sehnen der Tabatière. Das Os scaphoideum liegt unter den Sehnen

Behandlung:

Man behandelt lokal mit Akupunktur und zusätzlich die zugrunde liegende Imbalance mit Kräutern und Akupunktur. Wenn die Sehnenscheiden stark geschädigt sind, kann man nur ein mäßiges Behandlungsergebnis erwarten.

- **Ruhe**, Bewegungseinschränkung
- **Akupunktur** Dabei benutzt man dünne Nadeln und stimuliert sie nicht, nachdem das *de qi* erreicht wurde. Je nachdem wie die Symptome sich während der Behandlung verändern, folgt man mit der Akupunktur der Symptomatik.
  - *Ah shi*-Punkte
    1. man behandelt die schmerzhafteste Stelle in dem angespannten Band im M. abductor pollicis longus und M. extensor pollicis brevis, aber nicht auf der entzündeten Seite.
    2. man akupunktiert sehr oberflächlich entlang der Entzündung, aber nicht im entzündeten Gebiet. Die Behandlung darf nicht schmerzhaft sein.
  - Lokale Punkte Lu 7 *lieque,* Lu 8 *jingqu,* Lu 9 *taiyuan,* Lu 10 *yuji,* Di 5 *yangxi,* Di 6 *pianli,* Lu 7 *lieque* in Richtung auf Pe 6 *neiguan*
  - Fernpunkte Man behandelt hier die zugrunde liegenden Mängel und jede Art von *qi*-Stagnation.

- **Massage** Regelmäßige leichte beruhigende Massagen am oberen Rücken, der Schulter und am ganzen Arm
- **Kräuter** *Ba zhen wan* (Acht Schätze Dekokt) bei Vorliegen eines Leber-Blut-Mangels; *xiao huo luo dan* (Kleine besondere Pille zur Belebung der Kollateralen), wenn keine allzu starke Hitze vorliegt.

Kontraktur der Palmarfaszie, Dupuytrensche Kontraktur

Eine Kontraktur der Palmarfaszie zieht den vierten und manchmal auch den dritten und fünften Finger in die Beugestellung. Die Erkrankung ist im Allgemeinen schmerzlos und tritt meistens bei Männern mittleren Alters auf. Akupunktur kann eine gewisse Wirkung haben.

Behandlung:

- **Akupunktur** an den Triggerpunkten der Fingerbeuger und des M. palmaris longus. 3E 5 *waiguan*

Karpaltunnelsyndrom

Der Karpaltunnel ist ein Raum zwischen den Knochen des Handgelenks und einem festen Band, das zwischen dem Os pisiforme und dem Haken des Os hamatum auf der einen Seite und dem Os scaphoideum und Os trapezium auf der anderen Seite ausgespannt ist. Dieses Band hält die Flexorsehnen bei ihrem Verlauf über das Handgelenk eng an die Handgelenksknochen geschmiegt. Der Nervus medianus liegt zwischen diesem Band und den Flexorensehnen. Wenn der Tunnel sich verkleinert, wird Druck auf den Nervus medianus ausgeübt und die unten beschriebenen Symptome ausgelöst. Mögliche Ursachen für die Verkleinerung des Tunnelraumes sind Veränderungen in der Lage der Handgelenksknochen, besonders des Os lunatum, eine Kontraktur des quer verlaufenden Bandes (Retinaculum) oder eine Schwellung der Flexorensehnen.

Zeichen und Symptome:

- Taubheit oder Parästhesien
  - auf der palmaren Seite der lateralen dreieinhalb Finger
  - Verschlimmerung bei Benutzung der Hand
  - Die Symptome wecken den Patienten in der Nacht auf, er wird seine Hände schütteln, um das unangenehme Gefühl zum Verschwinden zu bringen

Wenn die Erkrankung fortschreitet, kommt es zu Schmerzen im Unterarm und in der Handfläche und zu einer Atrophie der Muskeln des Thenar (Daumenballens)

Test Man beugt das Handgelenk des Patienten mit Kraft für ca. 30 Sekunden. Wenn dann ein Kribbeln auftritt, ist das ein Beweis für das Vorliegen eines Karpaltunnelsyndroms. Ein negativer Test ist aber keine Gewähr, dass nicht doch ein Karpaltunnelsyndrom vorliegt.

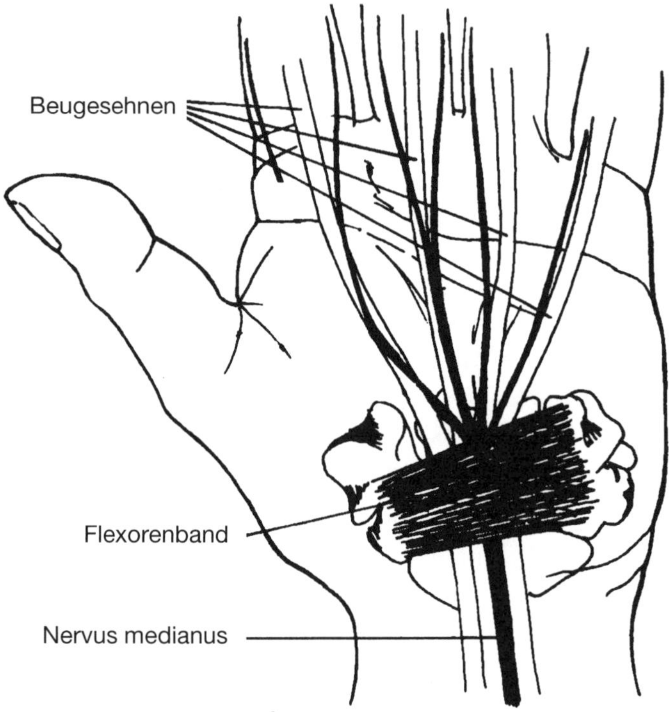

Abb. 68 Der Karpaltunnel

Behandlung:

- Lokale Stagnationen zerstreuen, um den Tunnel zu vergrößern
- **Massage** und Streckung der anterioren Seite des Handgelenks (die Seite mit *yin*-Charakter)

- **Akupunktur**
  - *Ah shi*-Punkte in der Nähe jeder Tunnelseite und im M. palmaris longus auf dem Unterarm
  - Lokale Punkte Pe 7 *daling*, in den Tunnel hineingestochen
  - Fernpunkte Pe 6 *neiguan*, Behandlung jeder zugrunde liegenden Mangelsituation
  - Der Hals und der obere Rücken müssen untersucht und deutliche Funktionsstörungen behandelt werden.

Bänderzerrungen

Hier sind besonders häufig die folgenden Beiden betroffen:

Zerrung des Bandapparates von Os lunatum und Os capitatum

Dies kann passieren, wenn das Handgelenk besonders auf der Kleinfingerseite überstreckt wird. Das Os lunatum, ein keilförmiger Knochen, wird dabei zwischen Radius und Os capitatum herausgequetscht. Das dort verlaufende Band wird überdehnt und in der Konsequenz kann das Os lunatum in Subluxationsstellung bleiben. Eine solche Verletzung passiert meistens durch den Sturz auf die ausgestreckte Hand, kann aber auch durch Überlastung hervorgerufen werden, etwa wenn man ein Buch immer wieder auf den Kopierer presst.

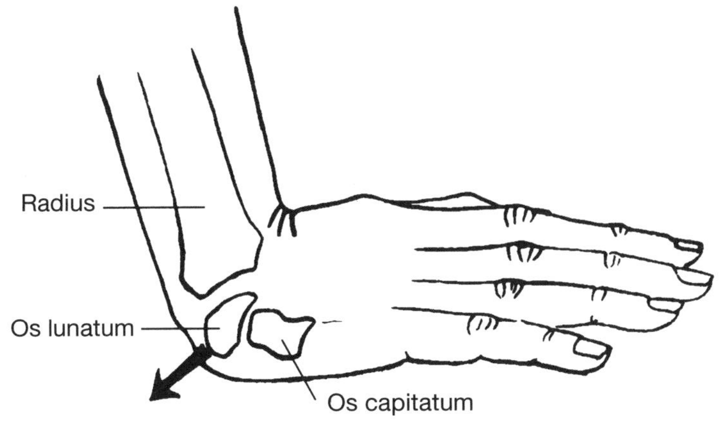

Abb. 69 Bewegung des Os lunatum bei forcierter Überstreckung des Handgelenks

Zeichen und Symptome:

- Schmerzen über dem Gelenk zwischen Os lunatum und Os capitatum, die bei passiver Beugung im Handgelenk am schlimmsten sind
- Druckschmerz über dem Gelenk
- Schwellung des Gelenks bei ausgeprägtem Befund. (Hier sollte man – wenn vorhanden – ein Röntgenbild zu Rate ziehen.)

Behandlung:

Wenn keine Dislokation vorliegt:

- **Akupunktur**
  - *Ah shi*-Punkte
  - Lokale Punkte 3E 4 *yangchi*
  - Fernpunkte 3E 5 *waiguan*
- **Einreibungen**

Zerrung der ulnaren Seitenbänder des Daumens

Diese Zerrung betrifft das Seitenband des ersten Metakarpophalangealgelenks auf der ulnaren Seite. Sie kann dann auftreten, wenn der Daumen zu stark nach hinten gebeugt wird, in eine übermäßige Abduktion und Extension. Meistens handelt es sich um eine Sportverletzung.

Zeichen und Symptome:

- Schmerzen über der gezerrten Stelle, die bei passiver Extension und Abduktion des Daumens am schlimmsten sind
- Druckschmerz über dem betroffenen Band
- Schwäche beim Pinzettengriff
- Schwellung bei akuter Verletzung
- Ein passendes Trauma in der Anamnese

Behandlung:

Bei akuter Verletzung

- Akupunktur der *ah shi*-Punkte distal des ersten Metakarpophalangealgelenks auf der ulnaren Seite ,
  Di 4 *hegu*

Bei weniger akuter oder chronischer Verletzung:

- Akupunktur der *ah shi*-Punkte in das Band hinein, je nach Chronizität, Di 4 *hegu*

Dislokationen und Frakturen

Der Knochen, der am häufigsten disloziert, ist das **Os lunatum**. Man kann ihn dislozieren, indem man auf die nach dorsal flektierte Hand fällt, dann ist der Schmerz auf der Dorsalseite des Handgelenks, oder indem man auf die nach palmar flektierte Hand fällt, dann ist der Schmerz auf der palmaren Handgelenkseite. Diese Situation ist eine viel schwerere Verletzung als die nach einer Zerrung, wie schon beschrieben (s. S. 231).

Zeichen und Symptome:

- Schwere Schmerzen über dem Os lunatum, die bei passiver Beugung oder Streckung am schlimmsten sind
- Druckschmerz über dem Gelenk
- Schwellung über dem Gelenk und Änderung der Kontur des Handgelenks
- Ein adäquates Trauma in der Anamnese

Behandlung:

- Chirurgische Reposition und Immobilisation

Colles-Fraktur

Dabei handelt es sich um eine distale Radiusfraktur, das ist mit Abstand die häufigste Fraktur im Körper überhaupt. Im Allgemeinen passiert sie dann, wenn man auf den ausgestreckten Arm fällt.

Zeichen und Symptome:

- Schmerzen, Schwellung, starker Druckschmerz und eventuell Deformierung am distalen Radiusende

Wenn man diese Verletzung vermutet, muss man den Arm röntgen und eine chirurgische Behandlung einleiten.

Fraktur des Os scaphoideum

Das Os scaphoideum (Kahnbein) ist der Knochen im Handgelenk, der am häufigsten bricht. Dazu muss man auf den gestreckten Arm bei nach dorsal gebeugtem Handgelenk fallen. Auch diese Fraktur kann für eine Zerrung gehalten werden, weil die Symptome nicht unbedingt sehr heftig sein müssen. Wenn man also eine derartige Fraktur vermutet, sollte man das Handgelenk des Patienten röntgen. Zerrungen der radialen Kollateralbänder sind sehr selten.

In der akuten Phase sollte man eine solche Fraktur chirurgisch behandeln (reponieren). Akupunktur spielt aber auch eine gewisse Rolle im Heilungsprozess, weil der Blutfluss zum Os scaphoideum leicht unterbrochen wird.

Zeichen und Symptome:

- Schmerzen über dem Os scaphoideum (in der Tabatière an der Basis des Daumens), die sich bei Handgelenksbewegungen verschlimmern
- Druckschmerz
- Schwellung

Behandlung:

- Reposition und Immobilisation des Os scaphoideum, im Allgemeinen durch einen Gipsverband. Im späteren Verlauf:

- **Akupunktur**
    - Lokale Punkte Di 5 *yangxi*
    - Fernpunkte Di 4 *hegu*, Di 6 *pianli*

Arthritis und Arthrose

Arthrose des Handgelenks

Diese Erkrankung entwickelt sich im Allgemeinen nur nach einer Verletzung, zum Beispiel nach einer Fraktur des Os scaphoideum.

Zeichen und Symptome:

- Schmerzen über dem Handgelenk, die bei Belastung schlimmer werden und sich im Lauf der Zeit verstärken
- Vermindertes Bewegungsausmaß bei passiver Beugung und Streckung

Beschreibung nach der TCM:

- Lokale Stagnation von *qi* und Blut infolge Eindringens von Wind-Kälte oder Wind-Nässe.
  Bi-Syndrom.

Behandlung:

- **Massage** tief und stimulierend
- **Moxibustion** über lokalen und *ah shi*-Punkten

- **Akupunktur**
  - Im Wesentlichen lokale und *ah shi*-Punkte über dem Gelenkspalt.
  - Fernpunkte Di 6 pianli, Ma 36 *zusanli*
  - Überwärmende **Einreibungen**

Arthrose im ersten Metakarpophalangealgelenk oder im ersten Karpometakarpalgelenk (Daumengrundgelenk)

Im Allgemeinen tritt diese Erkrankung bei älteren Menschen auf, die diese Gelenke lange Zeit überbeansprucht haben.

Zeichen und Symptome:

- Schmerzen bei passiver Streckung des Daumens und nach starker Belastung
- Druckschmerz auf der palmaren Gelenkseite

Behandlung:

Die lokale Stagnation zerstreuen, äußere Pathogene ausleiten und bei vorhandenen Mangelsituationen entsprechend tonisieren.

- **Massage**, tiefgehend um das Gelenk herum, kräftige Stimulation der kleinen druckschmerzhaften Punkte, die man findet

- **Akupunktur**
  - *Ah shi*-Punkte kleine druckschmerzhafte Punkte in der Gelenkspaltlinie
  - Lokale Punkte Di 5 *yangchi*, Lu 9 *taiyuan*, Lu 10 *yuji*
  - Fernpunkte Di 10 *shousanli*, Di 6 *pianli*

- **Moxibustion** an den *ah shi*-Punkten bei liegenden Nadeln

Arthrose der Fingergelenke

Eine Arthrose kann in einem einzelnen Gelenk auftreten, das eine frühere Verletzung oder Erkrankung durchgemacht hat. Am häufigsten ist jedoch das Auftreten so genannter Heberdenscher Knötchen auf der dorsalen Seite der distalen Fingergelenke. Meistens treten zwei an jeder Seite des Gelenkes auf und die Patienten sind in der Regel Frauen.

Schmerzen in den Fingergelenken, die ähnlich sind wie bei der Arthrose, werden häufig durch Triggerpunkte oder Triggerbänder in den langen Fingermuskeln verursacht.

Zeichen und Symptome:

- Schmerzen und Druckempfindlichkeit über den Grundgelenken der Fingerendglieder

Behandlung:

- **Massage**, kräftig, über dem Gelenk

- **Akupunktur**
  - *Ah shi*-Punkte: zwischen den Knötchen und den empfindlichen Punkten, über der Gelenklinie alle Triggerpunkte in den langen Flexoren und Extensoren des Unterarms
  - Fernpunkte: Di 10 *shousanli*, Ma 36 *zusanli*

- **Kräuter**: zur Kräftigung bei zugrunde liegender Mangelsituation, meistens ist ein Nierenmangel vorhanden

Rheumatoide Arthritis

Diese Erkrankung befällt Handgelenke und Fingergelenke häufiger als die Arthrose. Meistens sind die Metakarpophalangealgelenke betroffen, aber oft breitet sich die Erkrankung dann auch in die Handgelenke aus. Die benachbarten Sehnen, Muskeln, Arterien und Nerven können auch betroffen sein. Die Erkrankung tritt im Allgemeinen auf beiden Seiten auf.

Zeichen und Symptome:

- Schmerzen im Gelenk, die sich am Ende der eingeschränkten passiven Bewegung verschlimmern
- Überwärmung des Gelenkes
- Gelenkschwellung
- Passende Veränderungen im Blut

Beschreibung nach der TCM:

Äußere Fülle mit Stagnation von *qi* und Blut infolge Eindringens von Wind, Kälte und Nässe, die sich in Hitze verwandeln (*bi*-Komplex).

Man findet immer einen zugrunde liegenden Mangelzustand.

Behandlung:

Man behandelt hier immer systemisch je nach dem Stadium der Erkrankung unter Einsatz von Akupunktur und Kräutern (s. S. 125 ff).

Lokale Akupunkturpunkte:

• Extrapunkt *baxie*	Finger und Knöchel
• Extrapunkt *shangbaxie*	Finger und Knöchel
• Dü 3 *houxi*	Finger und Knöchel
• Di 5 *yangxi*	Handgelenk
• Dü 4 *wanggu*	Handgelenk
• Dü 5 *yanggu*	Handgelenk
• 3E 4 *yangchi*	Handgelenk

Der untere Rücken

Der untere Rücken umfasst die Lendenwirbelsäule, das Sakrum, die lumbosakralen Gelenke, das Steißbein und die dazugehörigen Gewebestrukturen mit der kräftigen lumbalen Muskulatur, starken Bändern und den Bandscheiben.

Dieser Bereich ist größeren mechanischen Anforderungen ausgesetzt als jeder andere Teil der Wirbelsäule, weil er das Gewicht des Oberkörpers und die Hauptlast der Kräfte, die von Armen und Schultern ausgeübt werden, tragen muss.

Die Wirbelsäule hat sich bei vierbeinigen Tieren entwickelt, bei denen sie wesentlich weniger Gewicht tragen muss und viel weniger Beugungen und Streckungen ausgesetzt wird als beim Menschen. Um diesen zusätzlichen Anforderungen an den aufrechten Stand zu entsprechen, haben sich beim Menschen die Lendenwirbel samt Bändern und Muskeln zu den kräftigsten der ganzen Wirbelsäule entwickelt. Diese Kraftverstärkung kann aber die Tatsache nicht völlig kompensieren, dass der untere Rücken im Rahmen der Wirbelsäule eine Aufgabe erfüllen muss, für die er ursprünglich nicht bestimmt war.

Zusätzlich erfordert unsere aufrechte Position eine Lendenlordose und deshalb haben die oberen Flächen des Sakrum und des Wirbels L5 eine deutliche Orientierung nach vorne und oben. Dadurch wird die Fähigkeit dieser Segmente Gewicht zu tragen geschwächt, denn:

a) die Komponenten der Schwerkraft werden vermindert, die durch die Bandscheiben und die Wirbelkörper weitergeleitet werden,
b) die nach vorne weisenden Komponenten der fortgeleiteten Kräfte, die durch den Wirbelbogen, die spinalen Bänder, die Bandscheiben und die Gelenkfortsätze getragen werden, werden vermehrt. (Siehe hierzu im Kapitel Hals, S. 145 ff., die Beschreibung des gleichen mechanischen Problems an anderer Stelle.)

So stellt der untere Rücken, und zwar besonders das Segment L5/S1, ein schwaches Glied in der Kette der aufrecht haltenden Strukturen des Körpers dar. Die meisten Beschwerden des unteren Rückens hängen wie zu erwarten auf irgendeine Weise mit der Schwäche dieses Bereiches zusammen.

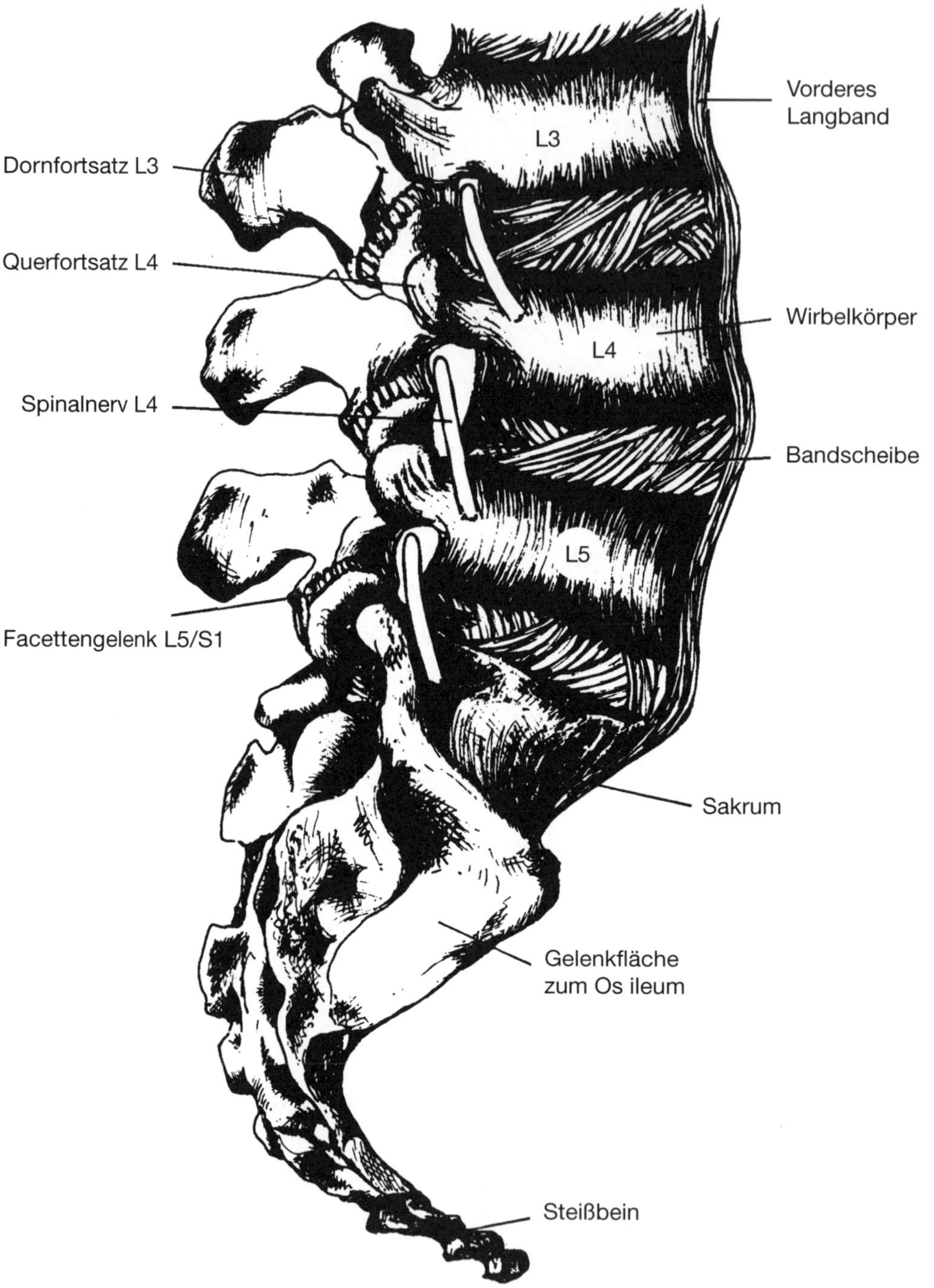

Abb. 70 Seitenansicht der Lendenwirbelsäule

Aus der Sicht der TCM

Nach den Regeln der TCM wird der untere Rücken von der Blasenleitbahn und dem Lenkergefäß dominiert. Die Blasenleitbahn hat einen inneren Zweig, der die lumbale paravertebrale Muskulatur mit den Nieren und der Harnblase verbindet. Die Nierenleitbahn wiederum hat einen inneren Zweig, der am Punkt LG 1 *changqiang* in die Wirbelsäule eindringt und dann nach oben zieht, um sich dort ebenfalls mit Niere und Harnblase zu verbinden. Auf diese Weise wird dieser Bereich vom Wasserelement beherrscht.

Die Emotion, die mit dem Wasser in Beziehung steht, ist die Furcht. Spannung in den langen Lendenmuskeln, die als Ausdruck von Furcht oder Ängstlichkeit entsteht, ist häufig ein wichtiger Faktor, der zur Entstehung von Beschwerden im unteren Rücken beiträgt.

Das Klima, das mit dem Wasser eine Beziehung hat, ist Kälte. Der untere Rücken wird sehr viel mehr durch Kälte beeinträchtigt als durch andere Klimaeinwirkungen.

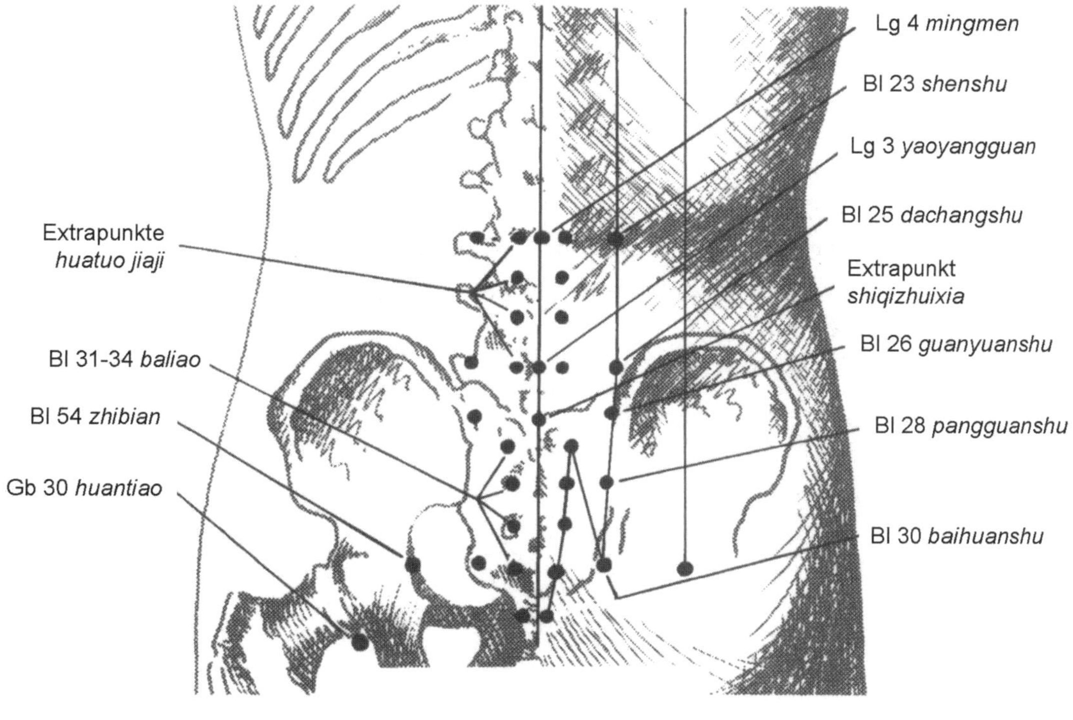

Abb. 71 Punkte am unteren Rücken

Zusätzlich kann der untere Rücken auch durch Störungen der innen liegenden Organe Harnblase und Niere beeinflusst werden. Ein Mangel an *yin* in der Niere kann zu einem dumpfen Schmerz im unteren Rücken führen. Ein Mangel an *yang* in der Niere erzeugt oft ein Gefühl von Kälte und Schwäche im unteren Rücken. Diese Symptome einer konstitutionellen Störung müssen erkannt werden und bei Patienten mit persistierenden Schmerzen im unteren Rücken mit behandelt werden.

Punkte, die auf den unteren Rücken einwirken

Lokale Punkte

Hauptpunkte:

Extrapunkte *huatuo jiaji*	0,5 *cun* lateral der Mittellinie auf der Höhe der Punkte der Blasenleitbahn, wenn die Interspinalräume druckschmerzhaft sind oder ein Problem besonders chronisch ist
Bl 23 *shenshu*	bei Mangelsituationen der Niere oder Beteiligung des M. psoas
Bl 25 *dachangshu*	das Nadelgefühl soll sich über die lumbosakrale Region und über die obere Glutealregion ausbreiten
Bl 26 *guanyuanshu*	
Bl 28 *panguanshu*	bei sakroiliakalen Schmerzen
Bl 30 *baihuanshu*	auf einer Höhe mit Bl 54 Triggerpunkt des M. piriformis
Bl 54 *zhibian*	wenn der Schmerz in die obere Gesäßregion ausstrahlt
LG 4 *mingmen*	bei gleichzeitigem Nierenmangel
LG 3 *yaoyangguan*	bei Eindringen äußerer Pathogene
Extrapunkt *shiqizhuixia*	zwischen den Dornfortsätzen von L5 und S1, wenn die Schmerzen in Beziehung zum menstruellen Zyklus stehen
Extrapunkt *yaoyan*	In der Vertiefung lateral der Interspinalräume von L4 und L5 Triggerpunkt des unteren Teils des M. quadratus lumborum

Nebenpunkte:

Die Punkte auf der Blasenleitbahn, die oben nicht extra erwähnt wurden

Gb 25 *jingmen*	vorderer *mu*-Alarmpunkt der Niere
Gb 30 *huantiao*	

Fernpunkte

Hauptpunkte:

Bl 40 *weizhong*	bei akuten Schmerzen
Bl 57 *chengshan*	bei chronischen Schmerzen
Bl 58 *feiyang*	*luo*-Passagepunkt
Bl 62 *shenmai*	Passagepunkt des *yang*-Fersengefäßes
Dü 3 *houxi*	Öffnungspunkt des Lenkergefäßes Meisterpunkt für den unteren Rücken
Extrapunkte des Handrückens	1. auf der dorsalen Fläche der Hand in der Mitte zwischen dem zweiten und dritten Metakarpalknochen 2. auf der dorsalen Fläche der Hand in der Mitte zwischen dem vierten und fünften Metakarpalknochen
Ni 3 *taixi*	bei gleichzeitigem Nierenmangel
Gb 34 *yanglingquan*	einflussreicher Punkt für Muskeln und Sehnen

Nebenpunkte:

Bl 36 *chengfu*	wenn der Schmerz an der Hinterseite des Oberschenkels entlangzieht
Bl 37 *yinmen*	wenn der Schmerz an der Hinterseite des Oberschenkels entlangzieht
Bl 38 *fuxi*	bei gleichzeitigem Taubheitsgefühl in der Glutealregion
Bl 39 *weiyang*	
Bl 59 *fuyang*	*xi*-Grenzpunkt des *yang*-Fersengefäßes
Bl 56 *chengjin*	akuter Schmerz des unteren Rückens
Bl 60 *kunlun*	
Bl 63 *jinmen*	*xi*-Grenzpunkt der Blasenleitbahn
Bl 64 *jinggu*	*yuan*-Quellpunkt der Blasenleitbahn
Bl 65 *shugu*	
Ni 4 *dazhong*	*luo*-Passagepunkt der Nierenleitbahn bei Mangelsituationen der Niere
Ni 7 *fuliu*	bei Mangelsituationen der Niere
Ma *32 futu*	
Gb *39 xuanzhong*	einflussreicher Punkt des Markes
Dü 2 *qiangu*	wird auch Extrapunkt *jizhu* genannt

Untersuchung des unteren Rückens

Der Patient steht

Betrachten Asymmetrien

Abtasten mit leichter Berührung

Der Patient sitzt

Bewegen Untersuchung von Beugung
Streckung
Rotation
Seitneigung

Die aktive Beweglichkeit wird nur im Hinblick auf das Bewegungsausmaß und die Entstehung von Schmerzen beurteilt.

Der Patient liegt auf dem Rücken

Vergleich der Beinlängen

Prüfung des Lasègue

Das im Knie gestreckte Bein wird in der Hüfte gebeugt, soweit es sich passiv beugen lässt. Diese Untersuchung gibt einen Hinweis auf eine Kompression des Nervus ischiadicus oder die lumbosakralen Nervenwurzeln, wenn bei mehr als 30° Beugung Schmerzen auftreten und wenn die Schmerzen sich durch Dorsalbeugung des Fußes verstärken.

Untersuchung der Hüftbeweglichkeit

Der Patient liegt auf dem Bauch

Abtasten mit tiefer Palpation:

- Die Interspinalräume von S 1 bis T 5 einschließlich der Punkte des Lenkergefäßes
- Die *huato jiaji*-Punkte von S 1 bis T 10 über den Fassettengelenken und dem M. multifidus
- Die inneren Punkte der Blasenleitbahn von Bl 26 bis zu Bl 18
- Die äußeren Punkte der Blasenleitbahn, den M. quadratus lumborum, die iliokostalen Ansätze an den Brustwirbeln bis zur Höhe T 9
- Die sakroiliakalen Gelenke und die Punkte Bl 27, Bl 28, Bl 30
- Entlang der lateralen Kante des Sakrum bis zum Steißbein
- Untersuchung der Mm. glutaei und piriformis auf Triggerpunkte

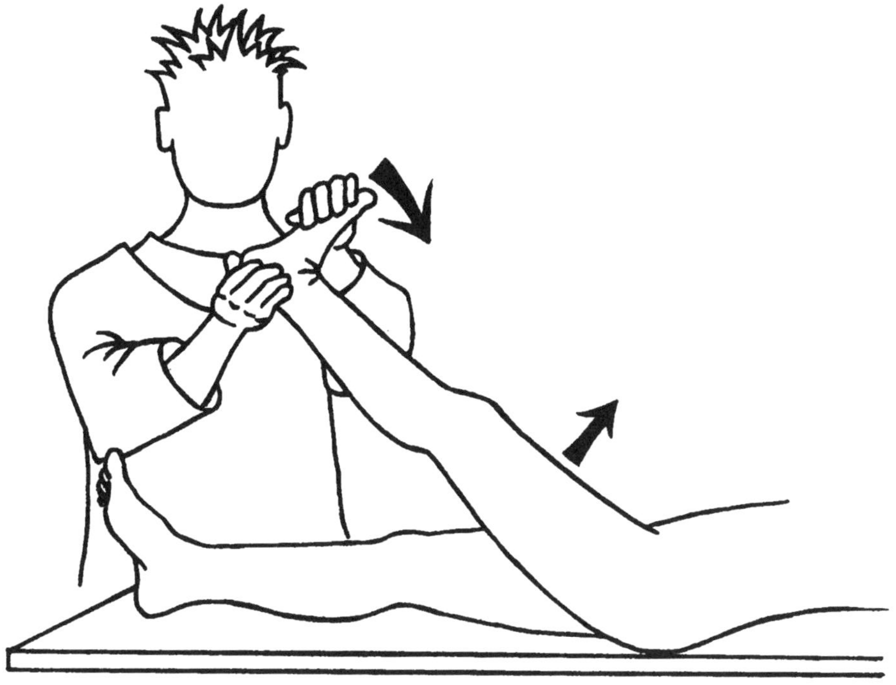

Abb. 72 Untersuchung des Lasègue

Erkrankungen des unteren Rückens

Der untere Rücken ist beträchtlichen mechanischen Belastungen ausgesetzt, wobei das Segment L5/S1 besonders verletzlich ist. Es wird häufig überlastet, entweder plötzlich oder über längere Zeit, bis es schmerzhaft wird. Zwischen 65% und 90% aller Menschen haben zeitweise Schmerzen im unteren Rücken.

Es wird unter den Fachleuten sehr viel spekuliert über die Art und Entstehung von Schmerzen des unteren Rückens und bis heute gibt es auch keine einheitliche Meinung darüber. Anscheinend sind die meisten Gewebe im unteren Rücken in der Lage Schmerzen hervorzurufen: die Muskeln, die Bänder, die intervertebralen Facettengelenke und die Bandscheiben. Die jeweilige aktuelle Antwort auf Belastungen hängt ab von den individuellen Schwachstellen und Umständen.

Eine eindeutige schulmedizinische Diagnose wird dadurch erschwert, dass die großen lumbalen Muskeln und die festen Faszien eine akkurate Palpation der tiefer gelegenen

Strukturen erschweren, und außerdem auftretende Schmerzen oft von anderer Stelle fortgeleitet sind. Obwohl die Fortschritte der modernen bildgebenden Verfahren wie Computertomografie und Magnetresonanztomografie die genauere Diagnose pathologischer Strukturveränderungen insbesondere der Bandscheiben verbessert haben, bleiben manche Fälle immer noch unklar.

Mit der Untersuchung des Patienten kann man im Allgemeinen feststellen, welche wesentlichen Gewebe beteiligt sind, die knöchernen oder die myofaszialen. Wenn es die knöchernen Strukturen sind, kann man auch die Segmente eindeutig festlegen.

Es würde den Rahmen dieses Buches sprengen, wenn ich eine umfassende Analyse der verschiedenen Theorien und diagnostischen Verfahren geben würde, die von Fachleuten bei Schmerzen im unteren Rücken angewendet werden. Ich werde die wesentlichen Kategorien jeweils vom Standpunkt der Schulmedizin und der TCM beschreiben. Offensichtlich gibt es große Überschneidungen zwischen beiden Herangehensweisen. Ich empfehle, wie überall, die Patienten von beiden Seiten zu betrachten und eine Synthese beider Standpunkte herzustellen, um so die bestmögliche Behandlung herauszufinden.

Die TCM, insbesondere die Akupunktur, kann sehr viel beitragen zur Behandlung von Rückenschmerzen. Manche Fälle, bei denen bisher alle Therapiemethoden versagt haben, werden damit dennoch gebessert.

In der TCM werden die Schmerzen im unteren Rücken nach der Ursache und der Symptomatik unterteilt in:

1. Trauma
2. Eindringen von Kälte oder Nässe
3. Mangelzustände von *yang* oder *yin* in der Niere

Die Schulmedizin kategorisiert je nach der Beteiligung der unterschiedlichen Gewebearten. Die häufigsten Kategorien sind hier:

1. Myofasziale Triggerpunktsyndrome
2. Syndrome der kleinen Wirbelgelenke
3. Degenerative Gelenkerkrankungen
4. Bandscheibenerkrankungen
5. Spondylolyse und Spondylolisthesis

Akute Schmerzen im unteren Rücken

Eindringen von Kälte und/oder Nässe

Diese Beschreibung ist ebenso wie beim Eindringen von Wind und Kälte im Nacken sehr allgemein und überschneidet sich mit vielen akuten Symptombildern, die später beschrieben werden.

Zeichen und Symptome:

- Schmerzen im unteren Rücken, die eventuell ins Gesäß und in die Beine ausstrahlen
- Schweregefühl im unteren Rücken
- Einschränkung der Beweglichkeit
- Einwirken von Kälte bzw. Nässe in der Anamnese

Beschreibung nach der TCM:

- Stagnation von *qi* und Blut im unteren Rücken im Bereich von Blasenleitbahn und Lenkergefäß, verursacht durch Eindringen von Kälte und/oder Nässe

Behandlung:

- Zerstreuen von Kälte und Nässe
- Den Kreislauf von *qi* im Blasenmeridian kräftigen

- **Akupunktur**
  - Lokale Punkte: LG 3 *yaoyangguan,* Bl 25 *dachangshu,*
  - Fernpunkte: Bl 58 *feiyang,* Bl 40 *weizhong,* LG 16 *fengfu*
- **Massagen**: tief und anregend
- **Moxibustion**: über Bl 23 *shenshu* und LG 3 *yaoyangguan*

Myofasziale Triggerpunkte

Aktive Triggerpunkte in verschiedenen Muskeln können Schmerzen in den unteren Rücken oder in das Gesäß dergestalt weiterleiten, dass andere Syndrome des unteren Rückens vorzuliegen scheinen. Das kommt häufig vor. Die Diagnose kann durch die Kenntnis des Schmerzmusters und die Lokalisation der sehr schmerzempfindlichen tastbaren Knoten oder Verspannungen in den entsprechenden Muskeln gestellt werden. Die wichtigen Muskeln sollten bei jeder Untersuchung der Region immer auf Triggerpunkte abgetastet werden.

Latente Triggerpunkte, die nicht selbst Schmerzen hervorrufen, können die Beweglichkeit einschränken und damit zu anderen Erkrankungen beitragen. Deshalb sollte man sie auch mit behandeln.

Mit Ausnahme des M. psoas können Triggerpunkte in der Lendenregion immer direkt akupunktiert werden. Die Nadel sollte dabei auf den am meisten verfestigten Punkt und die schmerzhafteste Region des Triggerpunktes gerichtet werden und möglichst in der Gegenrichtung des Faserverlaufs eingestochen werden. Oft ist mehr als ein Punkt im gleichen Muskel oder in benachbarten Muskeln beteiligt.

Behandlung:

- *Ah shi*-Punkte direkte Akupunktur der Triggerpunkte
- Fernpunkte Bl 58 *feiyang*
- Schröpfen

Die wichtigsten Muskeln und Triggerpunkte:

M. multifidus (s. Abb. 78 im nächsten Kapitel). Hier akupunktiert man die *huato jiaji*-Punkte auf der entsprechenden Ebene.

M. longissimus thoracis (s. Abb. 73). Triggerpunkte innerhalb der Faserstruktur des M. longissimus aus der unteren Thoraxregion und der Lumbalregion können Schmerzen quer über den unteren Rücken in das Gesäß weiterleiten. Punkte der inneren Blasenleitbahn können auch benutzt werden, man sticht in einem Winkel so schräg ein, dass die Nadel durch die betroffenen Muskelfasern durchläuft.

M. iliocostalis thoracis (Abb. 74). Die Triggerpunkte in diesem Muskel auf der Höhe der unteren Thoraxsegmente leiten Schmerzen ebenfalls quer über den unteren Rücken ins Gesäß. Zur Akupunktur benutzt man die Punkte der äußeren Blasenleitbahn und sticht die Nadeln sehr schräg ein, damit die Fasern dort durchstechen, wo sie gerade eben medial an den Rippenwinkeln ansetzen.

M. psoas (Abb. 75). Zwar kann man den M. psoas nicht direkt akupunktieren, aber Bl 23 *shenshu* hat eine starke Wirkung auf Triggerpunkte im M. psoas und kann in Verbindung mit einigen Griffen der manuellen Therapie angewendet werden, um die Triggerpunkte zu beseitigen.

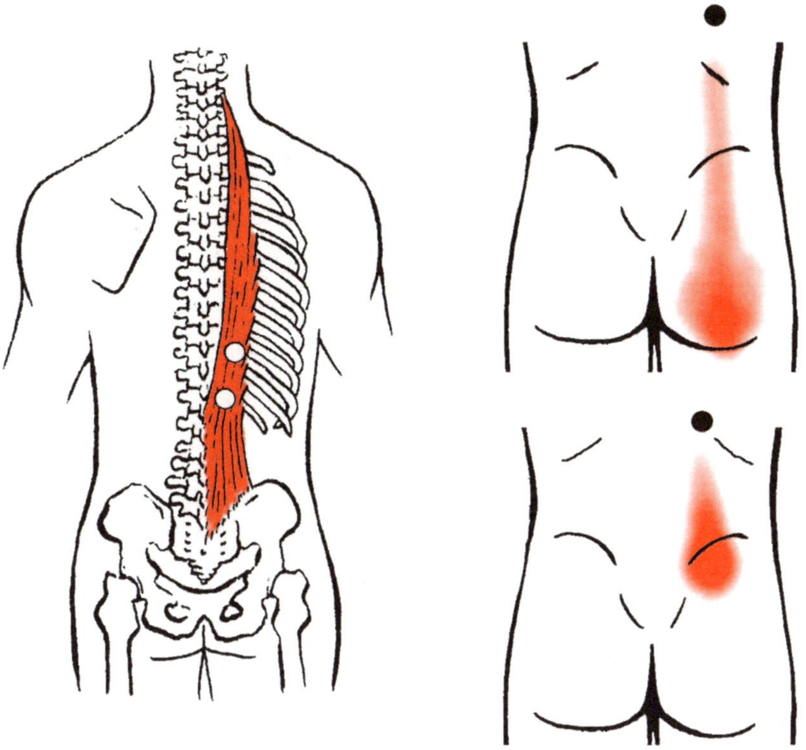

Abb. 73 M. longissimus thoracis

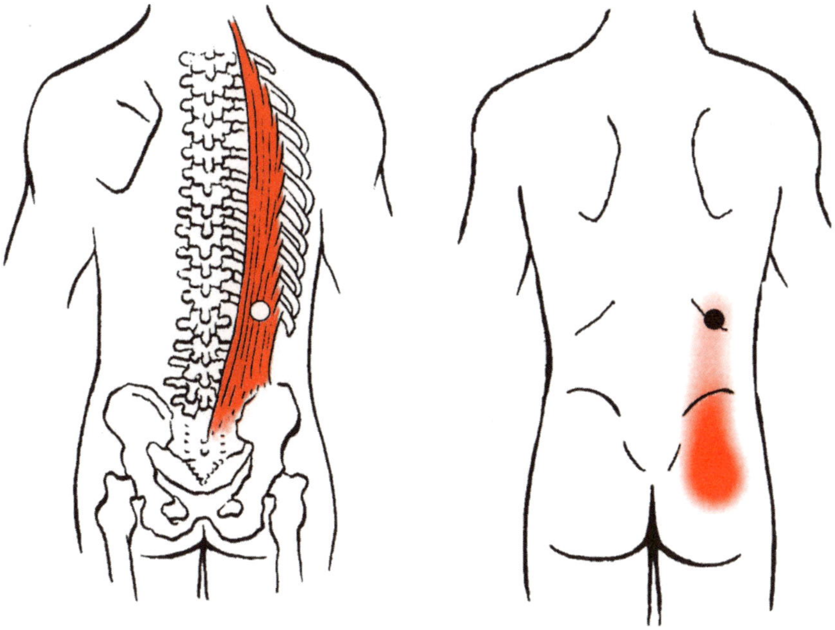

Abb. 74 M. iliocostalis thoracis

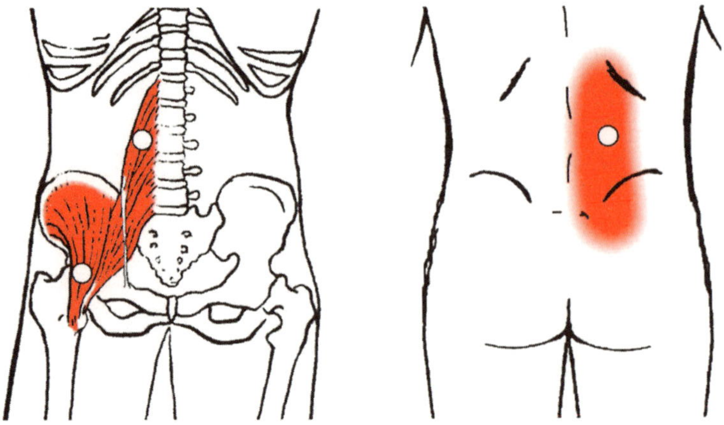

Abb. 75 M. psoas

M. glutaeus medius (Abb. 76). Seine Triggerpunkte können in den unteren Rücken und die sakroiliakale Region ausstrahlen.

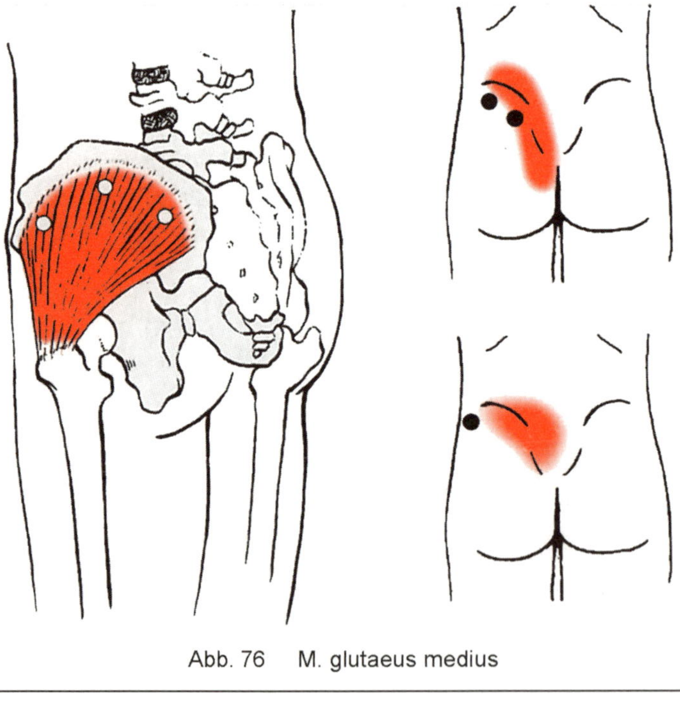

Abb. 76 M. glutaeus medius

M. quadratus lumborum (Abb. 77). Die Triggerpunkte in diesem Muskel sind eine wichtige Quelle für sehr akute Rückenschmerzen. Sie können akupunktiert werden mit einer 3 *cun* langen Nadel, die schräg eingestochen wird, ausgehend von der äußeren Reihe der Blasenpunkte.

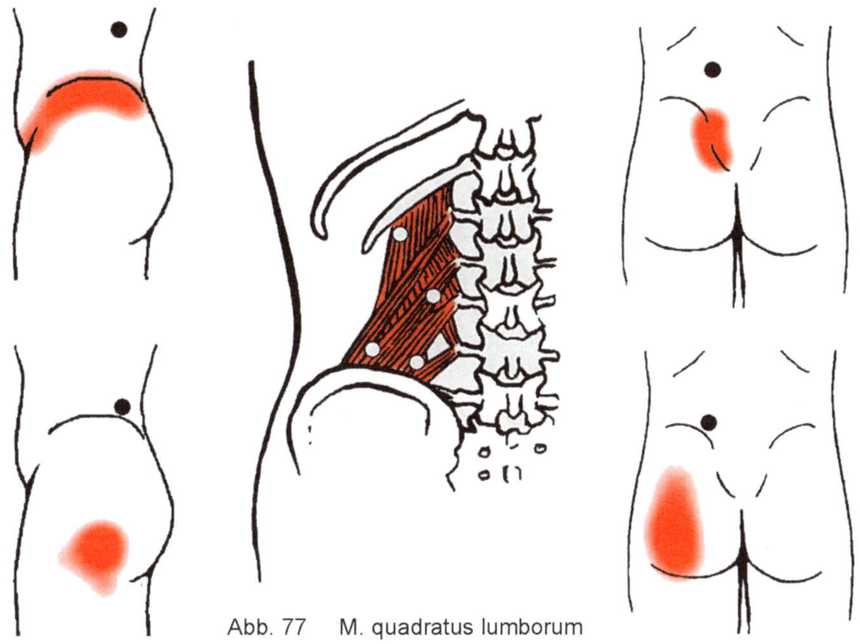

Abb. 77 M. quadratus lumborum

Syndrome der Wirbelsäule

Zwei Strukturen der Wirbelsäule sind die häufigsten Schmerzquellen: die Facettengelenke und die Zwischenwirbelscheiben. Die Differentialdiagnose zwischen den von beiden verursachten Schmerzsyndromen ist schwierig, aber glücklicherweise für die Behandlung nach der TCM nicht von Bedeutung, weil hier die Behandlung für beide ziemlich ähnlich ist. Wichtiger ist hier die Identifikation des Segments oder der Segmente, in denen die Erkrankung sich abspielt.

Syndrome der kleinen Wirbelgelenke (Facettengelenke) / Triggerpunkte des M. erector spinae

Die Facettengelenke sind die synovialen Gelenke der Wirbelsäule. Die Facetten finden sich an Gelenkfortsätzen, die neben den Querfortsätzen entspringen. Jeder Wirbel hat zwei obere und zwei untere Facetten und ist damit an vier voneinander getrennten synovialen Gelenken beteiligt. Osteopathen und Chiropraktiker, die häufig die Gelenke manipulieren, betonen immer wieder die große Bedeutung von Fehlfunktionen dieser Gelenke bei der Entstehung von Schmerzen im unteren Rücken. Andere Experten sehen die Bandscheiben als häufigere Quelle von Pathologien an. Der genaue Mechanismus der Schmerzentstehung ist unklar.

Zeichen und Symptome:

- Schmerzen
  - im Allgemeinen mit akutem Beginn nach einer bestimmten Bewegung, oft nach Vorbeugen und Drehen
  - Verschlimmerung bei Bewegungen, besonders bei Beugungen
  - Oft Ausstrahlung über den unteren Rücken und das Gesäß
  - Keine Ausstrahlung bis unterhalb des Knies
  - Verschlimmerung beim Sitzen
  - Erleichterung beim Gehen
- Druckschmerz über den betroffenen Gelenken
- Eingeschränkte Beweglichkeit der Gelenke
- Spasmus der kleinen Muskeln in der Nachbarschaft der Gelenke. Diese sind bei tiefer Massage palpabel.
- Es gibt keine Anzeichen von neurologischen Schädigungen.

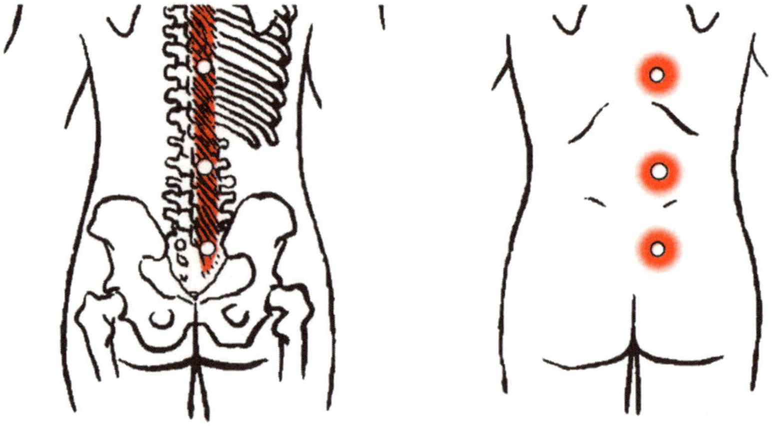

Abb. 78 Triggerpunkte des M. multifidus im Bereich des unteren Thorax, der Lendenwirbelsäule und des Sakrums

Behandlung:

- Lokale Stagnationen zerstreuen
- **Massage** tiefgehend und zerstreuend.
  Mobilisationen und Manipulationen helfen nur selten.
- **Schröpfen** über den betroffenen Gelenken

- **Akupunktur**
  - Bei sehr akuten Fällen
    die Handpunkte für Lumbago auf der betroffenen Seite

- Bei weniger akuten Fällen
- Lokale Punkte: *Huato jiaji*-Punkte im betroffenen Segment, tief und senkrecht gestochen
  Blasenpunkte oberhalb oder im betroffenen Segment
- Fernpunkte: Bl 58 *feiyang*,
  Bl 40 *weizhong*

Syndrome, die von den Bandscheiben ausgehen

Die Bandscheiben oder Zwischenwirbelscheiben liegen zwischen benachbarten Wirbelkörpern und bilden ein bewegliches Gelenk, auch Symphyse genannt. Sie haben zwei Anteile:

1. einen zentral gelegenen Nucleus pulposus, das ist ein gallertiger transparenter Ball aus kollagenen Fasern, einigen Zellen und einer Grundsubstanz aus Mukopolysacchariden.
2. den Anulus fibrosus, einen Ring aus Fasern, die in unterschiedlichen Richtungen verlaufen. Dieser Ring umgibt den gallertigen Kern und schützt ihn, indem er eine zähe und feste Umhüllung bildet.

Indem der gallertige Kern sich verformen kann und die Fasern des Rings sich dehnen können, vermittelt die Bandscheibe die Bewegungen der Wirbelkörper gegeneinander und dient gleichzeitig als Prellkissen.

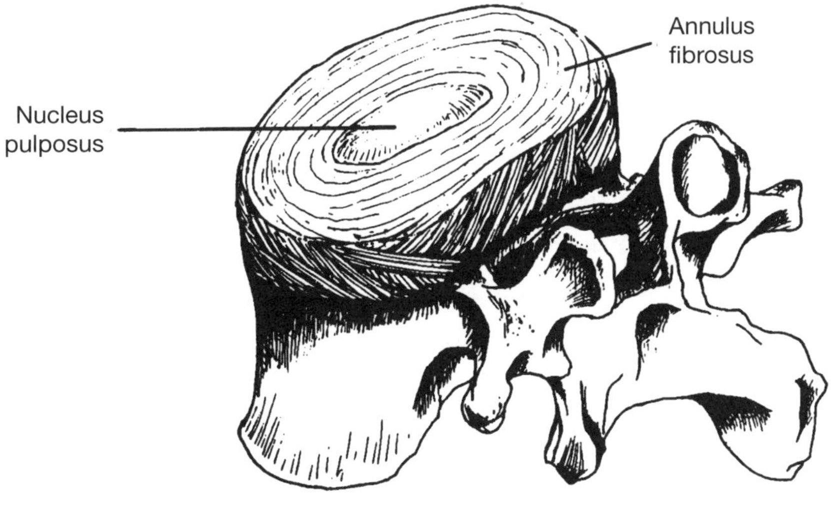

Abb. 79 Bandscheibe mit darunter liegendem Lendenwirbel

Je mehr wir altern, umso mehr verändert sich die Bandscheibe. Der gallertige Kern wird kleiner und trockener, weniger elastisch und faserhaltiger. Der Faserring wird immer dicker und kräftiger, im Alter von ca. 30 Jahren ist er am kräftigsten. Anschließend wird er immer anfälliger für Risse.

Es scheint so zu sein, dass umso weniger Symptome auftreten, je gleichmäßiger die beiden Teile der Bandscheiben degenerieren. Ein verhärteter Nucleus pulposus kann sich einen Riss im Faserring nicht zunutze machen und bei Druck durch die Lücke schlüpfen. Wenn aber der Kern schrumpft und verhärtet, während der Faserring immer noch kräftig und biegsam ist, wird die Bandscheibe sehr schmal werden und sich zwischen den Wirbeln vorwölben. Das induziert die Bildung von Osteophyten an den Wirbelkörperrändern und Spondylosen der Gelenkfortsätze. (Siehe auch über degenerative Veränderungen der Wirbelsäule, S. 136 f.; der Prozess ist derselbe.) Diese Patienten sind meistens männlich und zwischen 20 und 60 Jahren alt. Das ist die Zeit, in der der Mensch alt genug ist, um eine gewisse Degeneration des Faserringes zu erfahren und noch nicht so alt, dass der Kern sich völlig in Fasern verwandelt und seine Flüssigkeiten verloren hat.

Reißen die Fasern des Anulus fibrosus, solange der Kern noch relativ flüssig ist, kann dieser sich durch die Lücke hindurch ausstülpen. Diese Hernien bilden sich nach posterior oder posterior-lateral und können auf Bänder, Nervenwurzeln oder die Dura mater drücken. Besonders häufig passiert dies in den unteren Lendenwirbeln, speziell im Segment L5/S1.

Schmerzen, die von einer Bandscheibenvorwölbung herrühren, können durch die beschädigte Bandscheibe selbst entstehen oder durch den Druck, den das sich vorwölbende Material des Bandscheibenkerns auf andere Strukturen ausübt: auf das hintere Longitudinalband, die Nervenwurzeln, die Dura Mater oder sogar das Rückenmark selbst. Sowohl die mechanische Einwirkung als auch die chemische Irritation durch die entstehende Entzündung können dann die Schmerzen verursachen. Das Einsetzen der Schmerzsymptomatik innerhalb von 12 bis 24 Stunden ist typisch für den Bandscheibenvorfall und zeigt die Entwicklung der Entzündung.

Die Schmerzen durch den Bandscheibenvorfall werden häufig innerhalb der betroffenen Dermatome weiter geleitet. Das Dermatom L5/S1 erstreckt sich entlang der Hinterseite des Oberschenkels; Schmerzen in dieser Zone nennt man im Allgemeinen Ischias (s. S. 277). Die Stärke und die Lokalisation der Schmerzen sowie das Auftreten weiterer Symptome hängen von der Lokalisation und dem Ausmaß des Bandscheibenvorfalls ab.

Wenn der Vorfall Druck auf einen Spinalnerven oder eine Nervenwurzel ausübt, kann es zu Veränderungen der Sensibilität (Parästhesien) oder zu motorischer Schwäche kommen. Man muss beachten, dass die betroffene Nervenwurzel immer die ist, die unterhalb der Höhe der Bandscheibe entspringt, d. h. ein Vorfall im Segment L5/S1 wird die Nervenwurzel S1 betreffen.

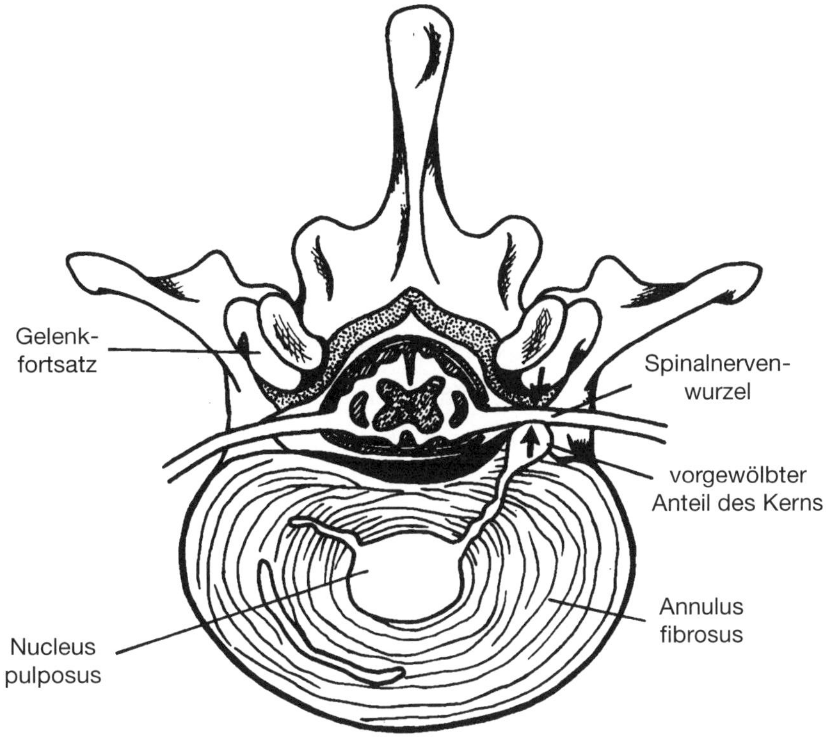

Abb. 80 Hernienbildung des Bandscheibenkerns in Richtung auf den Spinalnerven

Eine Verletzung der Bandscheiben ist die häufigste Ursache neurologischer Symptome im Bein. Das Piriformissyndrom ist das zweite häufig vorkommende Syndrom, das Zeichen der peripheren Nervenkompression hervorruft. Hier findet man keine Rückenschmerzen (die auch bei Bandscheibenvorfällen manchmal fehlen können), sondern oft Schmerzen im Gesäß, ausgeprägte Druckschmerzen über dem Triggerpunkt des Muskels im Muskelbauch und möglicherweise eine Schwäche der Hüftrotation nach lateral. (Siehe im Abschnitt über das Piriformissyndrom, S. 275 f.)

Bei Abwesenheit neurologischer Symptome kann man nicht die Diagnose einer Nervenkompression stellen.

Die Heilung eines Bandscheibenvorfalles erfordert die Unterbrechung der Hernie und die Absorption des vorgestülpten Kernmaterials sowie die Reparatur des beschädigten

Bandes und der zerrissenen Fasern des Faserringes. Das reicht normalerweise aus, um den schmerzhaften Druck auf Bänder oder Nervenwurzeln zu erleichtern. Zu diesem Heilungsprozess kann die Akupunktur wesentlich beitragen.

Zeichen und Symptome:

Die Zeichen und Symptome variieren unter den Patienten sehr stark. Sie hängen im Wesentlichen von der Größe und der Richtung der Hernie ab und von der Auswirkung des Drucks, der auf die unterschiedlichen Gewebe ausgeübt wird.

- Schmerzen
  - Entwickeln sich im Verlauf von Stunden oder Tagen und sind meist schwerwiegend
  - Verschlimmerung bei Beugung der Lendenwirbelsäule, langem Sitzen oder Stehen, bei allen Tätigkeiten, die den Druck auf die Bandscheibe verstärken
  - Nur im unteren Rücken oder
  - Im unteren Rücken plus dem Dermatom der betroffenen Nervenwurzel oder
  - Nur im Dermatom der betroffenen Nervenwurzel
- Druckschmerz um das betroffene Segment herum
- Spasmus der paravertebralen Muskeln, oft mit einer charakteristischen Verteilung

Bei Beteiligung einer Kompression der Nervenwurzel entstehen folgende Symptome (vgl. S. 263):

- Taubheit, Kribbeln oder Brennen im Dermatom der betroffenen Nervenwurzel, meist in der Wade oder seitlich am Fuß
- Schwäche in den Muskeln, die von der betroffenen Nervenwurzel versorgt werden
- Positiver Lasègue-Test

Beschreibung nach der TCM:

- Lokale Stagnation von Blut und *qi*. Der einzige Mangelzustand, den man feststellen kann, ist eine lokale (äußerliche) Schwäche in den Bandscheiben und eventuell in den unterstützenden Muskeln.

Behandlung:

Die Stagnation zerstreuen und die lokale Zirkulation regulieren.

- **Akupunktur**

innerhalb der ersten 48 Stunden:

Hier gibt es verschiedene Punkte, die eine bemerkenswert schnelle Wirkung zeigen und die den Verlauf der ganzen Erkrankung wesentlich verbessern können.

An diesen Punkten sollte man längere Zeit kräftig manipulieren, während der Patient sich innerhalb des schmerzfreien Bereiches bewegt.

- Lumbagopunkte auf der Hand
- Bl 40 *weizhong*
- Dü 3 *houxi*
- LG 26 *renzhong*
- Ma 38 *tiaokou*

Von diesen Punkten benutzt man nur jeweils einen zur Zeit bzw. – in Kombination mit dem Lumbagopunkt der Hand – 2 Punkte.

- Am Ohr — der schmerzhafteste Punkt entlang dem Crus der Antihelix auf der Linie der Punkte des lumbosakralen Bereichs bis zum Ischiaspunkt.

Wenn man die Patienten innerhalb der ersten 24 Stunden nach dem Beginn der Beschwerden sieht, kann man die Behandlung am nächsten oder übernächsten Tag wiederholen.

nach den ersten 48 Stunden:

Hier benutzt man einen eher traditionellen Ansatz mit einer Kombination aus lokalen und Fernpunkten.

- Lokale Punkte — *Huato jiaji*-Punkte auf den betroffenen Ebenen und auf der gleichen Seite,
  Bl 25 *dachangshu* bei den unteren lumbalen Segmenten,
  Bl 23 *shenshu* bei den oberen lumbalen Segmenten oder bei gleichzeitigem Mangel der Nieren.
- Fernpunkte — Bl 40 *weizhong*,
  Bl 58 *feiyang*
- Andere Punkte, die man je nach Symptomatik benutzen kann
  Bl 54 *zhibian*, Bl 36 *chengfu*, Bl 37 *yinmen*, Bl 62 *shenmai*, Bl 57 *chengshan*, Gb 34 *yanglingquan*, Ni 3 *taixi*

- Ich stimuliere die lokalen Punkte mehr als die Fernpunkte und lasse die Nadeln 30-45 Minuten lang liegen. Elektrostimulation der lokalen Punkte kann sehr gut helfen.
- Wenn die Beschwerden sehr akut und sehr stark sind, kann man jeden zweiten Tag behandeln, bis sich die Patienten wieder besser fühlen. Ansonsten reichen vier Behandlungen im Verlauf von zwei Wochen aus.
- Wenn innerhalb einer Woche die Situation sich nicht bessert, hilft die Behandlung nicht.
- Wenn der heftige Muskelkrampf nachlässt, kann man auch tiefe **Massagen** anwenden.
- **Kräuter**

Rezidivierende akute Lumbago

Wenn jemand eine ganze Serie von aufeinander folgenden akuten Anfällen von Rückenschmerzen bekommt, muss man einerseits die offensichtlich vorliegende Stagnation behandeln, aber auch die zugrunde liegende Situation analysieren und behandeln. Am häufigsten sind dann verantwortlich:

- Ein Mangel von *yin* oder *yang* in der Niere
- Muskuläre Ungleichgewichte, meist eine Kombination von schwachen und übermäßig angespannten Muskeln, besonders betroffen sind hier die Bauchmuskeln, die Rückenstrecker, der M. psoas, die Kniemuskulatur und die Hüftrotatoren. Diese Muskeln können, wenn sie zu schwach oder zu stark gespannt sind, andere Strukturen sehr stark belasten. Man sollte sie dann mit Kräftigungsübungen und Dehnübungen behandeln.
- Latente Triggerpunkte können immer wieder aktiviert werden. Daher sollte man nach Ursachen für Überbelastung suchen und die Triggerpunkte behandeln.

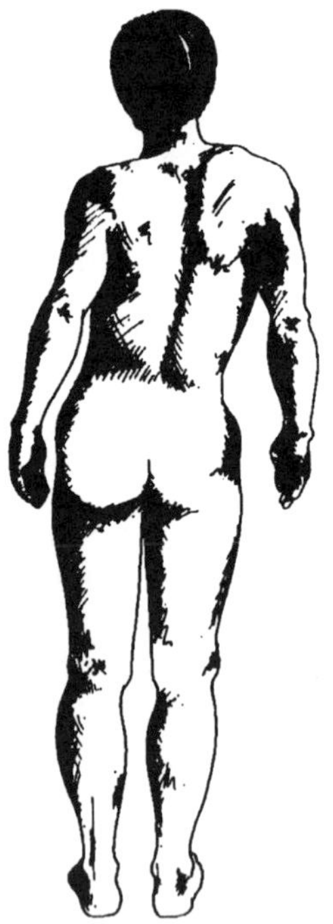

Abb. 81 Typisches Bild bei akutem Bandscheibenvorfall

Unterer Rücken

Chronische Rückenschmerzen/Unterer Rücken

Wenn Rückenschmerzen länger als zwölf Wochen bestehen, kann man sie als chronisch bezeichnen.

Jede akute Krankheit kann sich in eine chronische entwickeln und es gibt zusätzlich manche Erkrankungen, die nie als akute Episoden auftreten. Die Diagnose ist in jedem System der Medizin schwierig, aber die Therapie mit Akupunktur ist in jedem Fall sehr nützlich.

Nicht alle Patienten reagieren jedoch positiv auf Akupunktur. Wenn sich nach drei Behandlungen keine wesentliche Besserung einstellt, rate ich den Patienten, zu einem anderen Therapeuten zu gehen.

In den meisten Fällen sind nur ein oder zwei Segmente an der Erkrankung beteiligt. Hier sollte man die entsprechenden *huatuo jiaji*-Punkte einsetzen und die lokalen Punkte auf der Blasenleitbahn, außerdem oft Bl 25 *dachangshu* und Bl 40 *weizhong* jeweils auf der betroffenen Seite. Dies ist der Kern der Behandlung, der immer gleich ist und mit zusätzlichen Punkten vervollständigt werden muss, die sich wiederum nach der genaueren Diagnose richten.

Dabei ist die Differenzierung des Syndroms nach der TCM in diesen Fällen sehr nützlich.

Bi-Syndrome – chronisches Eindringen von Kälte und/oder Nässe

Jeder chronische Rückenschmerz kann sich als *Bi*-Syndrom darstellen, nicht nur die Schmerzen, die offensichtlich nach einem Eindringen von pathogenem *qi* beginnen. Man kann sie leichter diagnostizieren als die akuten Krankheiten, denn sie werden durch das Wetter ganz deutlich beeinflusst. Es macht die Sache auch einfacher, dass es viele Überschneidungen mit der schulmedizinischen Klassifikation der unteren Rückenschmerzen gibt.

Die Art des eindringenden pathogenen *qi* wird im Wesentlichen bestimmt durch die Art der Symptome und wie diese auf Wetterbedingungen reagieren.

Damit das pathogene *qi* sich so tief in den Körper einnisten kann, muss ein zugrunde liegender Mangel vorliegen. Deshalb sollte man Nierenmangel, Milzmangel, Leberblutmangel und Leber-*qi*-Stagnation durchgehen. (Siehe dazu auch das Kapitel über *Bi*-Syndrome, S. 71 ff.).

Wenn Kälteeinfluss vorherrschend ist:

Zeichen und Symptome:

- Schmerzen — im unteren Rücken,
  die eventuell bis ins Gesäß oder ins Bein ziehen,
  fixiert sind und
  sich bei kaltem Wetter verschlimmern

Behandlung:

Die Kälte zerstreuen, den Mangel ausgleichen, meist durch Tonisieren der Nieren

- **Akupunktur**
  - Zentraler Behandlungsvorschlag s. oben + LG 3 *yaoyangguan* + Bl 23 *shenshu*
  - Fernpunkte — Bl 58 *feiyang*,
    Ma 36 *zusanli*,
    außerdem Punkte zum Ausgleich des Mangels
- **Moxibustion** — kann auf den Punkten am Rücken gegeben werden. Dabei benutzt man entweder einen Moxastab, die warme Nadel oder die Moxabox.
- **Schröpfen** — kann bei den ersten Behandlungen hilfreich sein
- **Kräuter**
  - *du huo ji sheng tang* (Radix Angelicae Pubescentis und Ramulus Sangjisheng Dekokt) nährt das Blut und zerstreut Nässe
  - *chuang yao jian shen wan* kräftigt den Leib in der Taillengegend und nährt die Nieren
  - *xiao huo luo dan* (Kleine besondere Pille zur Belebung der Kollateralen) enthält stark erwärmende Kräuter

Wenn Nässe dominiert:

Zeichen und Symptome:

- Schmerzen — im unteren Rücken,
  die eventuell ins Gesäß oder ins Bein ausstrahlen,
  dumpf und schwer empfunden werden und
  die sich bei feuchtem Wetter verschlechtern. (Das sind die Patienten, die genau wissen, wann es anfängt zu regnen.)

Behandlung:

Die Nässe auflösen, die Zirkulation von *qi* und Blut anregen

- **Akupunktur**
  - Zentraler Behandlungsvorschlag s. oben plus Bl 20 *pishu* und Bl 21 *weishu*
  - Fernpunkte Mi 9 *yinlingquan*, Mi 6 *sanyinjiao*, Ma 36 *zusanli*
- **Moxibustion** kann auf den Zustimmungspunkten am Rücken angewendet werden. Dabei benutzt man entweder den Moxastab, die warme Nadel oder die Moxabox.
- **Schröpfen** kann bei den ersten Behandlungen sehr wirksam sein
- **Kräuter** z. B. *du huo ji sheng tang* (Radix Angelicae Pubescentis und Ramulus Sangjisheng Dekokt), *guan jue yan wan*

Mangelsyndrome der Nieren

Die Aspekte von *yin* und *yang* in den Nieren können durch angeborene Schwäche, starke emotionale Belastungen, Überarbeitung, übermäßige sexuelle Aktivität oder chronische Erkrankungen in einen Zustand des Mangels geraten. Diese Mangelsituationen können sich als unterschiedliche Syndrome zeigen. Bei den meisten sind Schmerzen im unteren Rücken als Symptom vorhanden.

Allerdings ist das Symptom Schmerzen im unteren Rücken allein nicht ausreichend für die Diagnose eines Mangels der Nieren. Es müssen noch andere einschlägige Symptome vorhanden sein.

Mangel an *yin* der Nieren

Zeichen und Symptome:

- Schmerzen im unteren Rücken, die sich bei Bewegung oder langem Stehen verschlimmern
- Verschlimmerung der Schmerzen im Lauf des Tages
- Zusätzlich andere Zeichen und Symptome eines Mangels an *yin* in den Nieren (siehe Abschnitt 1, S. 81)

Behandlung:

- Zentraler Behandlungsvorschlag plus Punkte, die auf S. 81 vorgeschlagen werden

Mangel an *yang* der Nieren

Zeichen und Symptome:

- Schmerzen im unteren Rücken, die sich im Lauf des Tages verschlimmern
- Kältegefühl im unteren Rücken
- Kältegefühl und Schwäche in den Knien
- Zusätzlich andere Symptome eines Mangels an *yang* in den Nieren (siehe Abschnitt 1, S. 82)

Behandlung:

- Zentraler Behandlungsvorschlag plus Punkte, die auf S. 82 vorgeschlagen werden

Chronische Syndrome der Bandscheiben und Facettengelenke

Manchmal kann eine Vorwölbung oder ein Vorfall einer Bandscheibe Monate oder Jahre bestehen bleiben. Bevor man diese Diagnose stellt, sollte aber eine Bestätigung mittels einer Computertomografie erfolgen. Dies ist zwar eine teure Untersuchung, aber die ernste Diagnose rechtfertigt sie. Die Behandlung mit Akupunktur kann auch in diesen Fällen sehr erfolgreich sein, ist es aber nicht immer. Auch die operative Behandlung ist eine Möglichkeit, allerdings ist sie auch nicht immer erfolgreich.

Wenn offensichtliche Störungen der Bandscheiben nicht vorhanden sind, resultieren die Schmerzen aller Wahrscheinlichkeit nach von Störungen der Gelenkfunktionen.

Zeichen und Symptome:

- Schmerzen im unteren Rücken, wobei der Charakter bei beiden Entstehungsarten ähnlich ist
  eher dumpfe als scharfe Schmerzen
  Ausstrahlungen ins Gesäß oder in die Beine. Bei Erkrankungen der Gelenke strahlen sie nicht bis unterhalb der Knie aus.
  Verschlimmerung am Morgen und nach anstrengenden Tätigkeiten
- Morgensteifheit
- Druckschmerz über den betroffenen Segmenten
- Neurologische Symptome, diese sind sehr viel häufiger bei Bandscheibenvorfällen als bei Gelenkproblemen.

	BANDSCHEIBE L4 / L5 NERVENWURZEL L5	BANDSCHEIBE L5 / S1 NERVENWURZEL S1	SCHWERER VORFALL MEHRERE NERVENWURZELN BETROFFEN
HÖHE DES VORFALLS	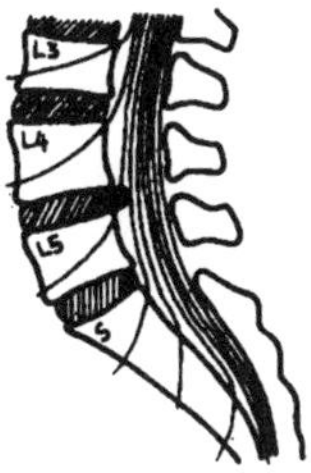	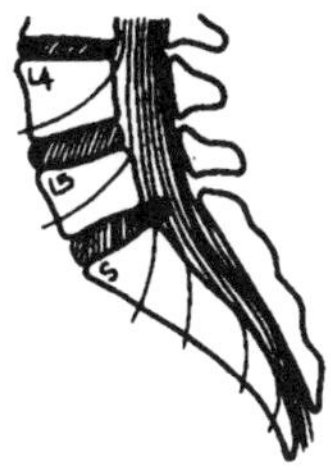	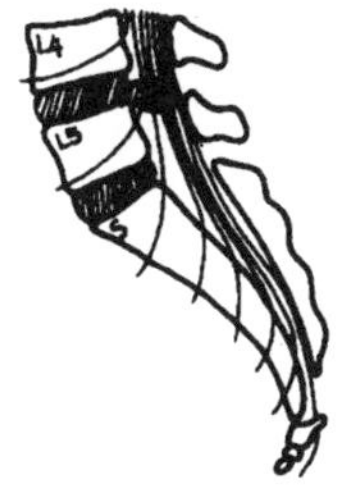
SCHMERZEN	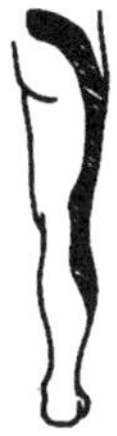 über dem Sakroiliakalgelenk, der Hüfte, dem lateralen Oberschenkel und lateral am Bein unterhalb des Knies	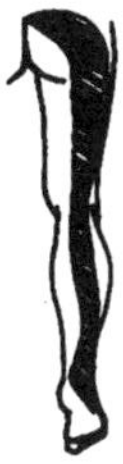 über dem Sakroiliakalgelenk, der Hüfte, posterolateral am Ober- und Unterschenkel bis zur Ferse	unterer Rücken, Oberschenkel, Unterschenkel und / oder Perineum, je nach der Höhe des Vorfalls, kann auch bilateral auftreten
TAUBHEIT	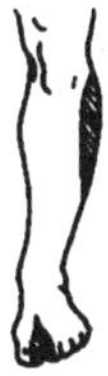 lateraler Unterschenkel Schwimmhaut der Großzehe	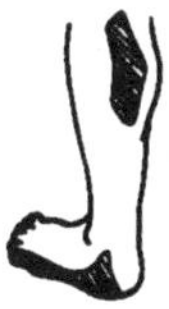 hintere Wade, seitliche Ferse, Fußseitenrand und Kleinzehe	unterschiedlich an Oberschenkel, Unterschenkel, Fuß und / oder Perineum, evtl. auch bilateral
SCHWÄCHE	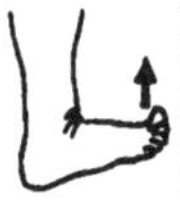 Abschwächung der Dorsalflexion von Fuß und Großzehe, kann nicht auf den Fersen gehen, der Fuß fällt manchmal	Die Plantarflexion von Fuß und Großzehe kann gestört sein, kann nicht gut auf Zehenspitzen gehen	unterschiedliche teilweise oder vollständige Lähmung an Beine- oder Aftermuskulatur, eventuell Blaseninkontinenz
REFLEXE	meist keine Veränderungen, selten Verminderung des Tibialis posterior Reflexes	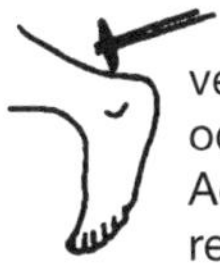 verminderter oder erloschener Achillessehnenreflex	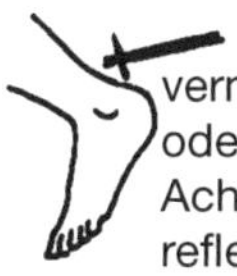 verminderter oder erloschener Achillessehnenreflex
ATROPHIE	gering	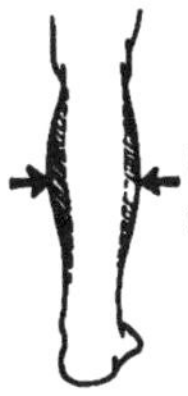 M. Gastrocnemius und M. Soleus	oft ausgedehnte Atrophien

Abb. 82 Merkmale chronischer Bandscheibenvorfälle

Unterer Rücken

Beschreibung nach der TCM:
Es kann sich um ein *bi*-Syndrom handeln, also ein Eindringen von Kälte und/oder Nässe in ein System, das schon beeinträchtigt ist infolge eines Mangelzustands zum Beispiel der Nieren.

Behandlung:

- **Massage** tief und stimulierend
- **Akupunktur**
  - Lokale Punkte: zentraler Behandlungsvorschlag plus Bl 23 *shenshu*
  - Fernpunkte: Bl 58 *feiyang*, Bl 62 *shenmai* und Dü 3 *houxi*
- **Mobilisierung**, ein ganz wichtiger Gesichtspunkt
- **Übungen** zur Verbesserung des Muskeltonus und der Zirkulation

Das Sakrum und die sakroiliakalen Gelenke

Das Sakrum des Erwachsenen ist ein etwa dreieckiger Knochen, der aus fünf Wirbeln besteht, die zusammengewachsen sind. Es liegt zwischen der Lendenwirbelsäule und dem Steißbein sowie zwischen den zwei Ileumknochen des Beckens. Man kann es als Teil der Wirbelsäule und gleichzeitig Teil des Beckens betrachten.

Das Sakrum hat gelenkige Verbindung mit dem fünften Lendenwirbel über zwei lumbosakrale Facettengelenke und eine lumbosakrale Bandscheibe. Es hat eine gelenkige Verbindung mit dem Becken über zwei sakroiliakale Gelenke. Das Sakrum verändert seine Lage gegenüber dem Becken und der Wirbelsäule schon bei normalen Bewegungen, zum Beispiel beim Gehen und bei der Atmung.

Die sakroiliakalen Gelenke und Bänder sind sehr anfällig bei Belastungen infolge von Traumata und Haltungsfehlern sowie bei den verschiedenen Formen der Arthritis.

Zeichen und Symptome:

- Schmerzen, die vom Sakroiliakalgelenk ausgehen, werden über dem Gelenk in der Gegend von Bl 28 *panguanshu* lokalisiert sowie über den Bändern, besonders in der Gegend von Bl 30 *baihuanshu*, und können in die untere Gesäßregion ziehen.
- Druckschmerz kann an diesen Stellen ausgelöst werden. Schmerzen sind meistens schlimmer beim Hinsetzen und Aufstehen und am Ende einer passiven Drehung der Lendenwirbelsäule.

Anmerkung: Verschiedene myofasziale Triggerpunkte, besonders vom M. quadratus lumborum oder vom M. glutaeus medius, können in die Sakroiliakalregion ausstrahlen. Wenn ein Patient sich mit Schmerzen in dieser Region vorstellt, muss man solche Triggerpunkte immer suchen und behandeln.

Behandlung:

- **Akupunktur**
  - Lokale Punkte: Bl 28 *panguanshu*, von medial nach lateral akupunktieren
Bl 30 *baihuanshu*
Triggerpunkt des M. piriformis, sofern vorhanden (s. S. 275 f.)
  - Fernpunkte: Bl 58 *feiyang*
Bl 59 *fuyang*
Ich behandele den druckempfindlichsten Punkt zwischen *fuyang* und *feiyang* ebenfalls
  - Lumbagopunkt auf der Hand in akuten Fällen

Hüfte, Gesäß, Leistenregion und Oberschenkel

Der Beckengürtel bildet einen Ring, der die Beckenorgane schützt, Kräfte vom unteren Rücken auf die Beine weiterleitet und einen Ansatz für die Hüftmuskulatur bietet.

Jede Seite des Beckens wird aus drei Knochen gebildet, die beim Heranwachsenden miteinander verwachsen. Diese Knochen sind das Os ilium, Os ischium und Os pubis. An der hinteren Seite ist das Sakrum zwischen die beiden Seiten des Beckens verkeilt und durch die beiden sakroiliakalen Gelenke und kräftige Bänder verbunden. Vorne werden die beiden Hälften des Beckens durch die Symphyse verbunden. Das ist ein faserknorpeliges Gelenk. Diese drei Gelenke erlauben eine eingeschränkte aber sehr komplexe Beweglichkeit, die von großer Bedeutung für unsere Haltung und unseren Gang ist.

Die Hüfte ist das Gelenk zwischen dem Beckengürtel und dem Oberschenkelknochen. Es handelt sich dabei um ein Kugelgelenk, das in alle Richtungen frei beweglich ist und damit unseren Beinen eine große Flexibilität verleiht. Das Gewicht von Rumpf, Armen und Kopf wird über die Hüftgelenke auf die Beine übertragen, deshalb wird hier eine kräftige Struktur benötigt. Diese ist durch die tiefe Gelenkpfanne des Hüftgelenks auf dem Beckenknochen gegeben, das Acetabulum. Diese Pfanne wird noch weiter verstärkt durch einen knorpeligen Ring (Labrum), der den Kontakt zwischen dem Oberschenkelknochen und dem Beckenknochen verstärkt.

Die Muskeln, die das Hüftgelenk bewegen, haben mit Ausnahme von M. psoas und M. piriformis alle ihren Ursprung auf dem Beckenknochen und bilden den Hauptanteil von Gesäß und Oberschenkel. Einige bewegen auch das Knie.

Aus der Sicht der TCM

Das Hüftgelenk und die Glutealregion werden durch die Gallenblasenleitbahn beherrscht. Der Punkt Gb 30 *huantiao* ist der wichtigste Punkt der ganzen Region. Andere wichtige Punkte sind Gb 29, Ma 31, Bl 54 und Bl 56. Die Hüfte wird bei Syndromen der Gallenblasenleitbahn und des Organs Gallenblase mit betroffen.

Die Leiste wird beherrscht durch die Leberleitbahn. Hier sind die wichtigsten Fernpunkte Le 5 *ligou* und Le 8 *ququan*.

Damit ist das Holzelement in dieser Region dominierend.

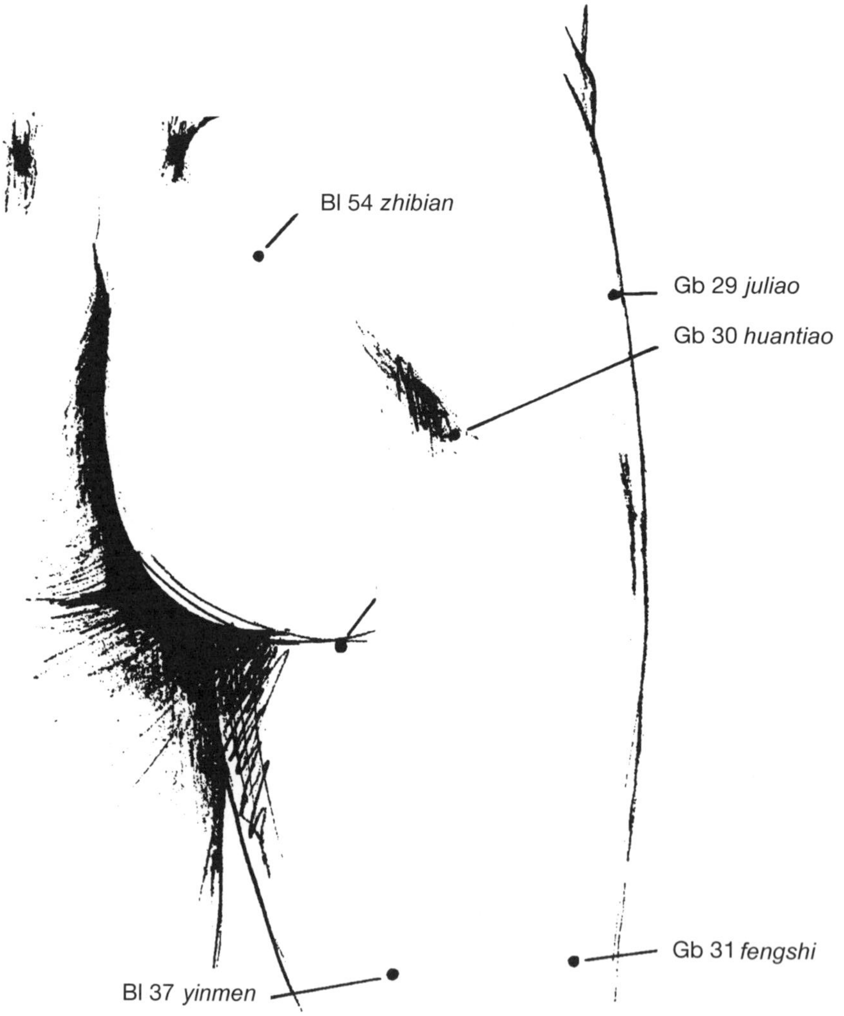

Abb. 83 Punkte auf dem Gesäß

Punkte, die auf Hüfte, Gesäß, Leistenregion und Oberschenkel einwirken

Lokale Punkte

Hauptpunkt:

Gb 30 *huantiao*	dieser Punkt ist der Meisterpunkt für diese Region

Sekundäre Punkte:

Gb 28 *weidao*	beeinflusst die Hüfte, die Leiste und den unteren Rücken
Gb 29 *juliao*	bei Zerrungen des M. tensor fasciae latae
Gb 31 *fengshi*	beeinflusst den lateralen Oberschenkel
Gb 32 *zhongdu*	bei Schmerzen der iliotibialen Muskulatur
Bl 36 *chengfu*	Schmerzen der Lendenwirbelsäule, des Sakrums, im Glutealbereich und am hinteren Oberschenkel
Bl 37 *yinmen*	beeinflusst den hinteren Oberschenkel
Ma 31 *biguan*	für die Vorderseite des Oberschenkels
Ma 32 *futu*	Schmerzen im Lumbalbereich, im Iliakalbereich und an der Vorderseite des Oberschenkels

Fernpunkte

Hauptpunkte:

Bl 40 *weizhong*	für die Hüfte, den unteren Rücken und die Glutealregion
Bl 62 *shenmai*	Passagepunkt des *yang*-Fersengefäßes für Hüfte, lateralen Unterschenkel und unteren Rücken
Gb 34 *yanglingquan*	für Hüfte, Gesäß und Oberschenkel
Gb 40 *qiuxu*	
Le 5 *ligou*	*luo*-Passagepunkt der Leberleitbahn, für die Leistenregion
Le 8 *ququan*	für die Leistenregion

Sekundäre Punkte:

Ma 39 *xiajuxu*	bei Schmerzen in der Leiste
Mi 11 *jinmen*	bei Schmerzen in der Leiste
Gb 37 *guanming*	*luo*-Passagepunkt der Gallenblasenleitbahn, für die Hüfte

Untersuchung von Hüfte, Gesäß, Leistenregion und Oberschenkel

Betrachten

Man beobachtet, wie der Patient den Raum betritt.
Achten muss man auf Hinken, Bevorzugung einer Gliedmaße.
Es gibt eine bestimmte Haltung (Trendelenburg), die dadurch entsteht, dass der M. glutaeus medius als Folge einer Arthrose des Hüftgelenks atrophiert.

Der Patient steht

Man betrachtet den Patienten von hinten und achtet auf Muskelatrophien, Schiefstellung des Beckens und andere Asymmetrien.

Der Patient liegt auf dem Rücken

Man achtet auf Schwellungen oder Deformierungen des Oberschenkels und der Leiste.
Messung der Beinlängen sofern erforderlich.

Abtasten

Mit sanfter Berührung, um Hitze und Trockenheit oder ähnliches zu entdecken.

Bewegen

Passiv und gegen Widerstand werden untersucht: die Hüftbeugung, Abduktion und Adduktion.
Untersuchung der Beweglichkeit des Kniegelenkes sofern erforderlich.

FABER-Test: Flexion, Abduktion und Außenrotation. Wenn der Oberschenkel bei einem Patient in Rückenlage diese Bewegungen durchläuft, ohne dass Schmerzen erzeugt oder verschlimmert werden, kann man eine Erkrankung des Hüftgelenkes ausschließen.

Lasègue-Test (s. Kapitel 6 über den unteren Rücken, s. S. 244)

Betasten

Man tastet die Leiste (sanft) und den Oberschenkel ab, um wichtige Strukturen zu identifizieren und empfindliche Punkte aufzuspüren.

Der Patient liegt auf dem Bauch

Bewegen

Passive Bewegungen und gegen Widerstand: Hüftextension, Innenrotation und Außenrotation.

Betasten

Man palpiert den unteren Rücken, das Sakrum, die Glutealregion, die Außenrotatoren, den Oberschenkel entlang (besonders den M. piriformis), um den Trochanter herum und nach unten auf Druckpunkte und Schwellungen

Anmerkung: Man sollte immer auch den unteren Rücken untersuchen, weil es sehr häufig vorkommt, dass Schmerzen, die im unteren Rücken entstehen, weitergeleitet werden in die Hüftregion, das Gesäß, in die Leiste und in den Oberschenkel.

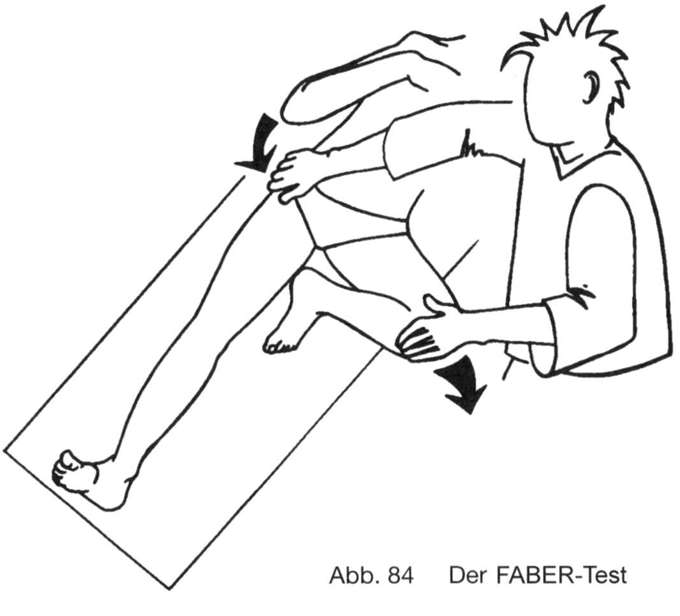

Abb. 84 Der FABER-Test

Erkrankungen von Hüfte, Gesäß, Leiste und Oberschenkel

Die Gesäßmuskulatur erleidet selten Zerrungen. Sie wird häufig überlastet, wenn sie kompensatorisch bei funktionellen Problemen von Wirbelsäule und Becken eingesetzt wird, sodass sich dort ausgedehnte Triggerpunkte oder Triggerzonen finden können. Meist sind dabei der M. glutaeus medius, M. glutaeus minimus und M. piriformis beteiligt.

In der Leiste und am Oberschenkel entstehen die häufigsten Probleme durch Zerrungen infolge von übermäßigen sportlichen Aktivitäten. Dabei sind der M. adductor longus, M. rectus femoris und die ischiokrurale Muskulatur am häufigsten betroffen.

Das Hüftgelenk selbst hat eine feste knöcherne Stütze, eine kräftige Gelenkkapsel und einen starken unterstützenden Bandapparat sowie gute Unterstützung durch die umgebende Muskulatur. Daher wird es durch verletzungsbedingte Überlastungen relativ wenig betroffen. Das häufigste Problem mit dem Hüftgelenk ist die Arthrose, die dadurch entsteht, dass über längere Zeit das Gelenk geschwächt wird und so das Gewicht des Körpers nicht mehr getragen werden kann. Außerdem gibt es verschiedene entzündliche Erkrankungen und Probleme aufgrund von Entwicklungsstörungen, von denen die Hüfte bei jungen Menschen betroffen sein kann, aber diese sind relativ selten.

Immer wenn man sich mit Schmerzen in dieser Region auseinander setzen muss, ist es sehr wichtig, zu bestimmen, ob die Schmerzen durch das Hüftgelenk oder durch andere Gewebe hervorgerufen werden. Mit dem FABER-Test kann man eine grobe Einteilung auf einfache Weise treffen.

Schmerzen, die wirklich vom Hüftgelenk ausgehen, ziehen meistens in die Leiste oder manchmal ins Knie. Jedoch können alle Arten von Schmerzen in dieser Region vom unteren Rücken weitergeleitet worden sein oder von darunter liegenden Geweben herrühren.

Schmerzen im Gesäß und am hinteren Oberschenkel

Ein großer Teil der Schmerzen in dieser Region wird fortgeleitet von den unteren Lendenwirbeln (von Gelenken oder Bandscheiben) beziehungsweise von der Muskulatur des unteren Rückens (M. iliocostalis, M. longissimus und M. quadratus lumborum). In den betreffenden Kapiteln dieses Buches findet man darüber mehr Informationen. Die Muskeln dieser Region, von denen Schmerzen ausstrahlen können, sind: M. piriformis, M. glutaeus minimus und die mediale ischiokrurale Muskulatur.

Zerrung der ischiokruralen Muskulatur

Jeder Muskel dieser Gruppe kann gezerrt werden und das passiert meistens bei sportlicher Betätigung, die mit Laufen verbunden ist. Es kann zu einer Schädigung der distalen Muskel-Sehnen-Verbindung, im Muskelbauch oder am Ursprung der Muskulatur an der Tuberositas ossis ischii kommen.

Zeichen und Symptome:

- Schmerzen im Schädigungsbereich, die sich bei aktiver Kniebeugung gegen Widerstand verstärken
- Schwäche der Kniebeugung
- Druckschmerz über der geschädigten Stelle

Behandlung:

Wie bei jeder Zerrung.

Im akuten Fall:

- **Akupunktur** an den der Läsion benachbarten Punkte
  - Bei Schädigung des Muskel-Sehnen-Überganges der medialen ischiokruralen Muskeln
    Le 8 *ququan* und Le 9 *yinbao*
  - Bei Schädigung am Muskel-Sehnen-Übergang des M. biceps femoris
    Bl 58 *fuxi* und Bl 39 *weiyang*
  - Bei Schädigung im Muskelbauch Akupunktur jeweils an
    ah shi-Punkten an jeder Seite der Verletzungsstelle
  - Bei Schädigung an der Ansatzstelle am Os ischium
    Bl 36 *chengfu* und *ah shi*-Punkte seitlich davon
- Ist die Verletzung weniger akut, kann man lokale Punkte benutzen und *ah shi*-Punkte an jeder Seite der Verletzung. Die *ah shi*-Punkte kann man elektrisch stimulieren.

Im Fall einer chronischen Verletzung:

- **Massage** mit tiefer querer Friktion, um die Zirkulation anzuregen und Narbengewebe aufzubrechen
- **Akupunktur**
  - *Ah shi*-Punkte mitten in der Verletzungszone
  - Akupunktur jedes Triggerpunktes in den beteiligten Muskeln
  - Lokale Punkte
  - Fernpunkt Bl 58 *feiyang*

Myofasziale Triggerpunkte

Triggerpunkte folgender Muskeln können Schmerzen ins Gesäß weiterleiten:

- M. iliocostalis im Bereich T10 bis T12 (s. Abb. 74)
- M. longissimus thoracis (s. Abb. 73)
- M. quadratus lumborum (s. Abb. 77)
- M. glutaeus minimus und medius (s. Abb. 76)
- M. glutaeus maximus
- M. piriformis und andere Muskeln, die die Hüfte nach lateral rotieren
- Die mediale ischiokrurale Muskulatur

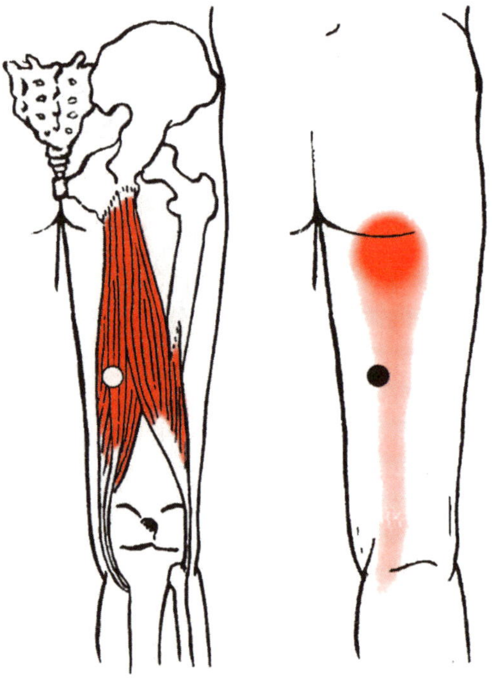

Abb. 85 Triggerpunkte der medialen ischiokruralen Muskeln, M. semimembranosus und M. semitendinosus

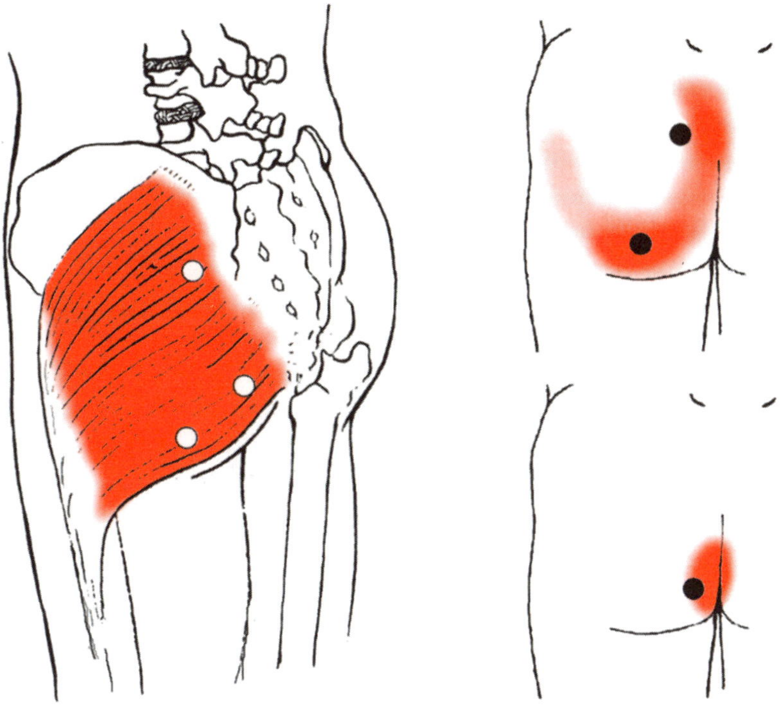

Abb. 86 Triggerpunkte des M. glutaeus maximus

Das Piriformissyndrom

Der Kern dieses Syndroms liegt in einem Krampf des M. piriformis, der von der Vorderseite des Sakrum bis zum großen Trochanter verläuft. Der Ischiasnerv läuft meistens zwischen dem Muskel und dem Beckenknochen entlang, bei manchen Patienten aber auch durch den Muskelbauch. In diesen Fällen wird er oft mit betroffen, wenn der Muskel angespannt ist.

Ein Triggerpunkt in diesem Muskel verursacht Schmerzen im Gesäß, die entlang der Vorderseite oder Rückseite des Oberschenkels weitergeleitet werden können. Manchmal liegt der Punkt in der Nähe des Ansatzes, ganz nah beim Punkt Bl 54, aber im Allgemeinen in der Mitte zwischen dem großen Trochanter und der Wirbelsäule. Wenn der Nerv ebenfalls betroffen ist, findet man auch neurologische Symptome.

Zeichen und Symptome:

- Schmerzen im Gesäß,
  die in die Hüfte ziehen können, ins Steißbein, entlang der Vorderseite des Oberschenkels oder entlang der Hinterseite des Oberschenkels (Ischias)
- Eingeschränkte Hüftabduktion und Innenrotation
- Druckschmerz über dem Muskelbauch des M. piriformis
- Auftreten öfter bei Frauen als bei Männern
- Wenn der Ischiasnerv komprimiert wird, kommt es zu Kribbeln oder Taubheit im Unterschenkel oder Fuß und zu Muskelschwäche. Der Lasègue-Test kann positiv sein.

Behandlung:

Die lokale Stagnation muss man zerstreuen, die Zirkulation von *qi* und Blut regulieren.

- **Akupunktur** ist in diesen Fällen eine sehr gute Methode
  - *Ah shi*-Punkte am besten mehrere in den Muskelbauch hinein
  - Lokale Punkte Gb 30 *huantiao*
  - Fernpunkte Gb 34 *yanglingquan*
- **Massage** tiefer anhaltender Druck, außerdem Dehnung des Muskels durch Innenrotation der Hüfte
- **Wärmeanwendungen**
- **Schröpfen** mit einem großen Schröpfkopf über dem Muskel

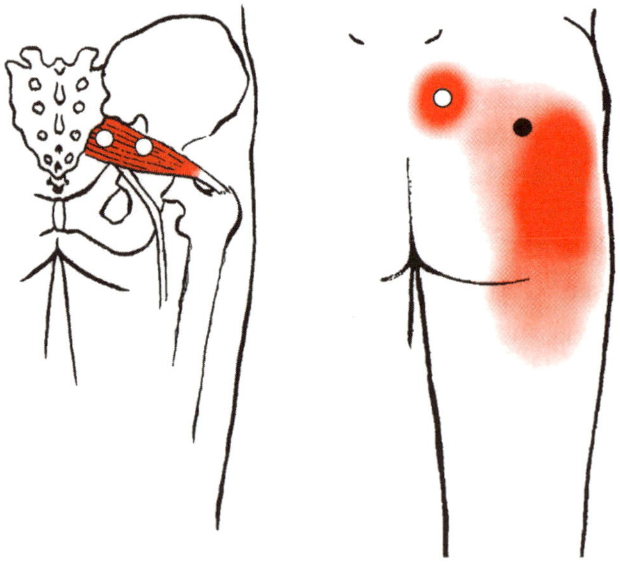

Abb. 87 Triggerpunkte des M. piriformis und Schmerzausstrahlung

Ischias

Mit dem Begriff Ischias bezeichnet man im Allgemeinen Schmerzen, die entlang dem Nervenverlauf des Ischiasnerven ziehen: tief im Gesäß beginnend, entlang der Hinterseite des Oberschenkels und eventuell an der Rückseite des Knies entlang zum lateralen Rand der Wade und des Fußes. Es handelt sich selten um eine wirkliche Nervenentzündung. Meistens ist es nur ein Symptom als Teil unterschiedlicher Syndrome:

- Lumbaler Bandscheibenvorfall
- Piriformissyndrom
- Zerrung in der Sakroiliakalregion
- Intraspinaler Tumor

Behandlung:

Die Behandlung hängt stark von der Ursache des Symptoms ab, aber folgende Akupunkturpunkte haben bekanntermaßen eine Wirkung bei Ischiasschmerzen:

- Bl 31-34, die *baliao* Punkte
- Bl 54 *zhibian*
- Bl 36 *chengfu*
- Bl 37 *yinmen*
- Bl 38 *fuxi*, besonders bei Taubheitsgefühl im Gesäß
- Bl 40 *weizhong*
- Bl 57 *chengshan*
- Bl 58 *feiyang*
- Bl 59 *fuyang*
- Bl 60 *kunlun*
- Bl 62 *shenmai*
- Gb 30 *huantiao*
- Gb 34 *yanglingquan*
- Gb 39 *xuanzhong*
- Extrapunkt *linghou* hinter dem Fibulaköpfchen auf der Höhe von Gb 34
- 3E 3 *zhongzhu*
- 3E 23 *sizhukong*
- der Ohrpunkt Ischiadicus

Schmerzen in der Leistengegend und der Oberschenkelvorderseite

Von der Hüfte und dem unteren Rücken (meist von einem medialen Bandscheibenvorfall ausgehend) ziehen Schmerzen in die Leiste und den Oberschenkel. Fast alle anderen Schmerzen, die in dieser Region auftreten, werden durch Überlastung von Muskeln hervorgerufen, die Zerrungen und aktive Triggerpunkte erzeugen.

Anmerkung: Es gibt natürlich auch andere Erkrankungen, die Schmerzen in der Leiste hervorrufen, die aber außerhalb der Thematik in diesem Buch liegen: z. B. eine Leistenhernie, eine Appendizitis, Erkrankungen der Harnwege und gynäkologische Erkrankungen.

Myofasziale Triggerpunkte

Triggerpunkte oder Triggerpunktbänder in den folgenden Muskeln können Schmerzen erzeugen, die in die Leiste und die Oberschenkelvorderseite ziehen: Mm. adductores, M. vastus intermedius, M. psoas.

Wenn man Punkte in der Leiste akupunktiert, soll man immer einen Finger zwischen den Puls der Arteria femoralis und die Nadel legen, um eine Verletzung der neurovaskulären Strukturen zu vermeiden. Der M. vastus intermedius kann durch den M. rectus femoris hindurch in der Tiefe akupunktiert werden.

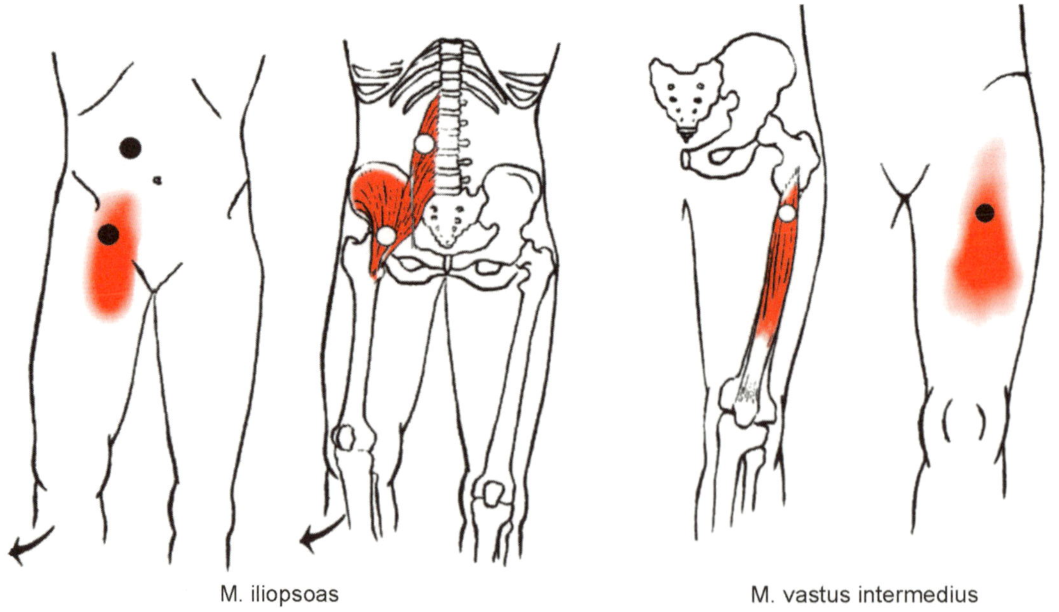

Abb. 88 Triggerpunkte des M. iliopsoas und des M. vastus intermedius

Hüfte, Gesäß, Leiste, Oberschenkel

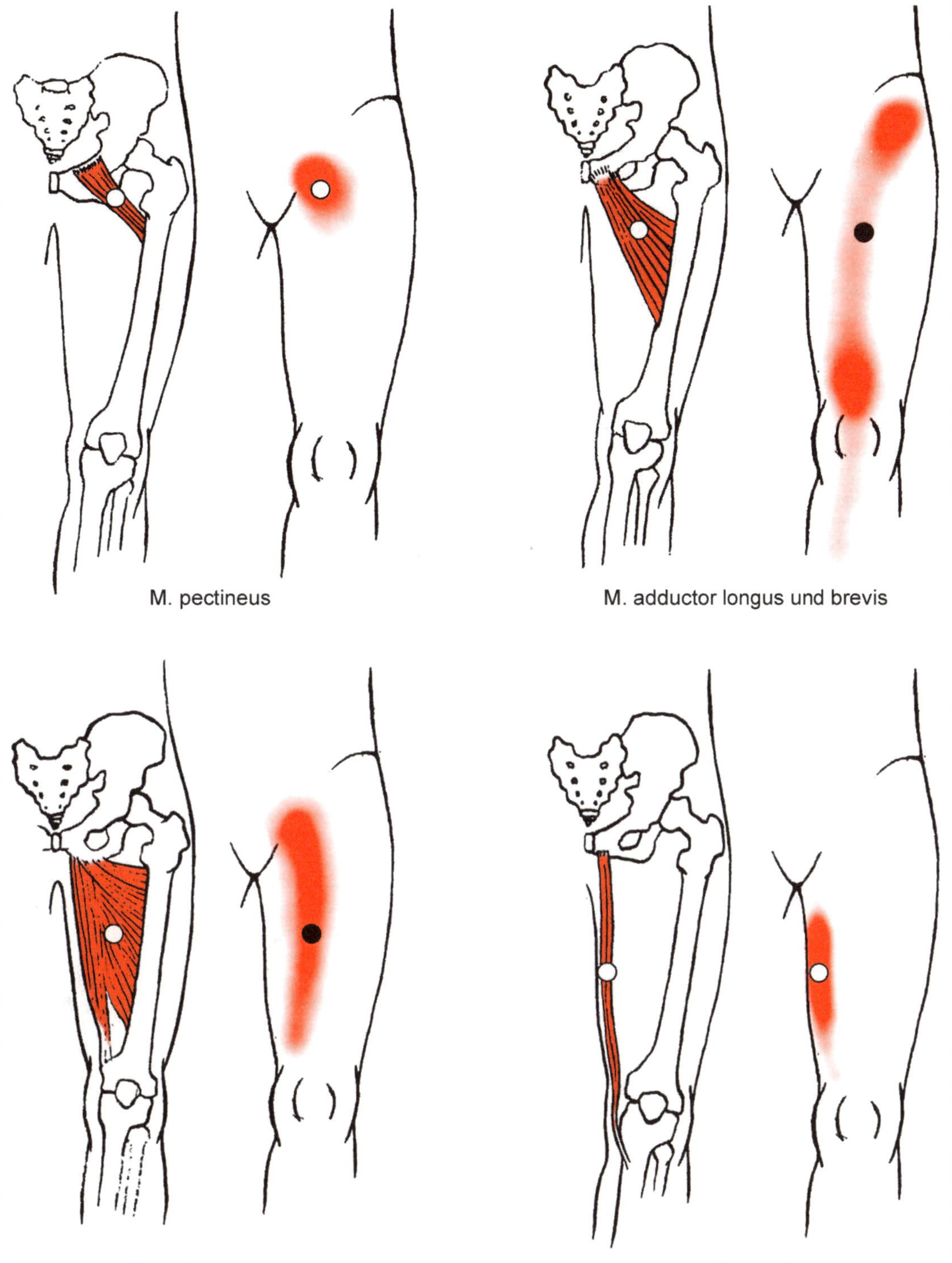

Abb. 89 Triggerpunkte der Muskeln des vorderen Oberschenkels

Adduktorenzerrung

Der M. adductor longus ist am häufigsten von einer Zerrung betroffen. Die Ursache sind meistens Sportunfälle.

Zeichen und Symptome:

- Schmerzen meistens in der Leistengegend, die sich bei Adduktion gegen Widerstand verstärken
- Druckschmerz über dem Muskelursprung am Os pelvis

Behandlung:

Die Stagnation zerstreuen und die Zirkulation von *qi* und Blut wieder herstellen

- **Ruhe** Übungen, die die Adduktoren beanspruchen, müssen solange ausgesetzt werden, bis Schmerz und Druckempfindlichkeit vorüber sind

- **Akupunktur**
  - Wenn die Zerrung nicht sehr akut ist, kann man lokal *ah shi*-Punkte proximal und distal der Zerrung akupunktieren
  - Behandlung des Triggerpunktes im Muskel sofern vorhanden
  - Lokale Punkte Le 11 *yinlian*
  - Fernpunkte Le 5 *ligou*, Le 8 *ququan*
- **Übungen**, um die Dehnfähigkeit des Muskels und die Kraft zu verbessern

Zerrung des M. rectus femoris

Der M. rectus femoris ist ein Muskel aus der Gruppe des M. quadriceps. Er ist ein sekundärer Beugemuskel im Hüftgelenk und ein kräftiger Strecker im Kniegelenk. Durch sportliche Überlastung kann er gezerrt werden, dies passiert im Allgemeinen in der Nähe seines Ursprungs an der Spina iliaca anterior inferior.

Zeichen und Symptome:

- Schmerzen in der Leiste, die sich bei Beugung von Hüfte und Knie gegen Widerstand verstärken
- Druckschmerz über dem Muskelursprung an der Spina iliaca anterior inferior, lateral zum M. psoas, oberhalb des Hüftgelenkes

Behandlung:

- **Ruhe**
- **Akupunktur**
  - Oberhalb und unterhalb — Ma 31 *biguan*, Ma 30 *qichong*
  - Fernpunkt — Ma 36 *zusanli*

Zerrung des M. psoas und Entzündung der Bursa des M. psoas

Der M. psoas ist der kräftigste Beugemuskel am Hüftgelenk. Er kann beim Sport infolge Überlastung gezerrt werden, z. B. beim Hürdenlauf, beim Rudern, beim Üben von Situps, beim bergauf Laufen.

Zwischen Muskel und Hüftgelenk liegt eine Bursa. Diese kann sich entzünden und das kann zu ähnlichen Symptomen wie bei der Zerrung führen. Meistens vermutet man dann eine Arthrose im Hüftgelenk.

Zeichen und Symptome:

- Schmerzen — in der Leiste, die sich bei Hüftbeugung gegen Widerstand verstärken
- Ein Gefühl von Spannung und Druck in der Leiste
- Druckempfindlichkeit über dem Muskel und dem Hüftgelenk

Behandlung:

- **Ruhe**
- **Akupunktur**
  - *Ah shi*-Punkte — sofern die Verletzung nicht allzu akut ist
  - In der Mitte liegender Punkt — Ma 31 *biguan*
  - Fernpunkt — Bl 23 *shenshu*

Schmerzen am seitlichen Oberschenkel

Die häufigsten Ursachen für Schmerzen im lateralen Bereich des Oberschenkels sind myofasziale Triggerpunkte in den M. glutaeus minimus, M. tensor fasciae latae und M. vastus lateralis.

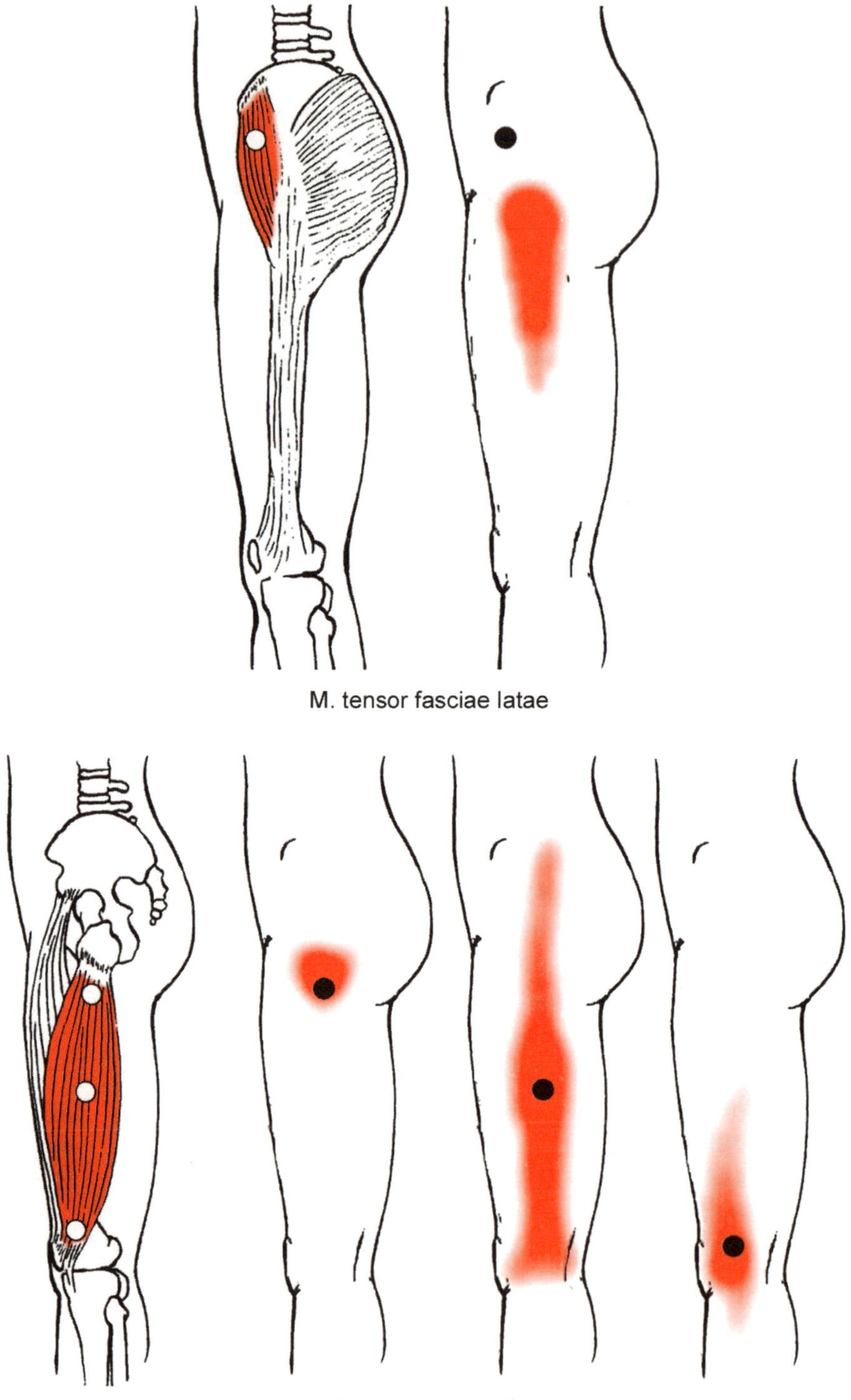

Abb. 90 Triggerpunkte der Muskeln des lateralen Oberschenkels und Schmerzzonen

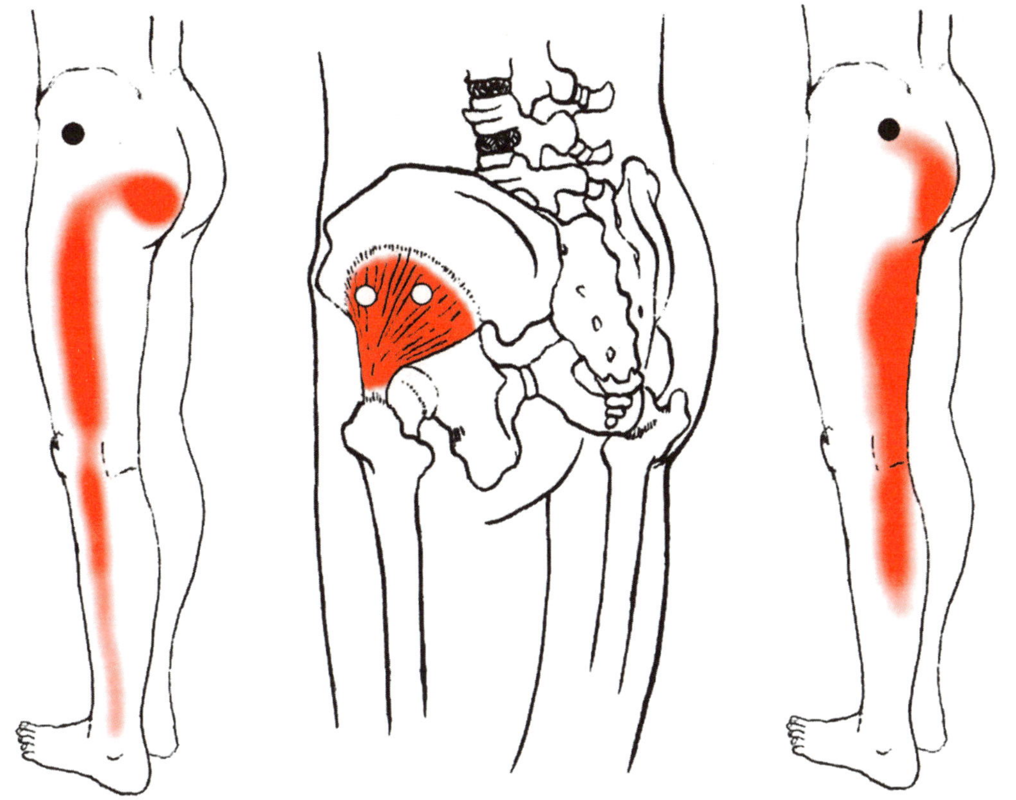

Abb. 91 Triggerpunkte des M. glutaeus minimus und Schmerzausbreitung

Arthrose des Hüftgelenks

Zu primärer Arthrose kommt es bei Menschen in mittlerem oder höherem Lebensalter und bei Frauen häufiger als bei Männern. Eine sekundäre Arthrose gibt es schon bei Menschen in den Zwanzigern. Hier findet sich im Allgemeinen eine begünstigende Ursache, also eine frühere Verletzung oder eine Erkrankung der Hüfte, oder auch eine Erkrankung an anderer Stelle, aufgrund derer die Hüfte besonders stark belastet wurde.

Die Arthrose beginnt immer mit einer Erosion des Gelenkknorpels. Manchmal verhärtet sich der Knochen unter dem Knorpel und die knöchernen Ränder der Gelenke können hypertrophieren. Die Synovialmembran und die Gelenkkapsel verdicken sich und fibrosieren, dadurch wird die Beweglichkeit des Gelenks eingeschränkt. Der M. psoas, M. glutaeus medius, M piriformis und der Bandapparat des Gelenks können auch betroffen sein.

Akupunktur, Moxibustion und Massagen können zur Verminderung der Schmerzen und Verbesserung der Mobilität sehr nützlich sein, wenn man sie zusammen anwendet. Die Prognose ist abhängig vom Schweregrad der degenerativen Veränderungen. Eine frühzeitig behandelte Arthrose kann sich bessern, aber je schwerer die degenerativen Veränderungen bereits sind, desto eingeschränkter wird das Ergebnis der Behandlung sein.

Zeichen und Symptome:

- Schmerzen, die oft in die Leiste, ins Gesäß, in die Gegend des Trochanter, zur Innenseite des Oberschenkels oder zum Knie weitergeleitet werden; Verschlimmerung der Schmerzen morgens nach dem Aufwachen, bei Kälte und bei starker Belastung
- Fixation des Gelenkes in Beugestellung durch Spasmus des M. psoas und in Abduktion sind häufig
- Steifigkeit nach Belastung
- Schließlich findet man Atrophien der Gluteusmuskulatur, dabei ist der M. glutaeus medius am meisten betroffen. Das führt zu einem charakteristischen Gangbild (Trendelenburg).
- Positiver FABER-Test

Behandlung:

- **Massage** — auch des M. psoas
- **Akupunktur**
  - Lokale Punkte — Gb 30 *huantiao* mit der heißen Nadel
  - In der Mitte liegende Punkte — Gb 29 *juliao*, Gb 31 *fengshi*, Bl 30 *baihuanshu*
  - Fernpunkte — Gb 34 *yanglingquan*, Gb 40 *qiuxu*, Extrapunkt *linghou* (hinter dem Fibulaköpfchen auf der Höhe von Gb 34)
- **Moxibustion** — mehrere Moxahütchen, die über einer Scheibe Ingwer verbrannt werden

Irritables Hüftgelenk

Dies ist eine beschreibende Bezeichnung für eine Gruppe von Symptomen, die bei drei verschiedenen Erkrankungen in den Anfangsstadien auftreten können. Die Symptome sind:

- Schmerzen in der Hüfte
- Hinken
- Eingeschränkte Beweglichkeit im Hüftgelenk

Die drei Erkrankungen sind:

1. **Vorübergehende Synovitis**. Diese Erkrankung ist die häufigste. Es handelt sich um die drei genannten Symptome ohne andere Infektionszeichen. Die Hüfte erholt sich innerhalb von 3-6 Wochen. Die Diagnose wird gestellt nach Ausschluss anderer möglicher Syndrome.

   Behandlung: Man untersucht den Patienten auf andere Zeichen des Ungleichgewichts im Gallenblasenmeridian und behandelt diese. Gb 30 *huantiao* und Gb 34 *yanglingquan* sind die Hauptpunkte.

2. **Perthes Erkrankung**. Hier handelt es sich um eine aseptische Hüftkopfnekrose. Man findet sie häufiger bei Jungen als bei Mädchen, meist im Alter von fünf bis zehn Jahren. Die Diagnose wird mit dem Röntgenbild gestellt. Als Akupunkteur wird man meistens nicht gefordert, die Erkrankung im Akutstadium zu behandeln, aber oft bekommt man Patienten, die sie in der Vergangenheit hatten.

3. **Tuberkulose** und **septische Arthritis**. Dies ist eine akute Infektion der Hüfte und damit ein schwerwiegendes medizinisches Problem. Am besten behandelt man hier mit Antibiotika, wenn möglich.

Auch die ankylosierende Spondylitis (M. Bechterew) und die rheumatoide Arthritis können die Hüfte befallen.

Das Knie

Das Knie ist das größte Gelenk des Körpers. Es bildet die Verbindung zwischen dem Femurknochen und der Tibia, zwischen Oberschenkel und Unterschenkel. Das Knie ist im Wesentlichen ein Scharniergelenk, das Beugung und Streckung erlaubt. In Beugestellung ermöglicht das Gelenk auch eine geringe Rotation.

Das Knie benötigt große Kraft, um das Körpergewicht bei vielen unterschiedlichen Haltungen zu tragen. Da es in der Mitte zwischen zwei langen Hebelarmen liegt, der Tibia und dem Femur, wird es bei Bewegungen großen Kräften ausgesetzt. Das Gelenk muss auch sehr flexibel sein, damit der Fuß sich zum Untergrund hin immer optimal orientieren kann. Das Kniegelenk ist sehr gut adaptiert, um diesen unterschiedlichen Bedürfnissen gerecht zu werden, weil es große Kondylen besitzt, die die Gelenkflächen maximal vergrößern, kräftige unterstützende Bänder, eine starke Muskulatur und große Beweglichkeit.

Für eine richtige Diagnose ist ein gutes Verständnis für die Struktur des Knies erforderlich. Deshalb gebe ich eine kurze Übersicht über die wichtigsten Strukturen.

Die Gelenkkapsel muss groß genug sein, um ein volles Ausmaß der Bewegungen zu ermöglichen. Die Zeichnung auf der nächsten Seite zeigt die ungefähre Weite der Kapsel.

Besonderheiten:

- Die Kapsel ist mit der Patella verbunden.
- Die Kreuzbänder liegen außerhalb der Gelenkkapsel. Sie sind jedoch so eng damit verbunden, dass man sie als äußere Verdickung der Gelenkkapsel betrachten kann.
- Die Gelenkkapsel bildet eine suprapatellare Tasche. Diese verschwindet weitgehend bei vollständiger Beugung des Knies, wenn nämlich die volle Ausdehnung der Kapsel nach vorne erforderlich wird. Kommt es zu einer Schwellung innerhalb der Kapsel, dann sammelt sich der größte Anteil der überschüssigen Flüssigkeit in dieser Tasche.

Die medialen und lateralen Gelenkflächen werden durch kräftige **Seitenbänder** gestützt. Das mediale Seitenband erstreckt sich vom medialen Epikondylus des Femur bis zum medialen Epikondylus der Tibia. Einige Fasern dieses Bandes inserieren am medialen Meniskus. Das laterale Seitenband läuft vom lateralen Epikondylus des Femur bis zum Fibulaköpfchen. Es ist nicht mit dem lateralen Meniskus verbunden.

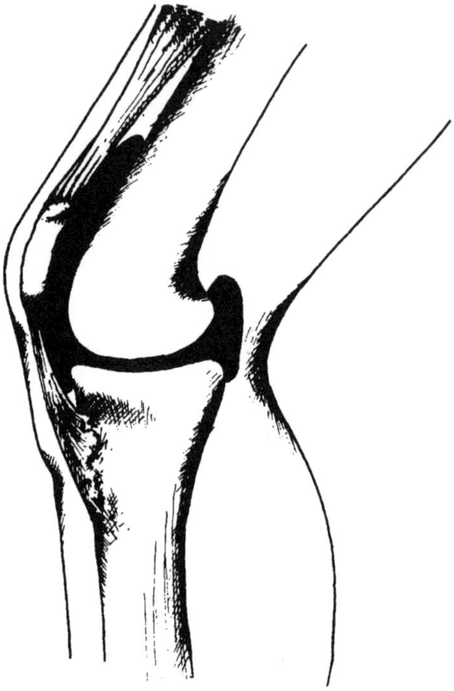

Abb. 92 Gelenkkapsel des Kniegelenks

Die Kreuzbänder: Das vordere Kreuzband entspringt an der vorderen Interkondylargrube der Tibia und läuft entlang dem Rand des medialen Kondylus schräg nach oben hinten und lateral bis zum Ansatz an der Innenseite des lateralen Kondylus des Femur. Das hintere Kreuzband entspringt am hinteren Teil der Interkondylargrube und läuft schräg nach oben, vorne und medial. Beide Kreuzbänder gemeinsam beschränken die Bewegungen nach vorne und hinten und beteiligen sich daran, die Kondylen bei Scharnierbewegungen des Knies zusammenzuhalten.

Die Kondylen von Tibia und Femur passen nicht sehr genau aufeinander, die **Menisci** erfüllen hier die Aufgabe, die Passform der Gelenkflächen zu verbessern und einen besseren Halt zu geben. Die Menisci sind bemerkenswerterweise mit der inneren Oberfläche der Gelenkkapsel verbunden, auch mit der Tibia über verschiedene Bänder und mit der Patella. Der Innenmeniskus ist außerdem mit dem medialen Seitenband verbunden und mit einigen Fasern der Sehne des M. semimembranosus. Der Außenmeniskus wird vom lateralen Seitenband durch die Sehne des M. popliteus getrennt. Mit der Sehne dieses Muskels steht er in Verbindung. Der Außenmeniskus ist beweglicher als der Innenmeniskus.

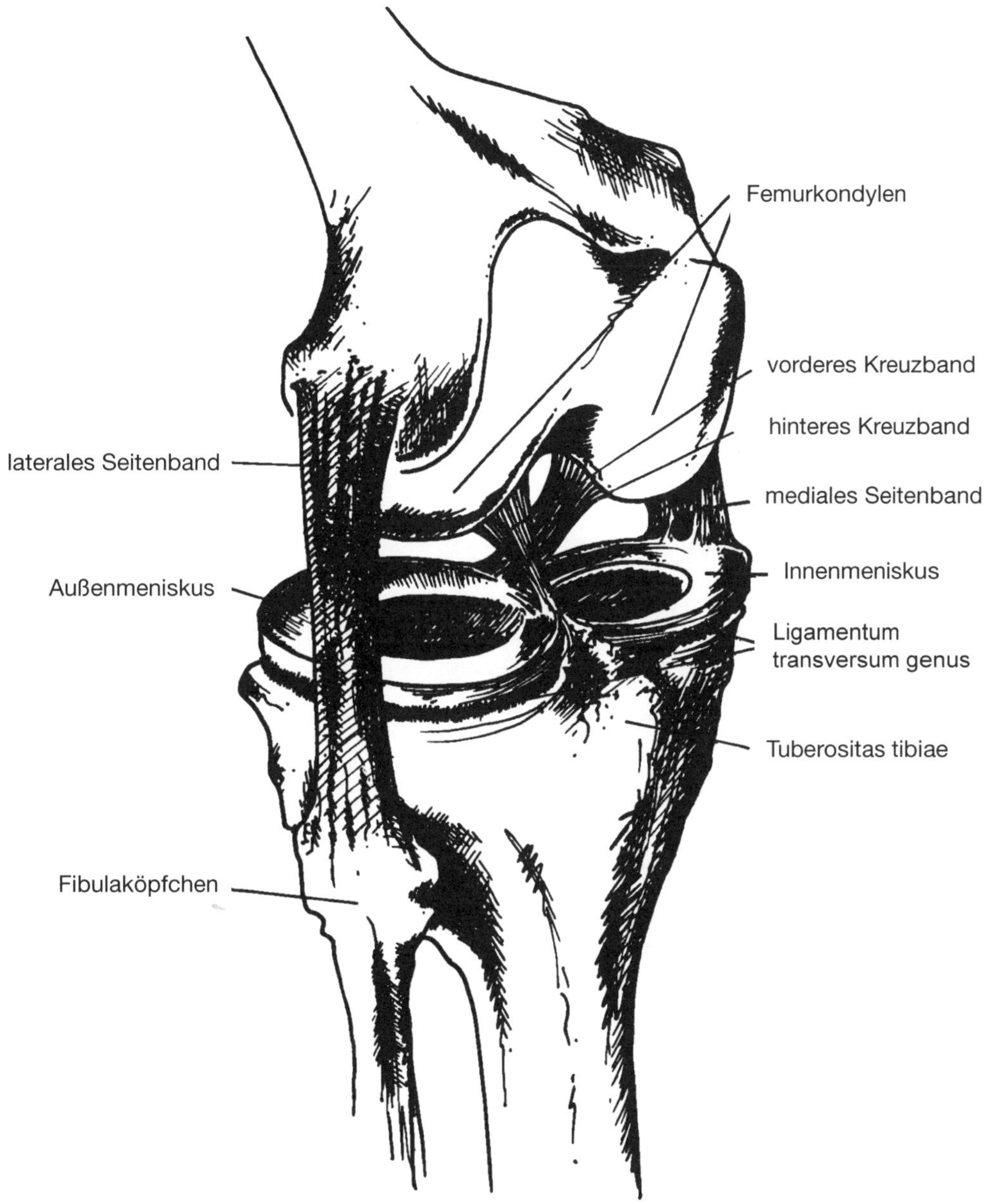

Abb. 93 Das Kniegelenk und seine Bänder (Gelenk auseinander gezogen)

Knie

Aus der Sicht der TCM

In der klassischen Sicht wird das Knie durch das Element Wasser beherrscht. Es kann durch Erkrankungen der Organe und Leitbahnen von Niere und Blase angegriffen werden und reagiert empfindlich auf Kälteeinwirkung. Eine Schwäche der Knie ist ein Symptom, das auf einen Nieren-*qi*-Mangel hinweist. Manchmal findet man auch Schmerzen und ein Gefühl von Kälte bei Nieren-*yang*-Mangel.

Sind Schwäche und Schmerzen beidseitig (manchmal auch die Kältegefühle) und begleitet von anderen Zeichen und Symptomen des Mangels an *yang* oder *qi* in der Niere, dann kann man die Erkrankung als systemische behandeln und muss die Knie nicht besonders beachten.

Wenn eine akute Erkrankung sich in eine chronische verwandelt, können die Symptome eine oder mehrere pathogene Energien widerspiegeln (Wind, Kälte oder Nässe) und man kann ein *bi*-Syndrom diagnostizieren.

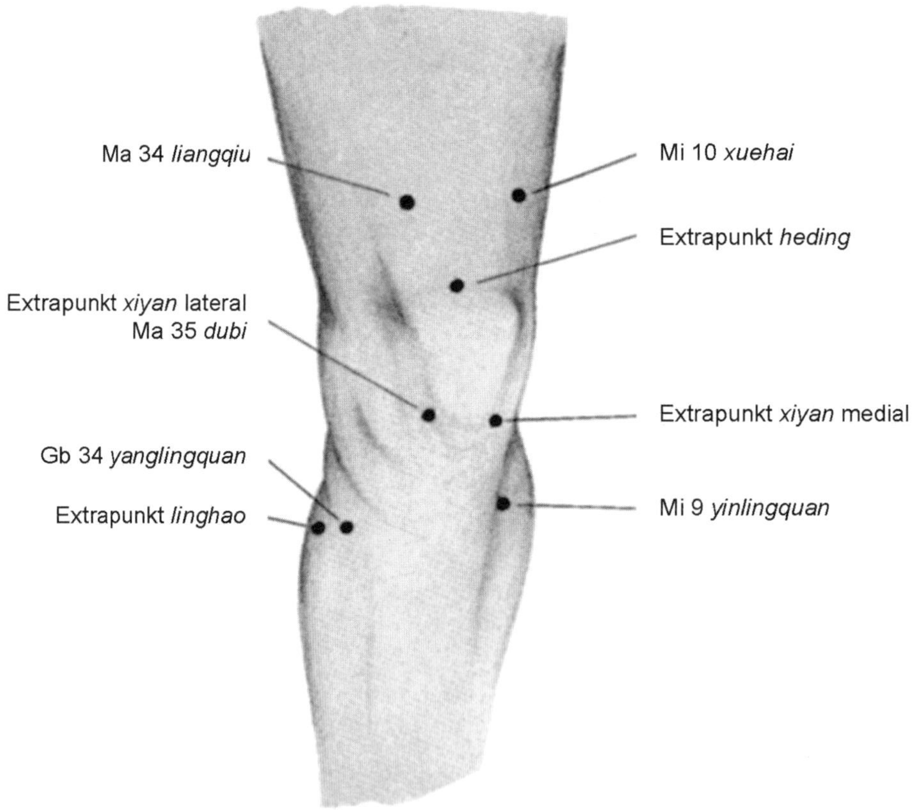

Abb. 94 Punkte auf der Vorderseite des Knies

Oft haben die Beschwerden der Knie hauptsächlich lokale und äußerliche Ursachen und können symptomatisch entsprechend behandelt werden. Dazu kann sowohl jede der wichtigsten Leitbahnen und jeder Punkt benutzt werden als auch die möglichen *ah shi*-Punkte und Extrapunkte.

Punkte, die auf das Knie einwirken

Lokale Punkte

Alle Leitbahnen des Beins laufen über das Knie und haben Punkte, die als lokale Punkte benutzt werden können.

Mi 9 *yinlingquan* und Mi 10 *xuehai*

Le 7 *xiguan* und Le 8 *ququan*

Ni 10 *yingu*

Bl 39 *weiyang* und Bl 40 *weizhong*

Gb 33 *xiyangguan* und Gb 34 *yanglingquan*

Ma 34 *liangqiu*, Ma 35 *dubi* und Ma 36 *zusanli*

Außerdem gibt es noch einige andere nützliche Extrapunkte:

xiyan medial und lateral:	ein Punktepaar in zwei Gruben medial und lateral des Ligamentum patellae. Man lokalisiert ihn bei gebeugtem Knie. Der laterale Punkt *xiyan* ist identisch mit Ma 35 *dubi*.
heding:	In der Mitte der Oberkante der Patella
xixia:	In der Mitte der Unterkante der Patella
linghou:	Auf der Höhe des Punktes Gb 34 hinter der Fibula

Fernpunkte

Di 15 *jianyu*	für das gegenseitige Knie
Di 11 *quchi*	für das gegenseitige Knie
Ma 40 *fenglong*	wenn Nässe vorhanden ist
Mi 5 *shangqiu*	wenn Nässe vorhanden ist
Bl 11 *dashu*	Einflussreicher Punkt der Knochen
Gb 40 *qiuxu*	

Untersuchung des Knies

Der Patient sitzt dem Untersucher mit gebeugten Knien gegenüber

Betrachten Asymmetrien, Schwellungen

Betasten mit sanftem Druck

Bewegen Beugung, Streckung, Innenrotation, Außenrotation
Untersucht werden die passive Beweglichkeit und die Bewegung gegen gehaltenen Widerstand.

Betasten mit kräftiger Palpation
Anfangs liegen die Finger hinter dem Knie und man untersucht mit den Daumen an jeder Seite des Ligamentum patellae. Das Knie sollte ca. 30° gebeugt sein.

<u>Vorderseite:</u>
Patella
Das Ligamentum patellae, der Ansatz an der Patella und die Tuberkel der Tibia
Die Bursa suprapatellaris und die Bursa praepatellaris

<u>Medialseite:</u>
Palpation des Gelenkspaltes vom Ligamentum patellae ausgehend, soweit man hinter das Seitenband kommt. Dabei untersucht man auf Druckempfindlichkeiten, Verdickungen des Seitenbandes und Osteophyten. Man untersucht die Verbindung des Meniskus mit der Tibia.
Abtasten des medialen Seitenbandes von der Femurkondyle bis zur Tibia
M. sartorius, M. gracilis, M. semimembranosus, M. semitendinosus mit seiner Sehne
Die Bursa am pes anserinus

<u>Lateralseite:</u>
Man palpiert den Gelenkspalt von der Patellarsehne ausgehend soweit möglich hinter das Seitenband, ähnlich wie bei der Medialseite beschrieben. Das laterale Seitenband wird von der Femurepikondyle bis zum Fibulaköpfchen abgetastet.
Die Bizepssehne und der Tractus iliotibialis.

Rückseite des Knies:

Die hintere Grube des Knies

Der Nervus tibialis posterior, der die oberflächlichste Struktur in der Kniegrube darstellt

Die Venen und Arterien in der Poplitealgrube

Die Ursprünge des M. gastrocnemius

Der Patient liegt auf dem Rücken mit dem Gesicht nach oben

Untersuchung der Seitenbänder:

a) Um das mediale Seitenband zu untersuchen, fixiert man das Knie mit einer Hand an der Außenseite des Knies und versucht mit der anderen Hand, das Bein zu abduzieren. Dabei wird das mediale Seitenband gestreckt und falls es verletzt ist, wird es schmerzen.

b) Um das laterale Seitenband zu untersuchen, legt man die Hand auf die mediale Seite und adduziert mit der anderen das Bein.

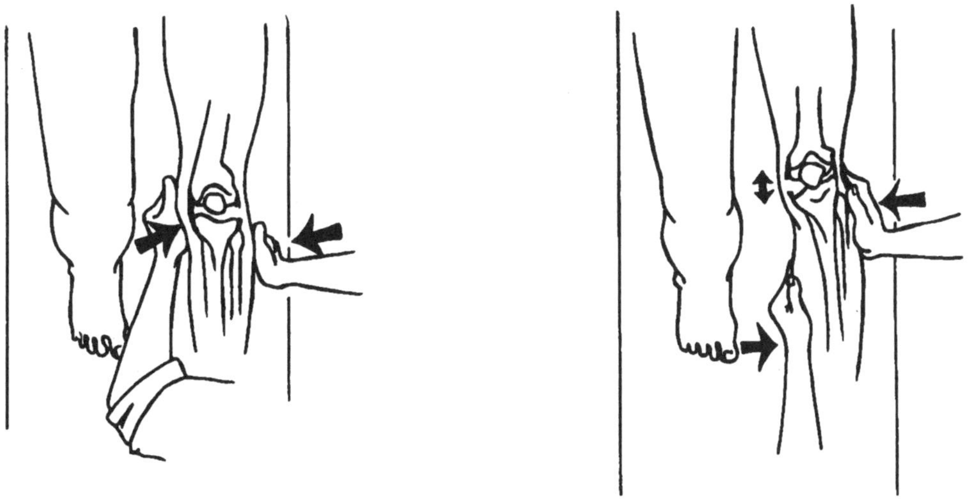

Abb. 95 Untersuchung der Seitenbänder

Untersuchung der Kreuzbänder:

Um die Kreuzbänder zu untersuchen, muss das Knie um 90° gebeugt werden. Man greift das Bein mit beiden Händen unterhalb vom Knie und zieht es nach vorne. Bewegt sich der Unterschenkel zwei Zentimeter oder mehr nach vorne unter Angabe von Schmerzen, ist das ein Hinweis auf einen Schaden des vorderen Kreuzbandes. Drückt man das Bein nach hinten, dann testet man das hintere Kreuzband.

Der Patient liegt auf dem Bauch mit dem Gesicht nach unten

Untersuchung auf Verletzungen der Menisci:

Das betreffende Knie wird 90° gebeugt. Der Fuß wird rotiert, dabei wird das Bein nach unten gedrückt. Wird hierdurch der vorher angegebene Schmerz reproduziert, dann ist das ein Hinweis auf einen Meniskusschaden.

Wird der Schmerz durch eine einfache Drehung des Beins ohne Druck nach unten ausgelöst, dann handelt es sich bei der Verletzung wahrscheinlich um eine Zerrung eines der quer verlaufenden Ligamenta, die die Menisci auf dem Plateau der Tibia befestigen.

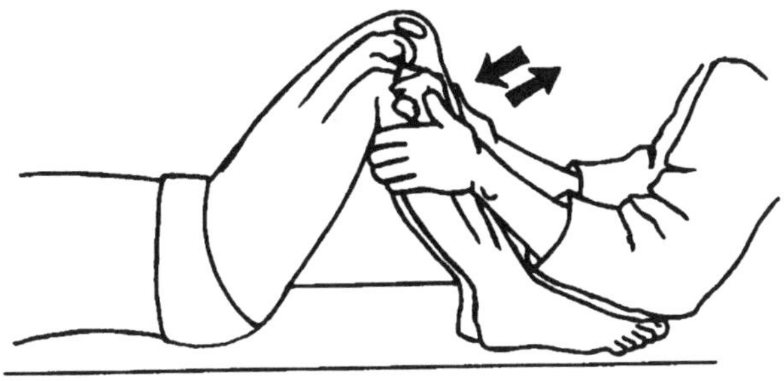

Untersuchung der Kreuzbänder

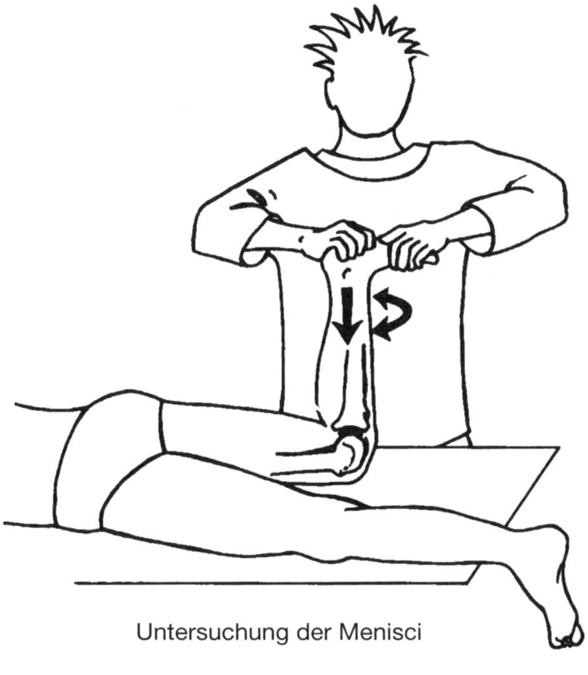

Untersuchung der Menisci

Abb. 96 Untersuchung von Kreuzbändern und Menisci

Erkrankungen des Knies

Das Knie ist ein großes Gelenk und gut zugänglich. Mit etwas Einfühlungsvermögen kann man bei allen seinen Erkrankungen die betroffenen Gewebe identifizieren.

Das Knie ist an seine Aufgaben gut angepasst, sehr flexibel und kräftig, deshalb kann eine Verletzung nur hervorgerufen werden, wenn eine große Kraft in ungünstiger Richtung ausgeübt wird. Überlastung oder eine frühere Verletzung tragen ihren Teil zu degenerativen Veränderungen des Knies bei.

Myofasziale Triggerpunkte

Triggerpunkte in verschiedenen Muskeln können ins Knie ausstrahlende Schmerzen hervorrufen. Diese Muskeln müssen immer mit untersucht werden und jeder Triggerpunkt, den man darin findet, muss mit behandelt werden, wenn Schmerzen in der Referenzzone auftreten. Folgende Muskeln sind hier wichtig:

Der M. vastus lateralis hat Triggerpunkte, die Schmerzen in das Knie und in den seitlichen Oberschenkel fortleiten (s. Abb. 90). Der M. adductor longus hat Triggerpunkte, die Schmerzen oberhalb des Knies hervorrufen (s. Abb. 89). Diese beiden Muskeln werden im Kapitel über den Oberschenkel dargestellt.

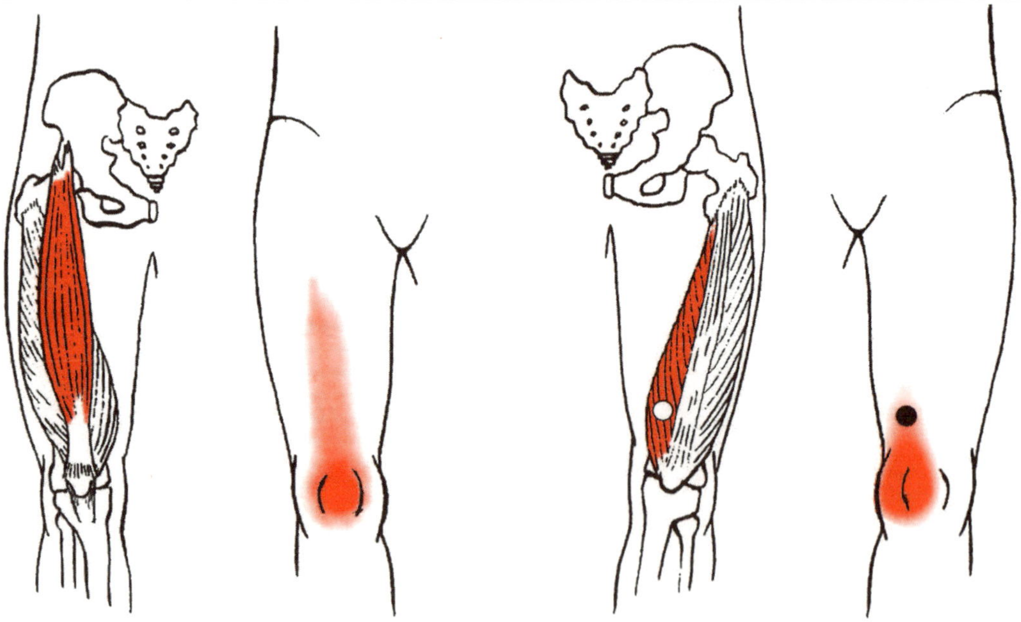

Abb. 97 Muskeln des vorderen Knies und ihre Triggerpunkte

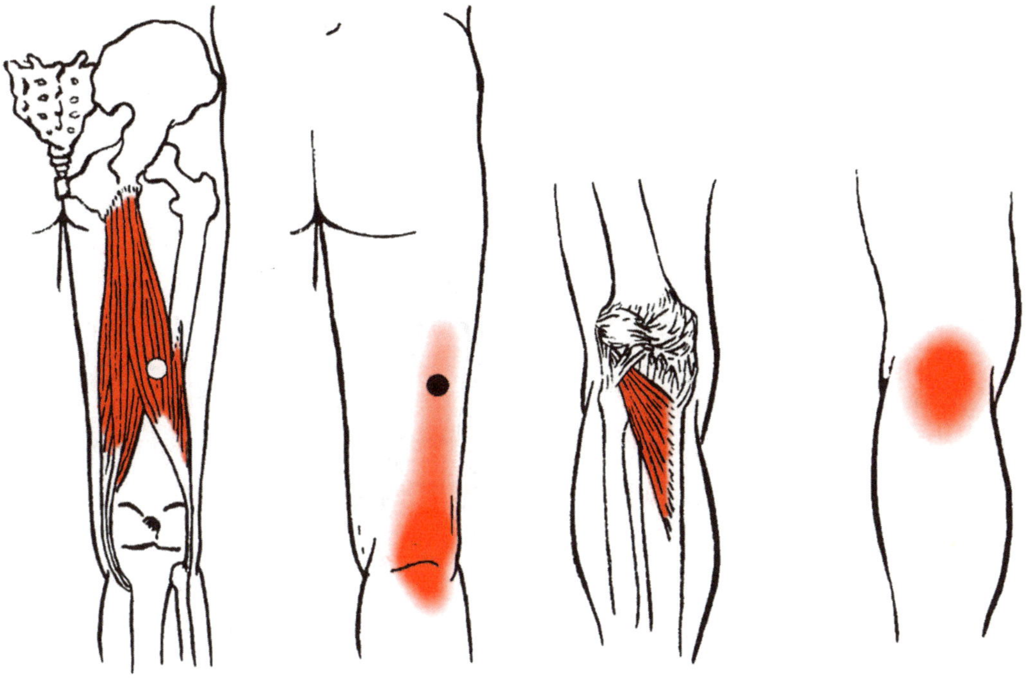

M. bizeps femoris M. popliteus

Abb. 98 Muskeln an der Rückseite des Knies und ihre Triggerpunkte

Akute Verletzungen

Die Mehrzahl aller akuten Verletzungen passiert beim Sport. Dort wird sehr viel mehr Belastung auf das Knie ausgeübt als den Anforderungen des täglichen Lebens entspricht. Es gibt fast immer ein Trauma in der Anamnese.

Schwellungen

Bei Erkrankungen des Knies kommt es meistens zu Schwellungen, besonders in der Akutphase. Diese Schwellungen spielen sich meistens innerhalb der Kapsel ab, jedoch kann es bei schweren Schäden der Weichteile auch außerhalb der Kapsel zu Schwellungen kommen. Meistens liegt die Ursache der Schwellung in einer vermehrten Produktion von Synovialflüssigkeit durch die betroffene Synovialmembran, z. B.:

Verletzung	Folge	Weitere Folge	Ergebnis
Gelenktrauma —	Überdehnung oder Einreißen der Synovia ↘		
Infektion —	Entzündliche Antwort der Synovia →	Mehr Gelenkflüssigkeit —	Schwellung
Rheumatoide Arthritis —	Veränderung der Synovialhaut ↗		

Die Schwellung zeigt sich mehrere Stunden bis einen Tag nach dem Unfall. Die überschüssige Flüssigkeit im Gelenk sammelt sich im Wesentlichen in der suprapatellaren Falte. Sie fühlt sich im akuten Stadium wie eine flüssigkeitsgefüllte Tasche an, im chronischen Stadium etwas härter, eher holzig.

Eine andere, weniger häufige Ursache für Schwellungen im Knie sind Blutungen ins Knie auf Grund verletzter Blutgefäße. Zu diesen Schwellungen kommt es sehr rasch, innerhalb von Minuten eher als innerhalb von Stunden. Das Gelenk fühlt sich warm an und ist sehr schmerzempfindlich. Jede Bewegung ist extrem schmerzhaft. Bei einem solchen Befund sollte immer ein Röntgenbild angefertigt werden.

Verletzungen der Bänder

Die Bänder im Knie können zerreißen, meistens reißen sie jedoch nur teilweise. Das geschieht meistens durch ein Trauma, das auf ein gebeugtes und belastetes Knie trifft. Solche Verletzungen erzeugen heftige Schmerzen, die besonders stark bei Bewegungen sind, insbesondere am Ende der passiven Beweglichkeit. An der Verletzungsstelle ist das Gewebe druckschmerzhaft und meistens kommt auch zu einer Schwellung.

Die **Seitenbänder** werden am häufigsten gezerrt. Dabei wird das laterale Seitenband im Allgemeinen in der Nähe der Fibula verletzt und das mediale Seitenband eher in der Nähe des Femur. Verletzungen dieser Bänder werden in verschiedene Grade eingeteilt:

Grad 1: milde Zerrung mit Druckschmerz, etwas Bewegungsschmerz und ohne Schwellung. Keine vermehrte Aufklappbarkeit des Gelenks.

Grad 2: mittelstarke Zerrung mit stärkerem Bewegungsschmerz und Druckschmerz, Schwellung und leicht vermehrte Aufklappbarkeit des Gelenks.

Grad 3: Ausgeprägte Faserzerreißung mit starker Schwellung, Bewegungsschmerz und Druckschmerz, ausgeprägte Aufklappbarkeit des Gelenks.

Um das Ausmaß der Zerrung zu untersuchen, muss man die Aufklappbarkeit des Gelenks testen und die Seitenränder untersuchen (s. Abb. 293).

Das **vordere Kreuzband** kann als Folge einer Meniskusverletzung ebenfalls reißen. Der Patient bemerkt dabei einen deutlichen Riss im Knie während des Ablaufs der Verletzung. Es kommt zu Schmerzen, Schwellungen, häufig zur Blutung ins Knie und zur Instabilität. Die akute schwere Ruptur erfordert eine chirurgische Behandlung mit Naht des Kreuzbandes. In leichten Fällen oder bei chronischen Fällen kann man mit Akupunktur Hilfe leisten. Das Kreuzband kann auch erschlaffen infolge von schweren Verletzungen des Knies. In diesen Fällen kann man mit Massagen gut helfen und ebenso mit den vorgeschlagenen Akupunkturpunkten.

Das **hintere Kreuzband** ist selten von Verletzungen betroffen.

Wenn ein Band mehrmals gezerrt wurde oder wenn eine leichte Zerreißung schlecht verheilt ist und sich sehr viel Narbengewebe gebildet hat, kann das Problem chronisch werden und die Grundlage für die Entstehung eines *bi*-Syndroms bilden.

Behandlung:

- Die lokale Stagnation beseitigen und die lokale Zirkulation verbessern; siehe auch im Kapitel über Zerrungen, S. 101 ff.
- **RICE** (Ruhe, Eispackungen, Kompression und erhöhte Lagerung) innerhalb der ersten 48 Stunden nach Verletzung. Beginnt man später mit der Behandlung, sollte man warme Packungen anwenden, aber auch dann ist eine Kompressionsbandage sinnvoll, falls noch eine Schwellung vorhanden ist. Teilweise Belastung des Kniegelenks, soweit es die Schmerzen zulassen.

- **Akupunktur**
  - *Ah shi*-Punkte: Bei sehr akuter Verletzung benutzt man keine *ah shi*-Punkte auf der verletzten Seite, eher auf der Gegenseite. Bei Verletzung der Seitenbänder akupunktiert man quer zur Faserrichtung oberhalb und unterhalb der verletzten Stelle. Wenn die Zerrung schon chronisch ist (mehr als einen Monat nach der Verletzung), kann man direkt in die Verletzungsstelle hinein akupunktieren.

- Lokale Punkte

Für das laterale Seitenband	Gb 33 *xiyangguan*, Gb 34 *yanglingquan*, Gb 40 *qiuxu*
Für das mediale Seitenband	Mi 9 *yinlingquan*, Mi 10 *xuehai*, Mi 8 *diji*, Gb 34 *yanglingquan*
Für das vordere Kreuzband	Bl 40 *weizhong*, Extrapunkte *xiyan*

- Ohrpunkte

- **Moxibustion** bei Verletzungen, die älter als eine Woche sind
- **Massage** und Mobilisierung nach einigen Tagen. Je chronischer die Verletzung, desto kräftiger kann die Massage sein.
- **Einreibungen**

Meniskusverletzungen

Sportverletzungen sind verantwortlich für die meisten akuten Meniskusverletzungen, die oft infolge von Drehbewegungen eines gebeugten und belasteten Kniegelenks entstehen. Auch sehr langes Verharren in hockender Stellung kann die Ursache sein. Am häufigsten ist der mediale Meniskus betroffen, da er fester mit der Gelenkkapsel und den Seitenbändern verbunden und damit weniger mobil ist als der laterale Meniskus. Meistens zerfasert er längs und bildet eine henkelförmige Zerreißung.

Zeichen und Symptome:

- Auf der betroffenen Seite Druckschmerz und Bewegungsschmerz entlang der Linie des Gelenkspaltes
- Verschlimmerung der Schmerzen bei Streckung
- Schwellung im Allgemeinen 12 bis 24 Stunden lang
- Manchmal hört man bei Bewegung ein klickendes Geräusch innerhalb des Gelenks
- Bewegungsblockade und wieder Freigabe der Bewegung besonders dann, wenn ein Fragment des Meniskus abgesprengt wurde
- Positive Zeichen auf Meniskusverletzung aufgrund der Untersuchung

Behandlung:

Eine geringe Zerreißung des Meniskus kann sich beruhigen und fibrös heilen, wenn man sorgfältig damit umgeht. Akupunktur ist eine geeignete Behandlung in der Heilungsphase. Wenn die Verletzung schwerwiegend ist, sollte man eine orthopädische

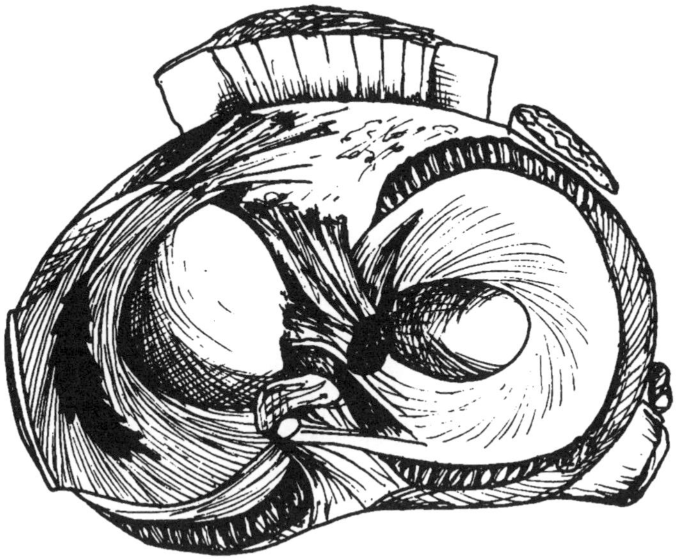

henkelförmiger Riß

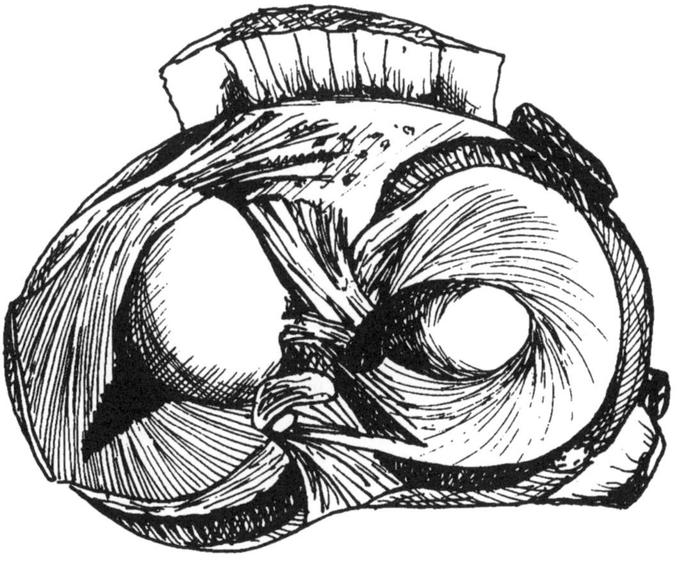

radialer Einriß

Abb. 99 Zwei verschiedene Meniskusverletzungen

Behandlung einleiten. Man beurteilt den Schweregrad nach dem Grad der Schwellung und der Schmerzen. Auch wenn nach drei Wochen keine Besserung eintritt, sollte man einen Orthopäden zuziehen.

- **RICE** (Ruhe, Kälte, Kompression und erhöhte Lagerung) innerhalb der ersten 48 Stunden nach Verletzung. Die Ruhe ist dabei der wichtigste Faktor.

- **Akupunktur**

  Bei starken Schwellungen soll man die Knieaugen (Extrapunkt *xiyan*) nicht akupunktieren

  - Verletzung des medialen Meniskus
    - Lokale Punkte: Extrapunkt *xiyan* medial, Mi 9 *yinlingquan*, Mi 10 *xuehai*, Bl 40 *weizhong*
    - Fernpunkte: Mi 8 *diji*
  - Verletzung des lateralen Meniskus
    - Lokale Punkte: Extrapunkt *xiyan* lateral, Ma 34 *liangqiu*, Ma 36 *zusanli*, Bl 39 *weiyang*
    - Fernpunkte: Gb 34 *yanglingquan*
    - Ohrpunkte

- Vorsichtige **Übungsbehandlung**, um die Kraft und Beweglichkeit zu erhalten

Überlastungssyndrome der Knieregion

Solche Überlastungssyndrome werden durch wiederholte kleine Traumata hervorgerufen, die auf die Weichteilgewebe um das Knie herum einwirken. Das können Friktionen, ständiger Zug oder die Auswirkung wiederholter rhythmischer Bewegungen sein. Sportler und Tänzer sind besonders betroffen, aber auch eine intensive Wiederholung von ungewohnten Bewegungen kann ausreichen, eine derartige Episode hervorzurufen, wie zum Beispiel eine lange Autofahrt in einem ungewohnten Auto.

Neben der Überlastung ist häufig eine fehlerhafte Biomechanik beteiligt, durch die auf die betroffenen Gewebe eine übermäßige Belastung ausgeübt wurde.

Zeichen und Symptome:

- Schmerzen und Druckempfindlichkeit an der Stelle der Irritation, die sich bei Belastung verschlimmern

Behandlung:

- Lokale Stagnation zerstreuen und für die Zukunft verhüten, indem Mangelsituationen korrigiert werden
- Änderungen des Trainingsablaufs und der Übungen, um Fehler in biomechanischen Abläufen zu korrigieren
- Akupunktur lokale Akupunktur hilft in den meisten Fällen gut. Man benutzt entweder lokale oder *ah shi*-Punkte in den betroffenen Geweben auf beiden Seiten. Die Wirkung kann durch hochfrequente Elektrostimulation noch verstärkt werden.

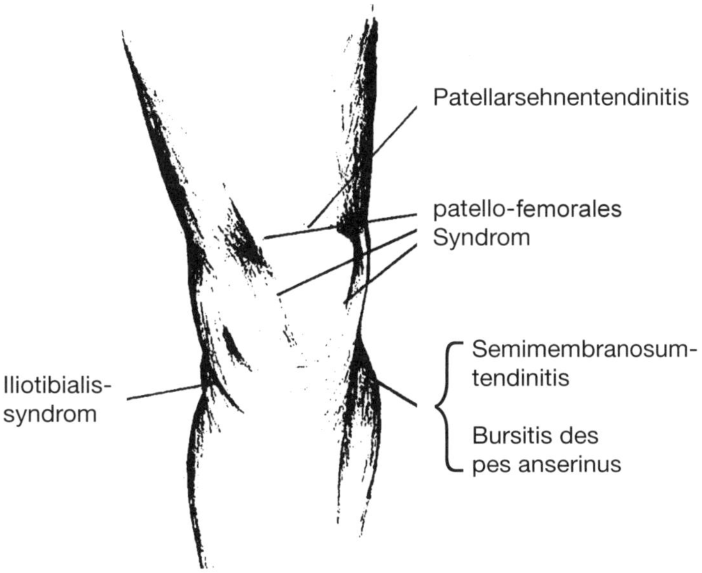

Abb. 100 Lokalisation der Überlastungssyndrome um das Knie herum

Die häufigsten Überlastungssyndrome am Knie sind die folgenden:

1. **Patello-femorales Syndrom.** Dieses Syndrom ist die häufigste Quelle von Schmerzen hinter und in der Gegend der Patella. Die Schmerzen sind am schlimmsten beim Treppenaufsteigen oder -absteigen, beim Laufen bergauf oder bergab oder in der tiefen Hocke. Das Syndrom ist das Ergebnis von vermehrter Friktion zwischen

Patella und Femur infolge schlechter Führung der Patella in der Trochleargrube des Femurknochens. Die üblichen Ursachen dafür sind ein schwacher M. vastus medialis (am häufigsten), Verformungen der Patella, Verbiegungen der Beinachse, Torquierung der Tibia oder Verspannungen des M. biceps femoris oder des Tractus tibialis.

Behandlung: Bei einer Schwäche des M. vastus medialis muss man diesen beüben, insbesondere die letzten Phasen der Knieextension. Der Muskel sollte auch auf Triggerpunkte in der Nähe von Mi 10 hin untersucht werden.

2. **Tendinitis der Patellarsehne.** Hier handelt es sich um eine Entzündung des Ansatzes der Patellarsehne an der Patella. Springer sind sehr anfällig für diese Erkrankung. Die Symptome sind dem patello-femoralen Syndrom sehr ähnlich, aber der Druckschmerz findet sich mehr über der Sehne. Die Überlastung scheint hier wesentlicher zu sein als eine fehlerhafte Biomechanik.

   Behandlung: Akupunktur mit lokalen Punkten und Extrapunkt *xixia* oder *ah shi*-Punkte.
   Gb 34 *yanglingquan*

3. **Syndrom des Tractus iliotibialis.** Entzündliche Reizung der letzten drei Zentimeter des Tractus iliotibialis an der Seite des Knies, die durch vermehrte Friktionen zwischen dem Tractus und der lateralen Epikondyle des Femurs entsteht. Läufer sind besonders anfällig für diese Erkrankung.

   Behandlung: Akupunktur mit lokalen Punkten und Gb 34 *yanglingquan*, außerdem Bearbeitung der Weichteile des Tractus iliotibialis und aller angespannten Muskeln der Hüfte und des Oberschenkels.

4. **Tendinitis der Sehnen des M. biceps femoris.** Diese Reizung spielt sich am Ansatz der Sehnen auf der Rückseite des Knies ab.

5. **Bursitis des Pes anserinus.** Dies ist eine Bursa, die unter den Sehnen der medialen Bizepssehne, des M. sartorius und des M. gracilis liegt.

   Behandlung: Mi 8 und Mi 9 als lokale Punkte, außerdem müssen die Muskeln auf Triggerpunkte hin untersucht werden.

6. **Tendinitis des M. gastrocnemius.** Diese entzündliche Reizung betrifft die Ursprünge des M. gastrocnemius an der Hinterseite des Knies.

Osgood-Schlatter'sche Erkrankung

Bei dieser Erkrankung handelt es sich um den Ausriss am Ansatz der Patellarsehne an der Tibia aufgrund einer avaskulären Nekrose der Tuberositas tibiae. Man findet sie bei Heranwachsenden. Meistens ist Überlastung ein Entstehungsfaktor.

Behandlung:

- **Akupunktur** *ah shi*-Punkte auf beiden Seiten der Tuberositas tibiae. Die Nadeln sollten ganz in die Nähe des Tibiarandes gleiten. Wenn der Patient nicht allzu großen Blutmangel hat, kann man Elektrostimulation anwenden. Unterstützung mit Zink und Vitamin A als Supplement Blutmangelzustände können über den *chong mai* unterstützend behandelt werden

Bursitis

Eine oberflächlich gelegene Bursa kann sich durch wiederholtes Trauma entzünden, das passiert leicht bei häufigem Knien. Dabei ist die Bursa suprapatellaris häufig betroffen (Fliesenlegerknie).

Man behandelt hier wie bei allen anderen Überlastungssyndromen.

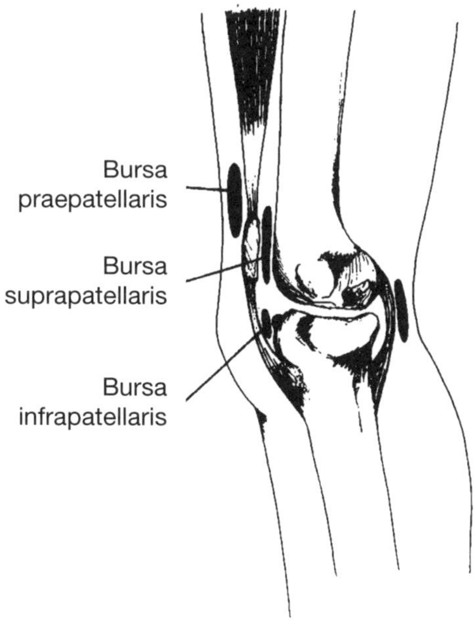

Abb. 101 Die Bursae des Knies

Degenerative Erkrankungen

Chronische Meniskusschäden

Degenerative Veränderungen im mittleren Lebensalter können horizontale knopflochförmige Einrisse in einem Meniskus verursachen, die zu Druckschmerzen im Bereich des Gelenkspaltes und zu Schmerzen beim Gehen führen. Manchmal hört man ein klickendes Geräusch bei Bewegungen des belasteten Knies. Das weist darauf hin, dass die Kondyle des Femur über das zerrissene Ende des Meniskus rutscht.

Nach meiner Erfahrungen sind therapeutische Ergebnisse fragwürdig, wenn ein größerer Einriss vorliegt.

Behandlung:

- **Massagen**, tief und stimulierend um die Gelenkbereiche herum
- **Moxibustion**, indirekt, im Bereich des Gelenkspaltes
- **Akupunktur**
    - *Ah shi*-Punkte — sehr schräg entlang dem Gelenkspalt akupunktiert, nicht in das Gelenk hinein
    - Lokale Punkte — die Knieaugen (Extrapunkt *xiyan*) mit der warmen Nadel
    - Fernpunkt — Gb 34 *yanglingquan*

Osteoarthritis (Arthrose)

Arthrose ist meistens die Folge vorausgegangener Traumata oder Erkrankungen.

Zeichen und Symptome:

- Schmerzen beim Gehen und nach langer Aktivität
- Steifheit nach Ruhephasen
- Schwellung
- Vermindertes Bewegungsausmaß, besonders bei Beugung
- Verschlimmerung der Symptomatik bei Kälteeinwirkung
- Häufig Umfangsverlust des M. quadricep

Beschreibung nach der TCM:

- *Bi*-Komplex (meistens Kälte und/oder Nässe)
- Falls keine alte Verletzung oder eine Krankheit vorliegt, handelt es sich meistens um einen Mangelzustand im Element Niere

Behandlung:

- **Massage**

- **Akupunktur**

• *Ah shi*-Punkte	besonders die sehr schmerzempfindlichen Punkte im Bereich des Gelenkspaltes, meistens mehr im medialen Bereich. Man führt die Nadeln hier schräg ein.
• Lokale Punkte	die Knieaugen (Extrapunkte *xiyan*), Extrapunkt *heding*, Bl 39 *weiyang*, Punktieren einer gestauten Vene am Punkt Bl 40 *weizhong*, falls man eine findet
• Intermediäre Punkte	Mi 10 *xuehai*, Ma 36 *zusanli*, Gb 34 *yanglingquan*
• Fernpunkte	Ni 3 *taixi*, Di 11 *quchi*

- **Kräuterrezepturen** zur Behandlung von Kälte-*bi* oder Nässe-*bi*. Dabei sollte man vor Verschreibung sich nochmals vergewissern, dass keine Hitzezeichen vorliegen.

Unterschenkel, Sprunggelenk und Fuß

Die beiden Knochen des Unterschenkels, Tibia und Fibula, sind untereinander fest verbunden. Über fast die ganze Länge verbindet sie ein kräftiges Band, proximal das synoviale Tibiofibulargelenk, distal ein fibröses Gelenk. Zwischen den beiden Knochen ist ein wenig Bewegung möglich, damit passen sie sich etwas an die Bewegungen des Sprunggelenks an. Die langen Muskeln, die das Sprunggelenk, den Fuß und die Zehen bewegen, haben ihren Ursprung und ihre Muskelbäuche am Unterschenkel.

Das Sprunggelenk ist ein Scharniergelenk, das dem Fuß die Dorsalflexion und Plantarflexion ermöglicht. Der Talus ist eingekeilt zwischen Tibia und Fibula und artikuliert mit beiden. Diese Anordnung gibt dem Sprunggelenk Stabilität und Kraft.

Das Gelenk zwischen Talus und Calcaneus nennt man das subtalare Gelenk. Hier finden die Bewegungen der Supination und Pronation des Fußes statt.

Die Füße tragen das Gewicht des Körpers und ermöglichen uns den Kontakt mit dem Boden. Sie müssen sehr kräftig sein, um uns einerseits einen stabilen Halt zu ermöglichen und andererseits das ständige Stoßen auf den Boden ertragen zu können. Sie müssen auch sehr flexibel sein, damit sie auf der unregelmäßigen Bodenoberfläche immer guten Kontakt herstellen können.

Die Kraft resultiert aus den kräftigen langen Tarsalknochen, zahlreichen kräftigen Haltebändern, starken Muskeln und der Anordnung dieser Strukturen in quer und längs verlaufenden Bögen.

Die Biegsamkeit entsteht durch die große Zahl von Gelenken und damit verbundenen Muskeln. Beim Sprunggelenk und Fuß wird die erforderliche Kraft gewonnen auf Kosten der Flexibilität.

Aus der Sicht der TCM

Alle Leitbahnen der Beine und die dazugehörigen *zang-fu*-Organe haben einen Einfluss auf die Erkrankungen der Bewegungsorgane in dieser Region. Insbesondere beeinflusst das Wasserelement mit den Organen Niere und Blase das Bein bis zum Fuß.

Nach den Regeln der TCM ändert sich die Polarität der Energie, die in den Leitbahnen der Beine zirkuliert, an den Zehen von *yang* in *yin*, also:

Ma —— Mi
Bl —— Ni
Gb —— Le

Häufig kann man Probleme in den Beinen und Füßen, besonders wenn man eine richtige Erklärung mit der Terminologie der westlichen Schulmedizin vermisst, als eine Obstruktion dieser Änderung der Polarität betrachten, z. B.:

- Schmerzen in den Zehen oder in Nähe von Ni 1 können als Folge einer Disharmonie zwischen Blase und Niere entstehen.
- Ein Ungleichgewicht der Muskulatur zwischen M. extensor digitorum longus und M. flexor digitorum longus steht oft in Beziehung zu einer Disharmonie von Milz und Magen.
- Eine Verspannung des M. peroneus und M. tibialis anterior und posterior hat oft eine Beziehung zu einer Disharmonie von Leber und Gallenblase.

Man muss dann die Pulse untersuchen und nach allgemeinen Symptomen der Disharmonie in den Leitbahnen oder den zang-fu-Organen suchen und entsprechend behandeln.

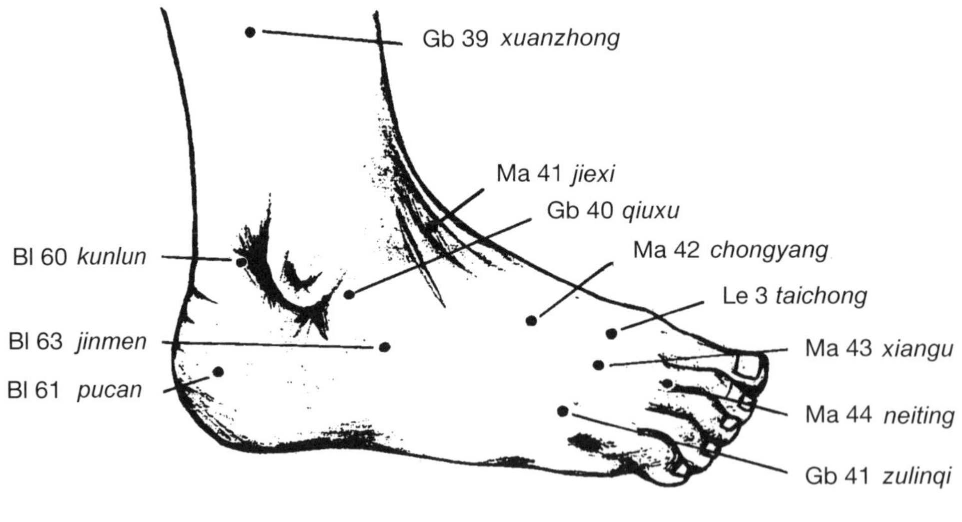

Abb. 102 Lateral und dorsal am Fuß gelegene Pukte

Punkte, die auf Unterschenkel, Sprunggelenk und Fuß einwirken

Ma 36 *zusanli*	Schienbein und das vordere Kompartment
Ma 38 *tiaokou*	Schienbein und vorderes Kompartment
Ma 41 *jiexi*	die Knöchel
Ma 42 *chongyang*	der ganze Fuß
Mi 5 *shangqiu*	die Knöchel
Mi 6 *sanyinjiao*	das Schienbein
Mi 8 *diji*	das Schienbein und das tiefe hintere Kompartment
Bl 57 *chengshan*	die Wade
Bl 58 *feiyang*	die hintere Wade und das tiefe hintere Kompartment
Bl 61 *pushen*	die Achillessehne
Ni 4 *dazhong*	die Achillessehne
Gb 34 *yanglingquan*	die Fibula und das laterale Kompartment
Gb 39 *xuanzhong*	die Knöchel und der Unterschenkel
Gb 40 *qiuxu*	die Knöchel
Le 3 *taichong*	der ganze Fuß
Ma 44 *neiting*	der Fuß
Gb 41 *linqi*	der Fuß
Extrapunkt *shimian*	die Ferse. Der Punkt liegt im Zentrum der Ferse.

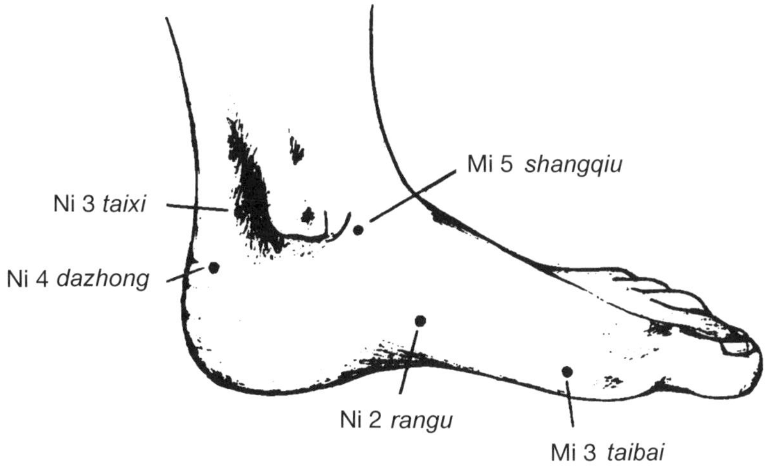

Abb. 103 Medial am Fuß gelegene Punkte

Untersuchung von Unterschenkel, Sprunggelenk und Fuß

Betrachten Schwellungen, Asymmetrien usw.
Wie ist die Position des Fußes und der Knöchel: Innenrotation, Außenrotation, Supination, Pronation, Plattfüße?

Betasten Mit leichter Berührung
Untersuchung der Innenrotation und Außenrotation des Unterschenkels
Plantarflexion und Dorsalflexion im Sprunggelenk
Supination und Pronation im subtalaren Gelenk
Beugung und Streckung der Zehen
Untersuchung der aktiven und passiven Beweglichkeit

Abtasten Bei der Untersuchung von Unterschenkeln, Sprunggelenken und Füßen ist die beste Leitlinie meistens die Feststellung von Druckempfindlichkeiten. Die Kenntnis der Anatomie in Verbindung mit ausführlicher palpierender Untersuchung ist die Grundlage für die Erkennung, Interpretation und Behandlung von Problemen in dieser Region.

Mit tiefer Palpation
Untersuchung von beiden Seiten der Tibia
Fibulaköpfchen
Gelenkspalt des Sprunggelenks
Ansatz der Achillessehne
Ansatz der Plantarfaszie am Calcaneus
Alle Gelenke des Fußes

Erkrankungen des Unterschenkels

Erkrankungen, die Schmerzen im Unterschenkel verursachen, sind meistens das Ergebnis intensiven Trainings, oft auf harten Oberflächen. Sportler, Tänzer und Aerobiclehrer sind besonders häufig davon betroffen.

Zerrung des M. gastrocnemius

Dieser Muskel wird meistens am Übergang vom Muskel in die Sehne, in der Nähe des Punktes Bl 57 *chengshan* gezerrt, und zwar dann, wenn das Körpergewicht auf dem Fußballen liegt.

Zeichen und Symptome:

- In leichten Fällen
  - Schmerzen an der Rückseite des Unterschenkels in der Nähe von Bl 57 *chengshan*, die plötzlich beginnen, meistens mit einem scharfen stechenden Schmerz und bei Plantarflexion des Fußes gegen Widerstand schlimmer werden
  - Druckschmerz über der verletzten Stelle
  - Ein Trauma in der Anamnese
- Bei schwereren Verletzungen
  - Alle oben erwähnten Zeichen und zusätzlich
  - Kraftverlust
  - Eingeschränkte Dorsalflexion
- Bei kompletter Ruptur
  - Heftiger Druckschmerz und Schwellung
  - Offensichtliche Verformung

Behandlung:

- Wie bei allen Zerrungen am Muskel-Sehnen-Übergang, s. Abschnitt 2, S. 101 ff.
- Ansammlungen von Blut und *qi* zerstreuen und eine gesunde Zirkulation wieder herstellen, indem man die Schmerzen vermindert, die Heilung beschleunigt und die volle Funktion wieder herstellt.
- In akuten Fällen — wenn die Zerrung ausgeprägt oder sehr akut ist, benutzt man die benachbarten Punkte auf den Hauptleitbahnen: Bl 56 und Bl 58, zusätzlich Bl 57 auf der Gegenseite.
- Bei weniger akuter Zerrung — *ah shi*-Punkte auf beiden Seiten der Zerrungsstelle
- In chronischen Fällen behandelt man alle vorhandenen Triggerpunkte im M. gastrocnemius oder M. soleus, sowie die lokalen Punkte Bl 57 *chengshan* und den Fernpunkt Bl 58 *feiyang*. Der M. soleus kann auch gezerrt werden. Die Symptome und die Behandlung sind ähnlich. Man benutzt als lokale Punkte Bl 58 *feiyang* und Bl 59 *fuyang*.

Myofasziale Triggerpunkte

Die Triggerpunkte im M. gastrocnemius, M. soleus und M. tibialis posterior (s. auch S. 324) können fortgeleitete Schmerzen an der Hinterseite des Unterschenkels erzeugen.

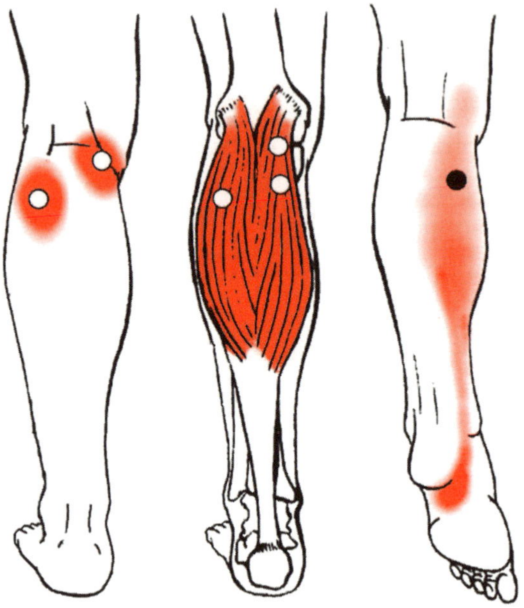

Abb. 104 Triggerpunkte des M. gastrocnemius und Schmerzausstrahlung

Tiefe Venenthrombose

Hier handelt es sich um eine Erkrankung der Blutgefäße und nicht des Bewegungsapparates, aber man darf sie nicht übersehen. Eine der tief liegenden Venen der Wade wird durch einen Thrombus blockiert. Der Patient oder die Patientin muss sofort in ärztliche Behandlung, wenn man diese Erkrankung vermutet.

Zeichen und Symptome:

- Schmerzen in der Wade,
  die ständig vorhanden sind und
  die schlimmer werden bei kräftiger passiver Dorsalflexion des Fußes im Sprunggelenk bei gestrecktem Knie.
- Manchmal Überwärmung und Rötung
- Kein Trauma in der Anamnese

Vorderes Kompartmentsyndrom

Die Muskulatur der Beine ist in mehreren Gruppen jeweils von unflexiblen Faszienscheiden eingeschlossen, die mit Tibia und Fibula in Verbindung stehen. Ein Druckanstieg innerhalb eines Kompartments kann Schmerzen hervorrufen. Bei akuten Blutungen nach einer Verletzung oder nach intensiver Überbeanspruchung kann solch ein erhöhter Druck entstehen. Chronische Situationen können dadurch entstehen, dass die Muskelbäuche infolge von intensivem Training schnell anschwellen und die Faszienscheiden sich nicht schnell genug anpassen.

Das vordere Kompartment enthält die M. tibialis anterior, M. extensor hallucis longus und M. extensor digitorum. Es ist am häufigsten betroffen.

Zeichen und Symptome:

- Schmerzen über dem vorderen und seitlichen Unterschenkel, die bei Belastung schlimmer werden
- Druckschmerzen über dem M. tibialis anterior, insbesondere am tibialen Ansatz
- Schwellung des M. tibialis anterior
- Schwäche der Dorsalflexion des Unterschenkels

Behandlung:

- Im akuten Fall — Ruhe, Eisauflagen, Kompression und erhöhte Lagerung (**RICE**),

  in chronischen Fällen — nur Ruhe

- **Schröpfen** über dem Kompartment, dabei sind sowohl das gehaltene Schröpfen als auch gleitende Techniken sehr wirkungsvoll

- **Akupunktur**
  - Lokale Punkte — Ma 36 *zusanli*, Ma 37 *shangjuxu*, Ma 38 *tiaokou*
  - Fernpunkte — Gb 34 *yanglingquan*, Ma 44 *neiting*

- **Massage** — in chronischen Fällen, um das gesamte Kompartment zu dehnen

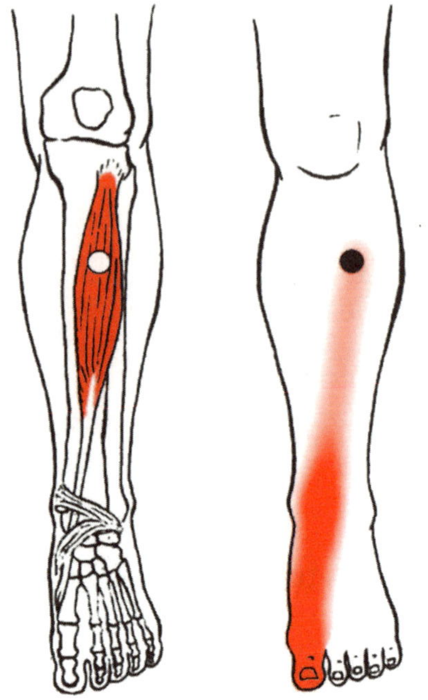

Abb. 105 Triggerpunkt des M. tibialis anterior und Schmerzausstrahlung

Hinteres Kompartmentsyndrom

Dieses Syndrom ähnelt dem vorderen Kompartmentsyndrom, aber ein anderes Kompartment ist dabei betroffen. Schmerzen und Druckempfindlichkeit werden hier medial und hinter der Tibia empfunden.

Behandlung:

Die Behandlung ist die gleiche wie beim vorderen Kompartmentsyndrom, aber einige Änderungen in der Punktauswahl:

- Lokale Punkte Le 5 *ligou,*
  Le 6 *zhongdu,*
  Mi 7 *lougu*
- Fernpunkte Le 3 *taichong*

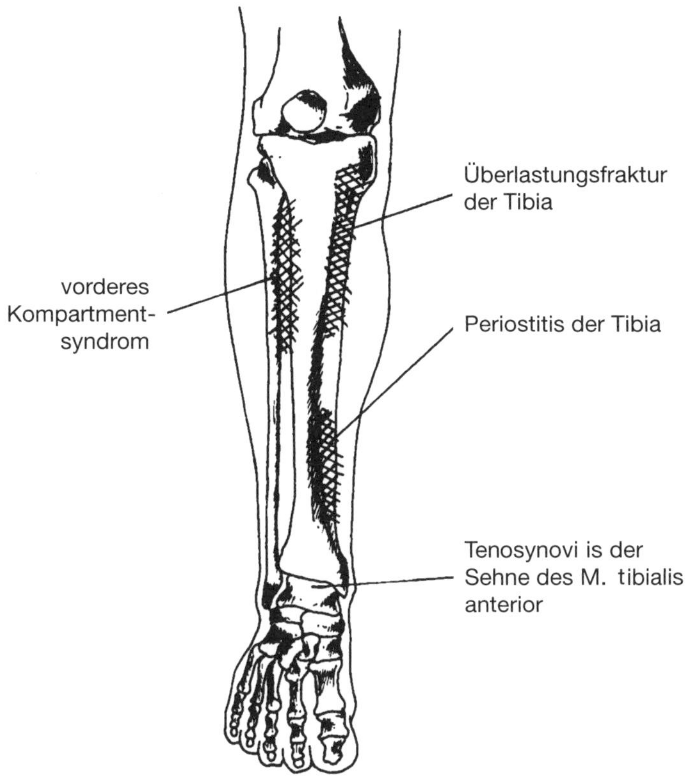

Abb. 106 Regionale Manifestation von Erkrankungen des Unterschenkels

Überlastungsfraktur der Tibia

Kleine quer verlaufende Frakturen können in der Tibia durch wiederholte übermäßige Belastung hervorgerufen werden, zum Beispiel durch Marathonläufe.

Zeichen und Symptome:

- Schmerzen im oberen und mittleren Bereich der Tibia, die sich bei Belastung verschlimmern
- Eine Anamnese mit langsam beginnenden Beschwerden
- Druckschmerz über der Frakturstelle
- Schwellung oberhalb der Frakturen
- Meistens radiologisch darstellbare Frakturspalten

Behandlung:

- **Ruhe**
- **Akupunktur**
    - Lokale Punkte — Mi 8 *diji* als Grenzpunkt, Mi 9 *yinlingquan*, Elektroakupunktur an beiden Punkten
- **Einreibungen** — mit *zheng gu shui*
- **Moxibustion** — wenn der Fall nicht sehr akut ist

Tenoperiostitis der Tibia

Hier handelt es sich um eine Entzündung der Knochenhaut an der unteren mittleren Seite der Tibia. Die Erkrankung wird im Allgemeinen durch Laufen, Springen oder übermäßiges Gehen auf den Zehenspitzen hervorgerufen.

Zeichen und Symptome:

- Schmerzen an der medialen Seite der unteren Tibiahälfte, die nach Belastung schlimmer werden, sich nach leichter Belastung bessern und nach einer Ruhepause langsam verschwinden
- Druckschmerz über der Medialseite der Tibia
- Schwellung
- Keine Veränderungen im Röntgenbild

Behandlung:

- **Ruhe**
- **Akupunktur**
    - Lokale Punkte — Mi 6 *sanyinjiao* oder Mi 7 *lougu*, je nach der Ausdehnung des entzündlichen Prozesses
    - Fernpunkt — Mi 5 *shangqiu*
- **Moxibustion**
- **Einreibungen**
- Verbesserung der Gangtechnik, von Struktur und Balance der Muskulatur

Erkrankungen des Sprunggelenks

Die häufigsten Krankheitssymptome am Sprunggelenk sind Schmerzen und Schwellungen. Schwellungen ohne Schmerzen, besonders wenn sie beidseitig, nach Ruhepausen oder nach längerer Aktivität auftreten, deuten häufig auf eine Erkrankung der Nieren oder des Herzens hin.

Im Folgenden sind verschiedene Erkrankungen des Sprunggelenks beschrieben. Außer diesen können auch Triggerpunkte in den Peronealmuskeln Schmerzen hervorrufen, die in die seitlichen Bereiche des Sprunggelenks ausstrahlen.

Bänderzerrungen

Am häufigsten werden die vorderen, vom Talus zur Fibula ziehenden Fasergruppen des lateralen Seitenbandes bei übermäßiger Inversion des Sprunggelenks gezerrt. Dieses Band wird häufiger gezerrt als das mediale Band, weil:

- der Bewegungsbereich der Inversion größer ist als bei der Eversion. Die Eversion wird durch die Fibula behindert, die tiefer reicht als die Tibia;
- das mediale Seitenband zusammen mit dem Ligamentum deltoideum kräftiger ist als die lateralen Seitenbänder.

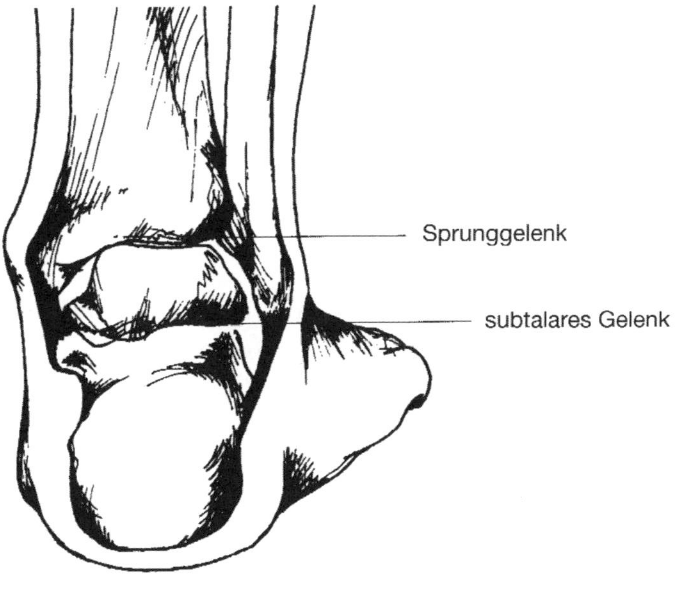

Abb. 107 Rückansicht des Sprunggelenks

Zeichen und Symptome:

- Schmerzen an der Außenseite des Sprunggelenks, die sich bei passiver Inversion verstärken
- Heftiger Druckschmerz über dem lateralen Seitenband in der Gegend des Punktes Gb 40
- Schwellung

Behandlung:

Bei akuter Verletzung innerhalb einiger Tage

- **RICE** – Ruhe, Eispackungen, Kompression und Hochlagerung

- **Akupunktur**
    - Gb 40 auf der anderen Seite mit starker Stimulation.
      Dabei kann man etwas in der Lokalisation und dem Einstichwinkel variieren, um genau die gleiche Stelle wie die Verletzung zu treffen.
        - Gb 34 *yanglingquan* auf der gleichen Seite
        - Gb 39 *xuanzhong* und Gb 41 *linqi* als benachbarte Punkte auf der verletzten Seite
    - Ohrpunkte für das Sprunggelenk auf der betroffenen Seite
    - Wenn die Schwellung zurückgeht, kann Gb 40 auch auf der betroffenen Seite direkt akupunktiert werden

Bei chronischer Verletzung

- Kräftige **Massage** der ganzen Region
- **Wärme**
- **Akupunktur**
    - Nadel oder Moxa auf Gb 40 *qiuxu* auf der betroffenen Seite
      Gb 34 *yanglingquan* auf der betroffenen Seite
    - Wenn vorhanden, Triggerpunkte in den peronealen Muskeln
- Behandlung mit dem **Sieben-Sterne-Hämmerchen** (Pflaumenblütennadel)
- **Einreibungen**
- Ein Ungleichgewicht im Funktionskreis Leber/Gallenblase abklären
- Wenn ein anderes Band beschädigt wurde, ändern sich die Symptome und die Punktauswahl entsprechend.

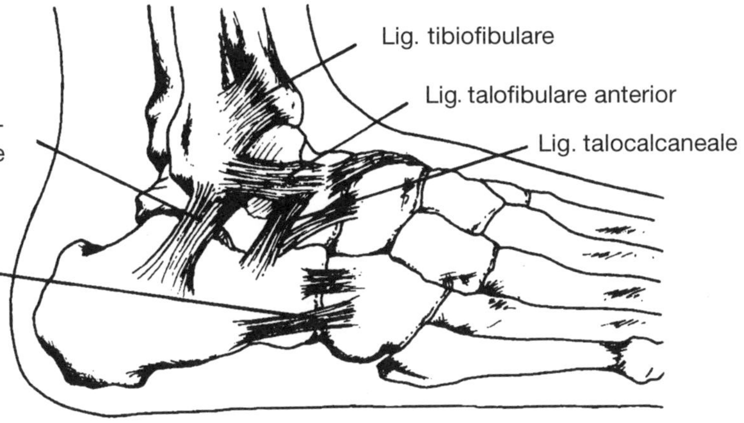

Abb. 108 Die lateralen Seitenbänder des Sprunggelenks

Sehnenentzündungen der Muskeln, die am Sprunggelenk vorbeiziehen

Hier handelt es sich um eine weitere Form eines Überlastungssyndroms. Da sich auch am Fuß um die Sehnen herum Sehnenscheiden befinden, ist diese Erkrankung der Sehnenscheidenentzündung des Handgelenks sehr ähnlich. Sie wird meistens durch Sport eher als durch Überlastung bei der Arbeit verursacht, ist aber gelegentlich ebenso hartnäckig. Folgende Sehnen sind häufig davon betroffen:

- An der Vorderseite des Sprunggelenks die Sehne des M. tibialis anterior
- An der Vorderseite des Sprunggelenks die Sehne des M. flexor hallucis longus
- An der Medialseite des Sprunggelenks die Sehne des M. tibialis posterior
- An der Lateralseite des Sprunggelenks die Sehne des M. peroneus

Zeichen und Symptome:

- Schmerzen über der Sehne, die sich verschlimmern bei passiver Streckung der Sehne und bei Kontraktion des Muskels gegen Widerstand
- Bei Bewegung des Sprunggelenks kann über der Sehne ein Reiben getastet werden
- Bei schweren Erkrankungen Überwärmung und Schwellung

Behandlung:

Ruhe

- **Eisauflagen**, Kompression und Hochlagerung bei sehr akuten Erkrankungen
- **Akupunktur**
    - Lokale Punkte

M. tibialis anterior	Ma 41 *jiexi*, Ma 39 *xiajuxu*, Mi 5 *shangqiu*
M. flexor hallucis longus	Ma 41 *jiexi*, Ma 39 *xiajuxu*, Le 4 *zhongfeng*
M. tibialis posterior	Ni 3 *taixi*, Ni 6 *zhaohai*
M. peroneus	Bl 60 *kunlun*, Bl 62 *shenmai*
• Fernpunkte	Gb 34 *yanglingquan*, Le 3 *taichong*

Arthritis

Die **rheumatoide Arthritis** ist die häufigste Ursache für chronische Schmerzen und Schwellungen, besonders wenn sie bilateral auftreten.

Auch **Arthrosen** kommen vor, besonders nach vorangegangenen Verletzungen oder Erkrankungen.

Behandlung:

Die besten Punkte zur Behandlung des Sprunggelenks sind:

- Mi 5 *shanqiu*
- Ma 41 *jiexi*
- Gb 40 *qiuxu*

Je nach dem Einzelfall kann man auch besondere Techniken und systemische Behandlungen anwenden. Hierzu siehe das Kapitel über *bi*-Syndrome, S. 71 ff.

Erkrankungen der Ferse

Verschiedene bindegewebige Strukturen sind verantwortlich für Schmerzen im Fersenbereich: Bänder, Sehnen und Faszien. Verstärkte Spannung auf M. gastrocnemius und M. soleus verstärken die Belastung der Achillessehne und auch der Plantarfaszie auf der Unterseite der Ferse. Diese festen Bänder sollte man bei allen Syndromen akupunktieren, die im Folgenden beschrieben werden.

Entzündung der Achillessehne

Die Achillessehne ist die gemeinsame Sehne des M. gastrocnemius und des M. soleus. Verschiedene Ursachen können zu einer Entzündung dieser Sehne führen: fokale degenerative Prozesse, kleine Zerreißungen und andere. Die Sehne ist so aufgebaut, dass sie sehr große Kräfte halten kann. Sie besitzt aber nur eine schlechte Blutversorgung, deshalb erfolgen Heilungsprozesse sehr langsam. Die Akupunktur hilft gut, um den Heilungsprozess zu beschleunigen und die Entzündung zu vermindern.

Die verletzungsbedingte Zerreißung der Achillessehne am Ansatz bei Jugendlichen im Alter von ca. 10 Jahren nennt man Seversche Erkrankung. Die Behandlung ist im Wesentlichen die gleiche wie bei einer Entzündung bei einer älteren Person.

Zeichen und Symptome:

- Schmerzen an der Sehne, im Allgemeinen nur bei Aktivität
- Druckschmerz über der entzündeten Stelle

Behandlung:

- Der Patient soll die Wadenmuskulatur nicht dehnen, da dies den Heilungsprozess verschlechtert.
- Kräftige Friktionsmassage der Sehne und der anhängenden Gewebe
- **Akupunktur**
  - *Ah shi*-Punkte auf beiden Seiten der Sehne auf der Höhe der Entzündung;
    - Elektrostimulation kann an diesen Punkten benutzt werden;
    - Aufsuchen und Behandeln aller Triggerpunkte in den M. tibialis posterior (diese strahlen in die Sehne aus), M. soleus und M. gastrocnemius
  - Lokale Punkte Ni 4 *dazhong*, Ni 7 *fuliu*

Entzündung der Bursa der Achillessehne

Diese Bursa liegt zwischen der Achillessehne und dem Fersenbein (Calcaneus). Sie ist meistens eher bei jüngeren Menschen entzündet, wahrscheinlich deswegen, weil sie aktiver sind. Der schlimmste Fall, der mir begegnet ist, war allerdings bei einer älteren Frau.

Zeichen und Symptome:

- Schmerzen in der Ferse, besonders beim Gehen
- Ausgeprägter Druckschmerz über der Bursa

Behandlung:

- **Massage**, tief und stimulierend
- **Akupunktur**
  - *ah shi*-Punkte   auf beiden Seiten der Achillessehne
  - lokale Punkte   Bl 60 *kunlun*,
Ni 3 *taixi*
- **Einreibungen**

M. tibialis posterior und M. soleus sollten auf Triggerpunkte untersucht werden. Diese müssen behandelt werden, auch wenn sie latent sind.

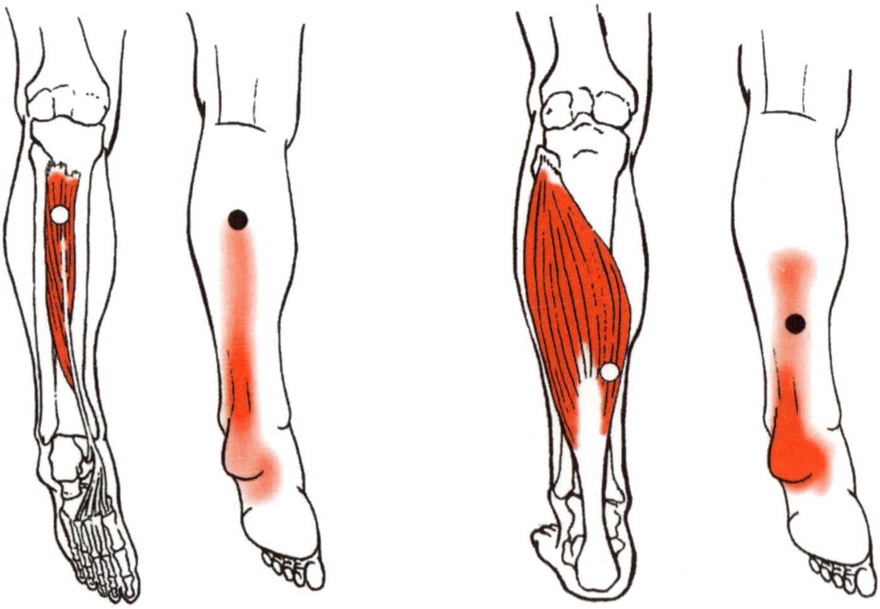

M. tibialis posterior   M. soleus

Abb. 109 Triggerpunkte von M. tibialis posterior und M. soleus mit Schmerzausstrahlung

Fasziitis plantaris

Bei dieser Erkrankung kommt es zu Schmerzen an der Ansatzstelle der Plantarfaszie in der Nähe des medialen Höckers auf der Plantarseite des Calcaneus. Es handelt sich dabei im Wesentlichen um ein Überlastungssyndrom, wenn auch die Ursache für die Überlastung meistens anderswo liegt, z. B. im unteren Rücken oder im Unterschenkel. Manchmal tritt sie zusammen mit einem Fersensporn auf, oft aber auch nicht. Manche Menschen haben auch einen Fersensporn ohne irgendwelche Symptome.

Zeichen und Symptome:

- Schmerzen — an der Fußsohle in der Nähe des Calcaneus, die sich bei Druck (beim Laufen) verstärken, besonders morgens
- Druckschmerz über der Tuberositas des Calcaneus
- Häufig Zeichen eines Nieren-*yang*-Mangels

Behandlung:

- **Massage**, tief und kräftig über der schmerzhaften Region. Die Ansätze der Plantarfaszie und die Seiten der Ferse müssen gut durchgearbeitet werden.
- **Akupunktur**
    - *Ah shi*-Punkte — Extrapunkt *shimian* oder in seiner Nähe, schmerzhafte Punkte
    - Lokale Punkte — Ni 3 *taixi*
    - *Ah shi*-Punkte im M. soleus (Bl 58 *feiyang* oder in dessen Nähe) und in der Nähe der Seiten des Calcaneus
- **Kräuter** wie z. B. *jin bu hu qian wan*
- Eine weiche Einlegesohle als Polster

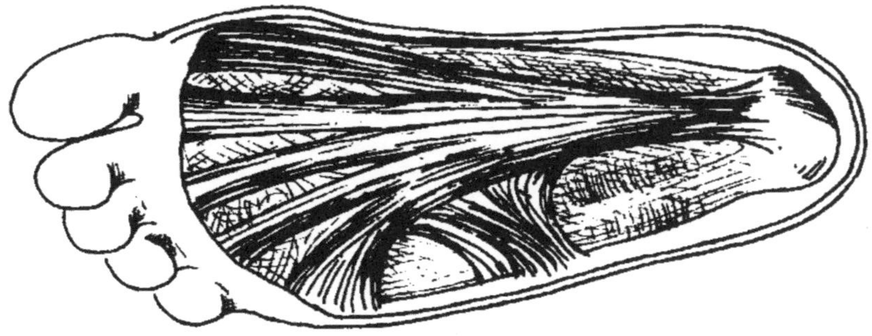

Abb. 110 Die Plantarfaszie

Unterschenkel, Sprunggelenk, Fuß

Mittelfußschmerzen

Myofasziale Triggerpunkte

Triggerpunkte in den Muskeln des vorderen Kompartments (M. tibialis anterior, M. extensor hallucis longus und M. extensor digitorum longus) können Schmerzausstrahlung entlang der Dorsalseite des Fußes hervorrufen. Schmerzen aufgrund von Triggerpunkten im M. gastrocnemius (Abb. 104) und M. flexor digitorum longus können auf die Plantarseite des Fußes ausstrahlen.

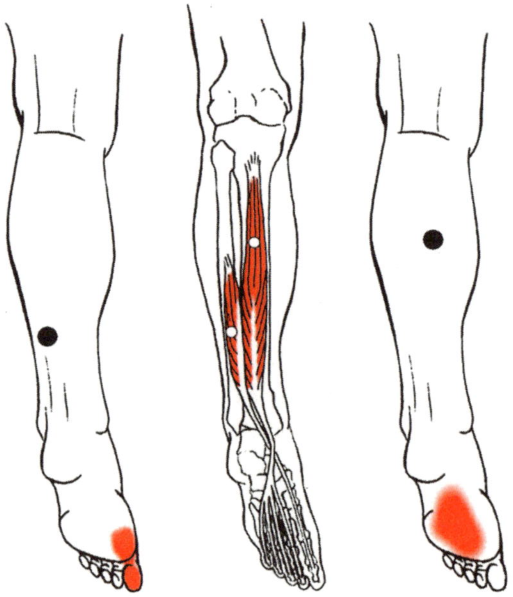

Abb. 111 M. flexor hallucis longus und M. flexor digitorum longus, Triggerpunkte und Schmerzausstrahlung

Überlastungsfraktur des Os naviculare

Diese Fraktur ist die häufigste Überlastungsfraktur bei Athleten, besonders bei Sportlern, die viel springen.

Zeichen und Symptome:

- Schmerzen im Bereich des Mittelfußes bei Belastung, in Ruhe verschwinden sie
- Starker Druckschmerz über dem Os naviculare

Behandlung:

- Immobilisierung im Gipsverband

Zerrung des Mittelfußes

Zeichen und Symptome:

- Schmerzen, die sich bei passiver Biegung der Region verschlimmern
- Druckschmerz über der gezerrten Stelle

Behandlung:

- **Ruhe**

- **Akupunktur**
  - Ah shi-Punkte
  - Lokale Punkte Ma 41 *jiexi*, Ma 42 *chongyang*

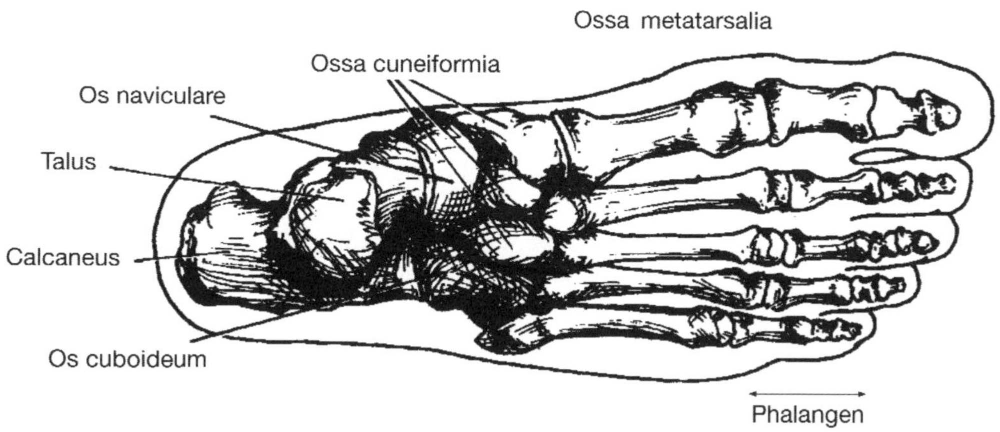

Abb. 112 Die Knochen des Fußes

Probleme der Zehen

Das Metatarsophalangealgelenk der Großzehe ist empfänglich für verschiedene Krankheiten:

Gicht:	Le 3 *taichong* + Le 2 *xingjian*
Hallux rigidus:	Le 3 *taichong* + mehrere *ah shi*-Punkte entlang dem Gelenkspalt
Zerrung:	Le 3 *taichong* + ein oder zwei *ah shi*-Punkte seitlich am Gelenk

Bei Schmerzen in den Zehen lohnt es sich immer, nach Triggerpunkten in den Muskeln zu fahnden, die in der Region ansetzen, besonders in den langen Streckmuskeln. Die starke Spannung in den Fasern, die durch die Triggerpunkte beeinträchtigt werden, wird auf die anhängenden Gebilde weitergegeben. Dabei wird dann oft die Diagnose einer Synovitis der Gelenke gestellt.

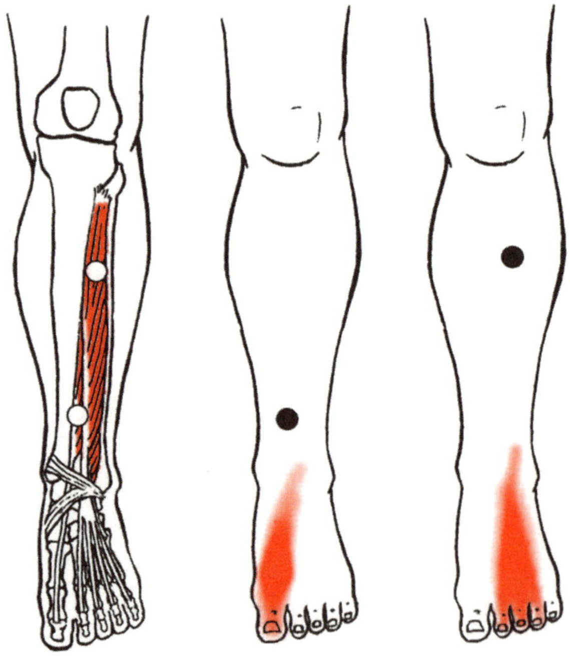

Abb. 113 M. extensor hallucis longus und M. flexor digitorum longus, Triggerpunkte und Schmerzausstrahlung

Quellenangaben

Anatomie

Grant's Atlas of Anatomy, 6. Auflage	J.C. Boileau Grant Williams & Wilkins (USA) 1972
Gray's Anatomy, 36. Auflage	Williams und Warwick Churchill Livingstone (UK) 1980
Muscles, Testing and Function	H. Kendall, F. Kendall, G. Wadsworth Williams & Wilkins (USA) 1971

Biomechanik

The Physiology of the Joints, Band 1-3	I. Kapandji Churchill Livingstone (UK) 1974
Principles of Manual Medicine	Phillip Greenman Williams & Wilkins (USA) 1989

Orthopädie, Sportmedizin

Textbook of Orthopaedic Medicine	J. Cyriax Bailliere Tindall (UK) 1995
System of Orthopaedics and Fractures	A. Apley Butterworths (UK) 1978
Myofascial Pain and Dysfunction, Band 1-2	J. Travell, D. Simons Williams & Wilkins (USA) 1983
Clinical Sports Medicine	P. Brukner, K. Khan McGraw-Hill (Australia) 1993
Sports Injuries	L. Peterson, P. Renstrom Martin Dunitz (UK) 1986
Soft Tissue Pain and Disability	R. Cailliet F. A. Davis Company (USA) 1977

Praktische Untersuchungstechnik

Physical Examination of the Spine and Extremities	S. Hoppenfield Appleton-Century-Crofts

Traditionelle Chinesische Medizin und Akupunktur

Essentials of Chinese Acupuncture (Deutsche Ausgabe beim VGM 1998)	Beijing College of TCM et. al. Foreign Language Press (China)
The Theoretical Foundations of Chinese Medicine	M. Porkert The MIT Press (USA) 1974
Acupuncture, A Comprehensive Text	Shanghai College of TCM Eastland Press (USA) 1981
The Practice of Chinese Medicine (Deutsche Ausgabe beim VGM 1997)	G. Maciocia Churchill Livingstone (UK) 1994
Acupuncture, Trigger Points and Musculoskeletal Pain	P. E. Baldry Churchill Livingstone (UK) 1989
Tieh Ta Ke	Bob Flaws Blue Poppy Press (USA) 1982
Chinese Herbal Patent Formulas	J. Fratkin Institute for Traditional Medicine 1986
Chinese Classics	J. Fratkin Shya Publications (USA) 1990

Zusätzlich zu diesen ausgezeichneten Texten danke ich auch meinen Studenten, die sowohl meine Kollegen als auch meine Patienten sind. Sie versorgen mich immer mit den wichtigsten Ideen und Quellenmaterial.

Index

A

B

C

N

T

Y

Z